钱英教授

肝病治验集

杨华升　李秀惠　编著

全国百佳图书出版单位
中国中医药出版社
·北　京·

图书在版编目（CIP）数据

钱英教授肝病治验集/杨华升，李秀惠编著 .—北京：中国中医药出版社，2021. 11

ISBN 978 – 7 – 5132 – 6969 – 8

Ⅰ. ①钱…　Ⅱ. ①杨… ②李…　Ⅲ. ①肝病（中医）– 中医治疗法
Ⅳ. ①R256. 4

中国版本图书馆 CIP 数据核字（2021）第 084014 号

中国中医药出版社出版

北京经济技术开发区科创十三街 31 号院二区 8 号楼

邮政编码　100176

传真　010 – 64405721

廊坊市晶艺印务有限公司印刷

各地新华书店经销

开本 710 × 1000　1/16　印张 12. 75　字数 209 千字

2021 年 11 月第 1 版　2021 年 11 月第 1 次印刷

书号　ISBN 978 – 7 – 5132 – 6969 – 8

定价　58. 00 元

网址　www. cptcm. com

服务热线　010 – 64405510

购书热线　010 – 89535836

侵权打假　010 – 64405753

微信服务号　zgzyycbs

微商城网址　https: //kdt. im/LIdUGr

官方微博　http: //e. weibo. com/cptcm

天猫旗舰店网址　https: //zgzyycbs. tmall. com

如有印装质量问题请与本社出版部联系（010 – 64405510）

前　言

钱英教授，一代名医也，为北京中医学院（现北京中医药大学）第一届毕业生，受业于秦伯未、任应秋等名医大家，后拜姚正平、关幼波为师，侍诊于关幼波先生之侧十年余，尽得其心传。钱老临证近50年，专攻肝病，为国内中医肝病界之翘楚，任中华中医药学会内科肝胆病专业委员会主任委员20余年。先生享盛名于海内，而为人不骄，年过古稀仍手不释卷，孜孜以求。勤求古训，博采众方，老骥伏枥，仍志于献身中医学术之发展。

本书分为四部分，医家小传、专病论治、诊余漫话和年谱。医家小传简述了钱老的成长历程；专病论治整理了钱老治疗肝病病案百例，为本书重点内容；诊余漫话收录了钱老10篇访谈实录，以第一人称原汁原味地反映了先生对中医药传承的真知灼见。我等有幸忝列先生之门墙，亲得先生之心传，而不敢自秘，爰将钱老治疗肝病之病案整理成册。撰写之先，钱老订立四条原则：其一，要求筛选资料较为完整者，能反映疾病治疗之相对完整过程，并尽量有理化检查或随访结果，以证明其确切疗效。其二，不必尽选验案，治疗无效或经治疗加重者亦在选取范围之内，以分析所以无效之原因，不能避讳治疗之失误。其三，所有资料要求实事求是，不可有半点矫饰，不可弄虚作假，贻害后学。其四，按语之编写应忌浮泛溢美之词，治疗有失误之处必须仔细分析。钱老常云："科学在不断进步，学生应有胜于老师之处。"故学生当直指老师之不足，如此方为科学精神。我等谨遵先生教诲，所选病案或验或不验百余例，内容涵盖慢性肝炎、肝硬化、原发性肝癌等常见肝病及自身免疫性肝病、乙肝相关性肾病、肝移植术后等，目的是将钱老治疗肝病之临证经验如实呈现，以供广大同道借鉴。

秦伯未先生在1928年编写的《清代名医医案菁华》中指出："病案为中

医价值之真实凭据。”“病案是中医的特点，实事求是，生动活泼，最适用于中医同道间的观摩，实有广泛征集和及时发表的必要。它是根据临床具体事实做出总结，有理论，有法则，而这些理论和法则又都有一定的根据，因而具有指导性和启发性……多看各家病案作为借镜，也可取长补短，增加智慧，不断提高业务水平。”钱老谨遵师训，非常重视病案的积累和整理，然我等水平有限，未能尽悉钱老之圆机活法，只能实事求是地保留病案原貌，并附以自己的理解。不当之处，尚希海内外同道给予指正，以共同促进中医肝病学科之发展。

受业弟子　杨华升　李秀惠

2021 年 6 月于首都医科大学附属北京佑安医院

目　录

医家小传

专病论治

诊余漫话

年　谱

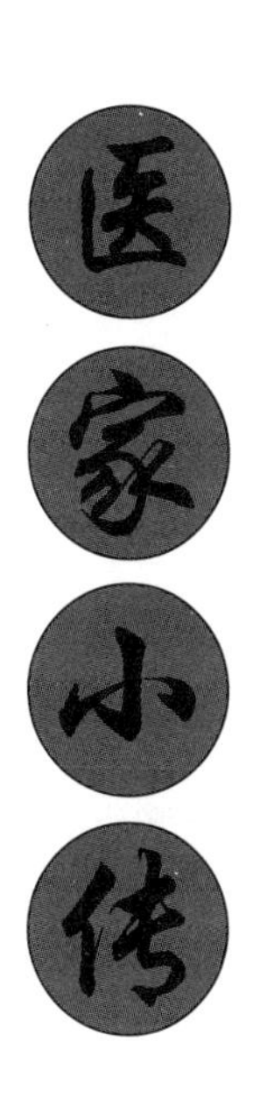
医家小传

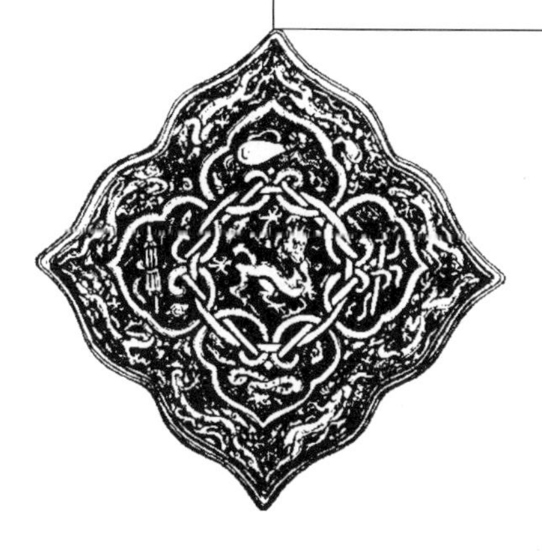

钱英（1937—），首都医科大学教授、主任医师、硕士研究生导师，第一批全国名中医，全国第三、四、五、六批老中医药专家学术经验继承工作指导老师，享受国务院政府特殊津贴专家。曾任中华中医药学会内科肝胆病专业委员会主任委员。

钱英1937年6月生于天津市河北区，少年时期受邻里医者治病救人启迪，即有志于学医，以解除平民百姓之疾苦。1956年，他中学毕业，恰逢北京中医学院（现北京中医药大学）创建，他便以优异的成绩如愿考入，成为新中国成立后中医药院校首批本科生。

在近50年的医学生涯中，钱英先后师从多位名师，集众家所长，坚持奋战临床一线，活人无数，深受病家欢迎。他主持研发的“关幼波电子计算机肝病诊疗系统”，开创了运用现代科技挖掘名老中医经验的之先河。同时他长期执鞭讲坛，授课带徒，桃李满天下。

大学阶段

建院初期的北京中医学院，校舍简陋，但学生们学习热情高涨，钱英更是勤学好问，刻苦钻研，深受师生的好评。当时，学校从全国各地遴选了一批优秀的教师，著名的秦伯未、刘渡舟、任应秋、赵绍琴等都亲自授课。他们为人师表，学识渊博，独到的学术思想和临床经验深刻地影响着钱英。秦伯未的《谦斋医学讲稿》就是所讲课程的汇集。钱英在这样的环境中学习，聆听着大家的讲授，感受着大医严谨求实的学风，这为他日后的临床实践打下了坚实基础。

自1956年步入中医殿堂，6年的大学本科生活，钱英系统学习了中医基础理论、中药学、方剂学等基础课和《黄帝内经》《伤寒论》《金匮要略》等中医经典及各临床课程。经典著作是中医学的基础，钱英在大学阶段刻苦学习各经典医籍，后来很多疑难问题的解决往往都是通过灵活运用中医经典中的理论、方法而得以解决的。当时任应秋教授讲授《内经》，任老不但临床经验丰富，而且有深厚的经学基础，熟读十三经，故其讲授旁征博引，深入浅出，颇得同学欢迎。钱英反复研读《内经》，从中得到了很多启发，如在治疗肝病中强调补肾，提出的“见肝之病，其源在肾，急当固肾”即是受到《素问·阴阳应象大论》中“髓生肝”的启示。另一位让钱英终身不忘的名师是

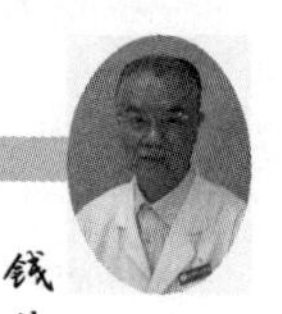

秦伯未先生。秦伯未乃江南名医，师出名门，勤于临证，且著述颇丰，钱英善用的“补肝气、温肝阳”治法即受益于秦伯未先生。

1961～1962 年，钱英在中国中医研究院（现中国中医科学院）西苑医院毕业实习 1 年，在课堂打下坚实的中医基础以后，实习使他开始走向临床。历代中医的共识是“熟读王叔和，不如临证多”，勤于临证是学好中医的关键。在临床实习阶段，对钱英影响最大的是施奠邦和徐季含两位老师。当时，徐季含老中医是内科主任，施奠邦是主治医师。两位老师重视脾胃的思想对钱英后来学术思想的形成有重大的影响。徐季含老中医根据叶天士养胃阴思想研制的经验方“养胃膏”治疗了很多疑难杂症。钱英在总结两位老师经验的过程中，重点研读了李东垣的《脾胃论》和叶天士的《临证指南病案》，对治疗脾胃病有了深入认识。他认为，很多脾胃病往往是脾阳、胃阴同时受病，故应脾阳、胃阴同调，并兼采东垣、天士之法。他在此基础上撰写的毕业论文被评为优秀毕业论文。这也为日后学术特点的形成奠定了基础。

学习之余，钱英坚持锻炼身体，热衷于乒乓球等运动，良好的身体素质为今后的工作打下了基础。

回首大学生活，钱英认为，医学上任何成就的取得都是经过一番辛勤努力得来的，要想在中医学上取得成就，就必须在本科阶段打下坚实的基础，而个人的勤学与名师的指点缺一不可。在谈到中医人才的培养模式时，钱英认为，现代大学系统的课堂教学及良好的师资优于传统的师带徒模式。因为传统的师带徒往往局限于学习一家之见，不能同时汲取更多的营养。中医药院校难以短时间内培养出高质量的中医临床人才，原因不在于大学课堂教育这种模式，而在于缺少有很好临床经验的人作为授课教师。如果不能很好地解决这一问题，将导致中医学后继乏人、乏术，不能因师资问题而质疑本科教育，虽然师带徒有很多好处，但在打基础阶段，系统的大学本科教育更好一些。

成长阶段

1962 年，大学毕业后钱英被分配到北京中医医院工作，先后师从姚正平和张子珍两位老中医学习肾病治疗经验，师从中医肝病大家关幼波老中医学习肝病治疗经验，师从郗沛龄老中医和王宝恩教授学习肝胆系统疾病治疗经验，这段经历成为他从医生涯中的重要节点，从此他便专攻肝病的中医诊治。

（一）跟随姚正平学习肾病治疗

姚正平老中医以擅长治疗肾病而闻名京城，钱英刚毕业就被安排到北京中医医院内科肾病组跟师姚老，8 年间，钱英从姚老身上学到了很多独特的肾病治疗经验。

姚老擅长运用三焦气化学说治疗肾炎水肿，重视从肺、脾、肾三脏气化入手。治疗肾炎，姚老常用大量麻黄、附子、生黄芪，有时麻黄用量可达 30g 以上。姚老认为，治疗水肿，关键是要使三焦气化通畅。《内经》云“三焦者，决渎之官，水道出焉”，所以三焦就是水道，绝不能因为西医称为肾炎而见肾治肾。中医治疗肾炎的着眼点要在三焦，“三焦者元气之别使”“主通行水道”。肾炎水肿的根本病机在于三焦气化不行，水道不通。

中医学认为，“上焦如雾”。肺主宣发肃降，肺的宣发在水液的代谢过程中极其重要。急性肾炎多属中医学“风水”范畴，因风邪犯肺而影响了肺的宣发肃降。姚老认为开肺逐邪、宣通利水莫过于麻黄。麻黄并非虎狼之药，麻黄不得桂枝则不热，而量大方能取效。根据姚老经验，麻黄用至一两，则利水效果较明显，有提壶揭盖的作用。

“中焦如沤”。土能治水，中焦脾胃在水液代谢过程中起着重要作用，其中关键的是脾的升发作用。脾主升，脾气升腾才能散精上肺。姚老治疗肾病水肿常用大量生黄芪，一是健脾益气，使脾气散精于肺再宣发肃降；二是走表实表，使在表之邪得以宣散，使表固不受邪侵；三是补气行水，使三焦通畅而饮邪无遁藏之所。

中医学讲“下焦如渎”。肾主开阖，司二便，在水液的代谢中起着关键作用。《内经》云“膀胱者州都之官，津液藏焉，气化则能出矣”。姚老认为，尿液得以正常排泄的关键在于“气化”，而“气化”的关键在于肾阳的鼓舞。鼓舞肾气，助肾气化莫过于附子。

姚老认为，三焦气化不畅有虚实两方面的原因，如果是无形之邪导致三焦不畅可按以上方法治疗；如果属中焦气滞水停，则要用行气利水的方法。姚老常用木香、厚朴等行气利水。

钱英一边跟姚老学习，一边做住院医师。当时经他诊治的一个病例，至今仍记忆犹新。一位 15 岁的男性患者，水肿非常明显，钱英采用姚老的行气

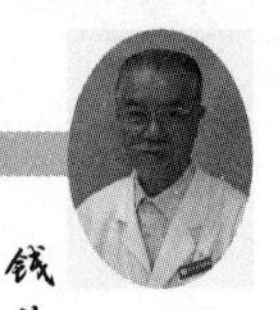

利水方法治疗，疗效非常明显。于是他又采用自身对照的方法观察了木香、厚朴等理气药加减与尿量的关系，并绘制成曲线图，亲自进行尿蛋白等检测。结果发现，加木香、厚朴后尿量明显增加，减木香、厚朴后则尿量明显减少，从而验证了“三焦气化”学说在指导肾炎水肿治疗中的作用。这是钱英第一次进行临床科研，为他以后从事科学研究奠定了基础。之后钱英又进行了晚期尿毒症中医治疗的临床观察，发现中药对尿毒症的治疗也有非常明显的疗效。他将临床观察结果写成论文，发表于《中医杂志》。

姚老重视三焦气化的理论不但对钱英日后治疗肾病有重要影响，而且对于钱英肝病学术思想的形成也有重要影响。比如治疗肝硬化腹水和乙肝相关性肾病，虽然两者病因病机不同，但均强调三焦气化的重要。另外，钱英治疗肝病重视固肾，其“见肝之病，其源在肾，急当固肾”的学术思想与跟随姚老学习不无关系。

姚老重视食疗治病和“突破禁区”辨证论治的思想对钱英也有很大启发。姚老治疗肾病经常打破西医所谓的“禁忌”。有位雷姓患者，肾功能衰竭比较严重，血清白蛋白也很低。西医会诊均告诫不能进食大量蛋白，而姚老嘱患者喝鲫鱼汤、鸡汤，外加中药进行治疗，患者的肾功能不断好转，最终临床痊愈。这给钱英留下了深刻印象，并收到很大启发，对西医的一些观点要敢于怀疑，衷中参西不离中，一定要按照中医的理法方药组方用药。另外，中药之外加以食疗常收到意想不到的效果。这在他日后治疗肝病过程中也常常应用。

（二）跟随郗沛龄和王宝恩学习肝胆系统疾病治疗

1965 年 5 月至 1966 年 9 月，钱英被调到北京友谊医院内科任住院医师，期间跟随郗沛龄老中医和王宝恩教授学习肝胆系统疾病治疗。王宝恩教授对钱英的影响很大。王宝恩 1926 年生人，1948 年毕业于北京大学医学院，毕业后长期在北京友谊医院从事临床工作，一生中完成了两项创新性成就：一是证实中药能逆转肝纤维化及早期肝硬化；二是建立了感染性多脏器功能衰竭的中西医诊断标准，提高了抢救成功率。在朝夕相处的 1 年多时间里，钱英不仅学到了王宝恩教授有关肝胆疾病的西医理论和诊治方法，也学到了临床科研的思路与方法，为他日后开展中西医结合诊治肝病的临床研究奠定了基础。

当时，北京友谊医院的肝胆病区已有37张病床，计划开展中西医结合治疗肝胆系统疾病研究，但由于“文革”的原因，研究工作被迫中断，钱英也因此被调回北京中医医院内科肾病组继续任住院医师。

（三）跟随关幼波学习肝病治疗

1970年关幼波老中医恢复医疗工作后，单位选派钱英跟随关老侍诊抄方，整理关老经验。后钱英拜关老为师，成为关老的大弟子，开始了长达10年的跟师学习。关幼波学自家传，其父关月波为京城名医。关幼波擅长治疗肝病，其理论源于“治肝实脾”，注重调理中州，以后天养先天不足。关幼波还“注重调和气血”，并提出八纲辨证加上气血辨证为“十纲辨证”的学术观点。钱英边学习边总结关幼波的学术思想和临床经验，广为流传的“治黄三要素”便是典型一例。

钱英在侍诊中发现，关幼波治疗黄疸效果很好，除常用茵陈外，还加活血、解毒、化痰药，于是便总结提炼出“关幼波治黄三要素”，并由高益民师兄编成歌诀：“治黄必治血，血行黄易却”；“治黄需解毒，毒解黄易除”；“治黄要治痰，痰化黄易散”。这一歌诀至今仍在中医界流传。

一次，遇到两个肝硬化患者求诊，两人病证相似，但关幼波对一人采用温阳的方法治疗，处方中使用附子；另一人则从清热凉血论治，处方中使用羚羊角。结果都取得了很好的疗效。这两个患者一个用羚羊角清热，一个用附子温阳，这种同病异治的诊疗思路对他启发很大。后来他在总结关幼波治疗这两例经验时查阅了大量文献，发现古人提出治疗黄疸可温阳与凉血并用，温阳用附子，凉血用羚羊角，这对他又有了新启迪，他将体会写在了《从医案二则谈早期肝硬化的同病异治》一文中。寒热并用治疗黄疸的方法，在钱英后来治疗重型肝炎的过程中屡次应用，确实收到了很好的疗效。关幼波用药常出其不意，并经常用一些特殊服法治疗怪病。关老曾应用鸦胆子治愈肝吸虫，给钱英留下了深刻印象。

跟随关老学习期间，钱英与学科组一起进行科学研究，这对他专业水平的提高起到了很大帮助。课题组完成的一项重要科研工作就是建立了“关幼波电子计算机肝病诊疗系统”。1980年，在北京市科委的支持下，钱英与数学、计算机专业人员一起，采用传统中医学与现代智能技术相结合，研制开发了“关幼波电子计算机肝病诊疗系统”，验证计算机模拟临床与关老诊疗符

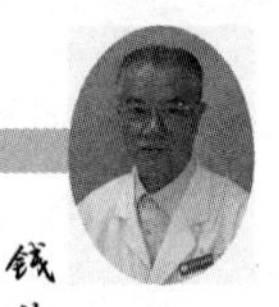

合率达到97%。这项研究在全国尚属首创，其成果获得北京市科委一等奖，成为在全国最早开展计算机模拟诊治的成功典范。在谈及其经验时，钱英认为，最为关键的是先期系统总结了关老的临床经验，10 年心血终铸一剑。"关幼波电子计算机肝病诊疗系统"建立后，全国各地陆续开展了很多专家计算机诊疗系统，但有的效果并不理想，主要原因是对老中医的经验总结不够到位。

钱英认为，学习名老中医经验，除了侍诊抄方外，还应进行系统的经验总结，而采用现代科研方法进行系统的临床观察、验证是中医学向前发展的必由之路。钱英历来反对盲从老师的观点，认为应该不断总结验证，加以提高。通过科学验证后的经验不但提高了可重复性，而且便于为西医同道所接受。

跟随关幼波学习 10 年，钱英全面继承了关幼波治疗肝病的学术思想和临床经验，并将其贯穿于临证、科研和教学当中，使薪火相传。

成熟阶段

1980 年起，钱英的学术水平逐步进入成熟阶段。1980～1984 年，钱英任北京中医医院住院总医师，后又任综合科主任，并在内科教研室授课。他的知识面进一步拓宽，深刻体会到了教学相长的含义。他利用各种机会拜名师，吸取众人经验。他吸收北京佑安医院王旭斋老中医运用茜草、紫草、马鞭草、垂盆草降酶的经验，以及解放军 302 医院汪承柏老中医提出的酸寒解毒法降酶，运用鱼腥草、升麻、葛根等用药经验。

1984～1987 年，钱英任北京中医医院业务副院长，主管医疗、教学工作。1984 年第一届中华中医药学会内科肝胆病专业委员会代表大会在大连召开，钱英被推选为主任委员。至 2010 年上海会议，连续 14 届，计 30 年，钱英一直任主任委员。长期主持专业委员会工作使钱英在各方面都有很大收获，有更多的机会学习各地众家之长。如西苑医院的陈立华提出治疗肝炎应重视阳气的主导作用；内蒙古的胡志坚提出应重用活血的刘寄奴、鬼箭羽等。钱英博采众方，兼收并蓄，逐渐形成了自己的学术思想和临证特点。1987 年王永炎教授委托钱英撰写《肝病防治专家述评》，他在总结全国各地专家经验和研究进展时发现，302 医院的宋喜秀报道的 94% 的重型肝炎患者热邪在气分不在血分，治疗要早期清气分以阻断病势发展。这对之后钱英形成治疗重型肝炎采用“快速截断法”的学术思想有很大影响。在述评中钱英提出，在肝病的治疗方面要勇于继承与创新，积极寻找新的突破点。比如中医药调节免疫问题，当时很多专家认为中医治疗肝病最有效的是调节机体免疫功能，经过多年的研究与临床实践证明这是正确的。钱英在对全国同行的学术观点进行提炼的同时，也逐步形成了个人的学术思想和临证经验。

在主持学会工作期间，钱英发挥学会的专家优势资源，群体智慧，主持研究开发了治疗乙肝的系列中成药，包括乙肝养阴活血冲剂、乙肝清热解毒颗粒、乙肝益气解郁颗粒等，并把慢性乙型肝炎的主要证型从文献报道的21个精简到比较公认的5个，采用这3种系列中成药基本都能对应治疗。这项工作一方面解决了慢性乙型肝炎证型的统一问题，又为规范乙肝的中医治疗、降低治疗费用做出了贡献。

1987年钱英被调到北京联合大学中医药学院（现首都医科大学中医药学院）任业务副院长，主管教学、临床、科研，虽然工作繁忙，但他仍坚持出门诊，并带研究生搞课题研究。这期间，钱英承担了“八五”攻关课题——软肝煎治疗乙肝肝纤维化临床与实验研究，该研究成果获得国家中医药管理局科技进步三等奖。软肝煎体现了钱英养阴柔肝的学术思想。

2000年北京市中医管理局计划在北京佑安医院建立北京市中西医结合肝病重点学科时，钱英已年过花甲。到传染病医院工作也存在被传染的风险，而此前他长期在中医肝病门诊从事临床工作，从未有在传染病病房查房的经验。北京佑安医院和北京市中医管理局聘请钱英担任学术带头人，指导学科建设，他深知责任重大。面对挑战，他勇于担当，从此全身心投入传染病一线，一干就是近10年，从花甲之年到古稀老人，他义无反顾。这十年是他学术思想和临证经验快速提升积累时期，因为北京佑安医院作为全国最大的传染病医院，有大量的肝炎患者，特别是急难危重的肝炎患者较多，在这里，他第一次看到肝衰竭患者的中医证候，第一次了解到重型肝炎进展迅速，病死率高，是治疗的难点。在中西医结合中心病房，钱英深入查房，诊治了大量重型肝炎患者，他的学术理论与临床经验，对中医药治疗慢性重型肝炎具有很高的学术指导价值。

钱英始终将学经典、做临床、拜名师、常教学作为自己的座右铭。他将中医经典常置于手侧，从中汲取营养和思路。他的学术思想也受到各家学派

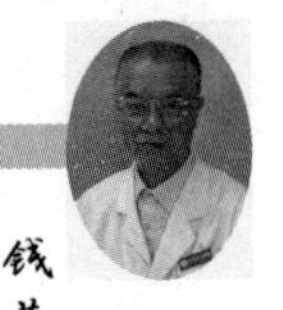

的影响。

钱英治疗肝病重视固护中州脾胃，源于张仲景“见肝之病，知肝传脾，当先实脾”的启迪，并继承了关幼波“调理脾肾肝，中州要当先”的理念。他将“治肝实脾”升华到“亟当固肾”，源于《素问·四气调神大论》“圣人不治已病治未病；不治已乱治未乱”的“治未病”理念。他的治疗肝病须“体用同调”思想，源于张景岳的“阴阳一体观”。张景岳的“善补阳者必于阴中求阳，则阳得阴助而生化无穷；善补阴者必于阳中求阴，则阴得阳升而泉源不竭”使他认识到肝体阴而用阳，体阴与用阳之间互根互用，治疗肝病须“体用同调”。他的“治疗慢性肝病必用和血法”的思想，源于唐容川《血证论》的“一切血证总不外理肝也”。另外秦伯未的“和血法”也对他影响颇深。他治疗重症肝病提出攻补兼施的截断病势和逆流挽舟，简称“截断逆挽法”，源于姜春华治疗温病提倡重用清热解毒、早用苦寒泄下、及时凉血破瘀的“截断扭转”三法 。他提出的治肝“体用同调”法则，源于王旭高《西溪书屋夜话录》的“治肝三十法”，他将其凝练为“补肝体”之补肝阴、补肝阳、补肝血、补肝气；“调肝用”之疏肝、祛湿、通络等。他还研发出治疗乙肝的系列新药，如槲芪方等院内制剂。

钱英始终认为，名中医的成长离不开“读经典，勤临证，拜名师”。另外，好的医生绝对不能离开教学，因为教学的过程是认识、实践、再认识、再实践的提高过程。回顾钱英的成才之路，有院校教育的系统理论学习，有传统的名师传承教育，有长期的临床实践，有教书育人经历，还有科学研究之路。他认为，从经典理论到临床实践，从临床实践再到经典理论，最好地诠释了中医的成才之路。

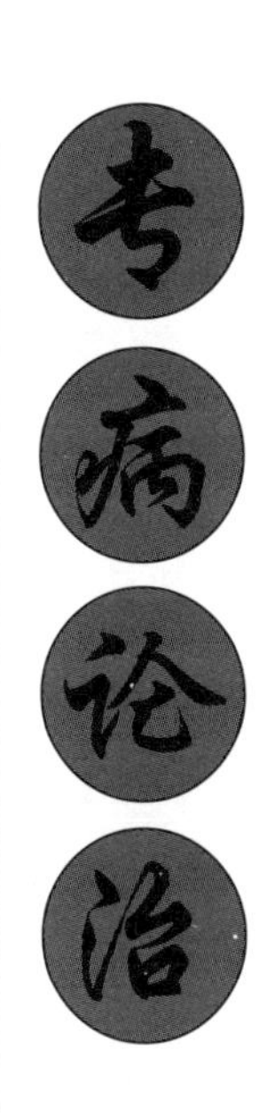
专病论治

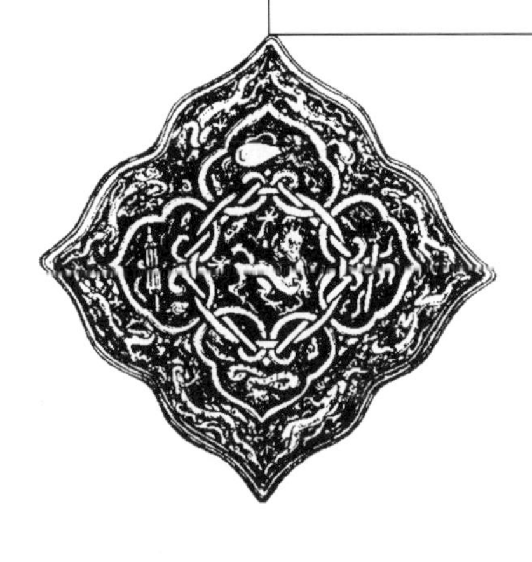

慢性乙型肝炎

慢性乙型肝炎是由乙肝病毒（HBV）感染导致的以肝细胞炎症损害为主的疾病，在目前已认识较为清楚的5种病毒性肝炎（甲、乙、丙、丁、戊）中，我国以乙型肝炎发病率最高，若病程超过半年以上，则诊断为慢性乙型肝炎。我国HBV慢性感染者约占总人口的10%左右，计约1.3亿人。部分患者由于各种原因出现肝脏炎症反应及继发的肝纤维化过程。我国慢性乙型肝炎的特点是多由母婴垂直传播或幼年期感染获得，常呈现家庭聚集的特点。

人类对慢性乙型肝炎的认识是从1965年发现乙肝表面抗原开始的。中医学古籍中有大量类似的论述，但由于既往多从临床症状及发布特点进行分析，故从中医学角度，相关病名有黄疸、鼓胀等。钱英认为，中医学借鉴西医学的病原学诊断并进行临床及基础研究迄今已有约40年的历史。虽然进行了大量的研究，也取得了一定的成果，但对于慢性乙型肝炎的病名、病因、病机、治法等认识目前仍有一定的分歧。钱英指出，中医学注重辨证论治，但也应重视辨病论治，即应对慢性乙型肝炎的病因病机特点及证治规律进行研究，在明确疾病共性矛盾的基础上针对每个患者的特点进行个体化治疗，强调因人、因时、因地制宜和辨证论治。

对于慢性乙型肝炎的治疗，目前单靠西药仍不能取得满意的疗效，中医中药在慢性乙型肝炎的治疗中显示了一定的优势。钱英强调，中医药治疗慢性乙型肝炎的研究应做到“古为今用、洋为中用”。所谓“古为今用”就是要从中医古代大量文献和经典著作中探寻治疗本病的方法，并在临床加以反复验证，绝对不能“师古不化”，而是要师古而不泥古，古为今用。循证医学的理论方法也很值得中医借鉴，对于西医的成果“洋为中用”，中西医结合，优势互补。

钱英治疗肝病师从关幼波，在数十年的临床中大胆创新，对于慢性乙型肝炎的治疗有很多独特经验，主要体现在：①慢性乙型肝炎的诊断要同辨病、辨证相结合，可以用诊察舌下络脉、肌肤甲错、指端发黑等作为客观依据。②慢性乙型肝炎的治疗要注重和血，反对一味活血，重视养血扶正。③慢性乙型肝炎的治疗要中西医融合，补肾与调理中州同样重要，是提高机体免疫清除能力和决定疾病结局的重要方面。④重视中药的肝损害等不良反应，临

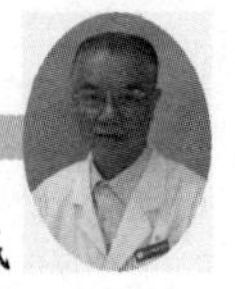

证多用轻药缓投之法。

典型病案

案1　秦某，男，27岁，2008年12月19日初诊。

主诉：乙肝病史6年余。

现病史：患者于6年前高考体检发现乙型肝炎表面抗原（HBsAg）阳性（+），诊断为慢性乙型肝炎，应用干扰素治疗两个月，肝功能正常后停药，改为服用中药治疗。5年前开始在当地医院应用拉米夫定抗病毒治疗3年，两年前因发生耐药改用阿德福韦酯抗病毒治疗，半年前因畏惧终身服用而自行停药，停药后病毒复制重新活跃，故求治于钱英，要求中医治疗。目前化验肝功能正常，HBsAg（+），乙型肝炎e抗原（HBeAg）（+），核心抗体（抗HBc）（+），乙肝病毒脱氧核糖核酸（HBV－DNA）3×10^{3} copies/mL。刻下诉乏力，舌质暗红，舌苔白，舌下静脉增粗，脉沉细弦，眼睑色黑。

西医诊断：病毒性肝炎（乙型，慢性，中度）。

中医诊断：虚劳。

辨证：脾虚湿阻，痰瘀阻络。

治法：温阳化湿，解毒通络。

处方：丹参20g，莪术6g，附子6g（先煎），苦参6g，生黄芪30g，郁金10g，桂枝10g，槲寄生30g，鸡血藤30g，桑枝20g，苦杏仁10g，生薏苡仁30g，桃仁10g，叶下珠30g。14剂，两日1剂，水煎服。

2009年1月9日二诊：乏力症状稍减，复查结果：HBsAg（+），HBeAg（+），抗HBc（+），HBV－DNA 10^{5} copies/mL。舌质暗，苔白，舌下静脉增粗，脉弦细数。

前方去桑枝，加白花蛇舌草20g。14剂，两日1剂，水煎服。

2月6日三诊：无明显不适。舌质暗红，苔净，舌下静脉略粗、迂曲延长，脉弦滑略数。

前方去生黄芪，加野菊花15g。14剂，两日1剂，水煎服。

3月6日四诊：刻下诉腹部胀气，舌胖大，苔薄白，脉沉弦。复查肝功能谷丙转氨酶（ALT）50.8U/L，谷草转氨酶（AST）41.4U/L。

前方加车前草20g，乌药10g。14剂，两日1剂，水煎服。

4月3日五诊：食后腹胀，舌质胖，苔薄白，舌下静脉增粗色黑，脉弦。

前方加苏木10g。14剂，两日1剂，水煎服。

5月8日六诊：近期劳累后，自觉乏力明显，复查肝功能示（ALT）68.4U/L，谷草转氨酶（AST）50.1U/L，HBV-DNA 10^7copies/mL，舌质红，苔薄白，脉小滑。

方药：升降散合达原饮加减。

处方：僵蚕6g，蝉蜕3g，大黄6g，姜黄10g，柴胡10g，槟榔12g，黄芩10g，白芍15g，知母10g，川厚朴10g，草果6g，生甘草6g。14剂，两日1剂，水煎服。

患者服药后肝功能逐渐趋于正常，后停药定期复查，随诊至2010年12月病情稳定，嘱其畅情志，戒忧思，清淡饮食，定期复查。

【按】 患者为青年男性，阳盛之体。因患慢性乙肝而长期忧思、抑郁，肝失疏泄，郁而化火。肝郁不能疏土，则脾虚生湿，内湿与肝火互结，久病入络，寒热错杂，颇为难治。治疗当以祛湿通络治其标，健脾疏肝治其本。用药以化瘀、通络、除湿为主，兼用生黄芪、附子等温补脾肾，以恢复脾脏运化之职。鸡血藤、桑枝善于入络，钱英临床治疗肝病，注重中医络病学说，认为治疗久病必用入络搜剔之品。六诊时认为患者久治不愈，当从湿热伏于膜原入手，故用达原饮与升降散合方，透达膜原，清透郁热。本例患者治疗期间行肝穿刺活检，病理结果为肝脏炎症1级（G1），纤维化1级（S1），故停用核苷类药物抗病毒治疗。患者初始治疗不当，未严格按照抗病毒适应证，造成过度治疗。后期又因停药造成病情加重。患者病情加重的另外一个原因是心理负担过重，情志抑郁，故辅以心理疏导，调畅情志。

案2　俞某，女，31岁，2008年12月5日初诊。

主诉：乙肝病史两年余。

现病史：患者于两年前体检发现乙肝，后间断予中药治疗。病情尚稳定，近期化验示：肝功能正常，HBsAg（+），抗HBe（+），抗HBc（+），HBV-DNA < 10^3copies/mL，望诊见环唇痤疮较多，胡须较重。舌淡，苔根略腻，脉沉细。

西医诊断：病毒性肝炎（乙型，慢性，轻度）。

中医诊断：虚劳。

辨证：气虚血瘀，热毒内蕴。

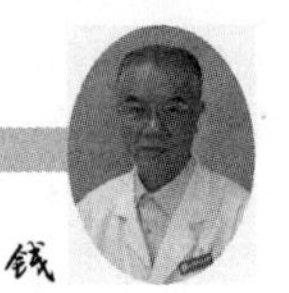

治法：益气活血，清热解毒。

处方：生黄芪 20g，女贞子 15g，丹参 10g，三七 3g，瓜蒌 20g，叶下珠 20g，莪术 3g，金钱草 20g。14 剂，1 日 1 剂，水煎服。

12 月 19 日二诊：化验示白细胞（WBC）3.8×10^9/L，B 超：大致正常，HBV - DNA <500 copies/mL，HBsAg（+），抗 HBe（+），抗 HBc（+），甲胎蛋白（AFP）3.2ng/mL，肝功正常。舌质暗，舌淡，苔薄黄，脉沉细。

治法：化湿解毒，益气活血。

前方叶下珠加至 30g，生黄芪加至 30g，另加苦参 6g，莪术 6g，生薏苡仁 20g。14 剂，两日 1 剂，水煎服。

2009 年 1 月 9 日三诊：痤疮较前减少，月经量多，舌暗红，苔薄黄，脉沉细。

前方去生薏苡仁，加郁金 10g。14 剂，两日 1 剂，水煎服。

2 月 6 日四诊：痤疮明显好转。舌尖暗红，苔根略腻，脉弦细。

前方加生地黄 15g，赤芍 15g。14 剂，两日 1 剂，水煎服。

【按】 本例患者肝功能正常，HBsAg（+），抗 HBe（+），抗 HBc（+），HBV - DNA 阴性，处于免疫控制期，似乎无须治疗。但患者因近期欲怀孕，故希望中药调理以冀顺利孕产。患者月经量多、痤疮、胡须男性化乃内分泌失调。中医学认为，冲脉为血海，起于胞中，上循脊里，其浮而外者，循腹上行，会于咽喉，别而络口唇。冲脉不循其常，则月经失常，女性可生胡须。手阳明大肠经“还出夹口，交人中”，又冲脉丽于阳明，故以清热滋阴养血为主，方中用生黄芪、女贞子益气养阴，丹参、三七、莪术活血化瘀，叶下珠、金钱草、苦参、生薏苡仁清热解毒利湿，使月经、痤疮得以调理好转。

案 3　王某，男，18 岁，2008 年 11 月 21 日初诊。

主诉：肝病史 5 年余。

现病史：患者于 5 年前发现乙肝，当时肝功能正常，采用干扰素治疗 1 年余，无效停药。4 年前到我院，曾先后用恩替卡韦、阿德福韦酯、Peg 干扰素治疗。刻下诉乏力，纳呆，头痛，大便 2 ~ 3 日一行，便干，尿黄，指端发黑，面垢，鼻上蜘蛛痣。舌尖红，舌质暗，苔白，脉沉细。复查肝功能 ALT 108U/L，AST 101U/L，HBV - DNA（-），HBsAg（+），HBeAg（+），抗

HBc（+），YMDD 变异。

西医诊断：病毒性肝炎（乙型，慢性，中度）。

中医诊断：虚劳。

辨证：阳虚瘀阻。

治法：益气温阳通络。

处方：附子 10g（先煎），细辛 6g，桂枝 15g，鸡血藤 30g，生黄芪 30g，当归 15g，大黄 10g，麻黄 6g，赤芍 15g，白芍 15g，甘草 10g，生姜 3 片，生白术 30g。14 剂，水煎服。

12 月 19 日二诊：乏力，大便较前通畅，纳尚可。面色较前明显好转，手指颜色好转，目前仍应用阿德福韦酯联合 Peg 干扰素抗病毒治疗。舌质红，苔薄白、苔根略有剥脱，脉沉弦。

前方加石斛 15g，郁金 10g。14 剂，水煎服。

【按】虚劳多兼血痹，故张仲景《金匮要略》血痹、虚劳合为一篇。患者辨证为阳虚络阻，故用益气温阳通络而获效，用方麻黄附子细辛汤、大黄附子汤及当归四逆汤三方化裁，俱为温通之方。

案 4　钱某，女，51 岁，2009 年 4 月 3 日初诊。

主诉：乙肝病史 7 年余。

现病史：7 年前体检发现乙肝，6 年前至今在某医院间断服用中药治疗。患者有乙肝家族史，考虑为通过母婴传播感染。刻下诉乏力，腰痛，腹胀脘痞，寐差、夜寐易醒，右胁胀痛，大便黏腻不畅，舌质暗，苔根黄，舌下静脉延长，脉左沉细、右沉弦。化验结果：HBsAg（+），抗 HBe（+），抗 HBc（+），HBV-DN A2.43×10^5copies/mL，ALT 123.9U/L，AST 102.6U/L，AFP 15.7mg/mL，WBC 3.3×10^9/L，血小板（PLT）95×10^9/L，B 超：脾大，厚 38mm，胆囊炎。

西医诊断：病毒性肝炎（乙型，慢性，重度）。

中医诊断：虚劳。

辨证：气阴两伤，心肾不交，毒瘀阻络。

治法：益气养阴，交通心肾，柔肝通络。

处方：炙鳖甲 15g，穿山甲 6g，郁金 10g，丹参 20g，枸杞子 12g，女贞子 15g，当归 10g，生地黄 20g，生黄芪 30g，三七 6g，沙参 15g，金钱草 20g。14

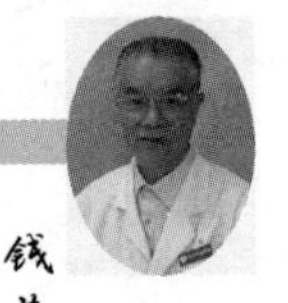

剂，水煎服。两日1剂，水煎服。西医治疗：加用恩替卡韦抗病毒治疗。

5月8日二诊：仍诉腰痛，不能俯仰。舌紫暗，咽干，大便不畅。前方加赤芍12g，枳壳10g，肉苁蓉20g。14剂，两日1剂，水煎服。

6月12日三诊：复查示HBV－DNA <500copies/mL，腰痛，睡眠欠佳，咽干，大便虚秘、努争始得，舌苔白。前方加枣仁20g，远志10g，肉桂10g，肉苁蓉加至30g。14剂，两日1剂，水煎服。

7月10日四诊：腰骶稍痛，诸症好转，皮肤干涩，舌紫，苔薄黄，舌下静脉增粗、延长，脉左沉细、右沉弦。前方去枳壳、远志，加紫菀10g，款冬花10g。14剂，两日1剂，水煎服。

8月7日五诊：诉站立时腰痛，足跟痛，皮肤干燥，面色晦黄，鼻柱色夭，舌苔根薄黄，脉细。腰痛、足跟痛为肾虚之象，脉细、皮肤干燥为阴血不足之象。

处方：炙鳖甲15g，穿山甲6g，赤芍12g，白芍12g，丹参15g，莪术6g，麦冬12g，沙参20g，生地黄20g，元参20g，槲寄生30g，肉苁蓉10g，杜仲15g。14剂，两日1剂，水煎服。

9月11日六诊：寐差，口干咽燥，乏力，腰痛，脉沉细。

处方：夜交藤30g，枣仁30g，合欢皮15g，枸杞子12g，天冬15g，麦冬15g，北沙参20g，五味子10g，柏子仁15g，云茯苓20g，莲子心6g，胆草炭6g，百合20g。14剂，两日1剂，水煎服。

10月9日七诊：唇、鼻、咽干燥，睡眠差，舌质暗，苔根黄。前方加半夏曲12g，焦四仙各10g。

11月6日八诊：咽痛，咳嗽，腰痛，足跟痛，足膝冷痛，睡眠好，舌暗，唇黑。上方去柏子仁，加丹参15g，杜仲15g，川续断15g。

【按】经云：脾其华在唇四白。唇黑为脾败之象，血瘀亦可唇黑，但总责之脾。初诊时腰痛为肾虚之症，乏力为脾虚之象，腹胀、脘痞系中焦失于运化、脾不升清之症。脾不能生血，肝失血养则不能藏魂，故立法当以健脾为本，滋肾柔肝。生黄芪虽曰能健脾，然重在升，能升脾气之下陷，实卫气而固表，但易生燥热，故张锡纯善用生黄芪而每以知母治其偏。当下立法适宜以健脾为主，仿小建中汤法为宜。

二诊服前方睡眠略有好转，但出现咽干之症，似与生黄芪升火有关，故加枳壳、肉苁蓉仿张景岳济川煎法，仍属柔润之法。赤芍酸敛且能活血凉血。

但未能顾及中焦脾之运化，故仍不能中其肯綮。

三诊虽化验结果已见明显好转，但多为恩替卡韦抗病毒之效，脾虚之证无明显好转。脾虚失于升清，清气不升，浊气亦不降。升降之枢轴在脾，加枣仁、远志等已近归脾汤法。但中焦之药仍显不足。

四诊大便欠畅，皮肤干涩，同为肺气虚之证。盖肺主皮毛，主肃降，又与大肠相表里，故加入紫菀、款冬花润肺降气之品，去枳壳、远志之燥药，助大肠之传导，浊气得下，亦利于清气之升，心火亦能随肺气而下降。

五诊见鼻柱色夭为脾土衰败之象，方用增液汤滋中上焦之阴，似过于寒凉，鳖甲、山甲、莪术等虽能通络消积，但屡用于虚人，恐亦不能尽善。此时仍亟当救脾。《金匮要略》云："虚劳里急，悸，衄，腹中痛，梦失精，四肢酸疼，手足烦热，咽干口燥，小建中汤主之。"小建中汤证有咽干口燥，何也？营弱血虚故也。血虚不能藏魂，故血虚之源又在脾不能生血。

六诊当以虚劳小建中汤为正治之法，奈何以夜交藤、枣仁、合欢皮、百合、莲子心等药，治其标而不知其本何在。《内经》云"胃不和则卧不安"，于理固然，但半夏秫米汤治胃有痰浊之实证，此为脾虚不运之虚证。

七诊用半夏燥药，易伤其阴；焦四仙消导，再伤其气。苔根黄为胃气未绝，故用方仍未能中其本。

八诊时足膝冷痛为下元不温，咳嗽、咽痛为土不生金。睡眠暂好转，实为太阴病向少阴病转化，已露"但欲寐"之象，毋以为喜，当以为忧。时交冬令，天又大寒，待时交春令，或可有转机。此案为钱老误治案，读者当于失误之处明其所以然。

案5　刘某，女，47岁，2009年9月11日初诊。

主诉：乙肝病史20余年，肝区不适半年余。

现病史：患者于20年前体检发现乙型肝炎，当时无明显不适，故未予重视，未定期复查及治疗。近半年来频感肝区不适，稍有乏力，复查示肝功能轻度异常，故求治于中医。刻下：右胁隐痛，乏力，不耐劳累，偶有头晕，月经量少。饮食、二便尚可。舌淡暗，苔薄白，脉弦细。

西医诊断：病毒性肝炎（乙型，慢性，轻度）。

中医诊断：肝着。

辨证：气虚血瘀，湿阻中焦。

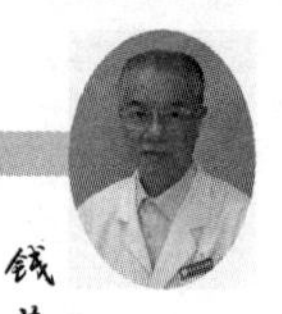

治法：益气活血，兼以利湿。

处方：丹参20g，莪术6g，酒大黄6g，生黄芪30g，郁金10g，桂枝10g，炒薏苡仁20g，桃仁10g，白花蛇舌草20g，金钱草30g，叶下珠30g，土鳖虫12g。加西药双环醇保肝降酶。

10月23日二诊：诉服双环醇后出现手部皮癣、瘙痒、月经量较前增多，舌质暗，苔薄白，舌下静脉曲张，脉弦细。上方加太子参15g。

11月20日三诊：复查B超示脂肪肝；胆囊炎。HBV－DNA 2.46×10^7 copies/mL，AST 54U/L，γ－谷氨酰转肽酶（GGT）123.3U/L，血糖（GLU）6.16 mmol/L，HBsAg（+），HBeAg（+），抗HBe（+），抗HBc（+），血常规正常。双环醇减为4片/日后皮癣好转，服中药后略有恶心，经量少，舌淡暗，苔薄黄干、稍有剥脱，脉小滑数。前方去土鳖虫、生黄芪，加赤芍20g，杏仁10g。

2010年1月8日四诊：诉近日劳累后感胃脘痞满，肝区不适，舌质暗，苔厚腻，脉弦数。月经量多，建议肝穿检查。前方加半夏曲15g，焦三仙各10g，鸡内金10g，赤芍改为赤白芍各15g。

2月5日五诊：肝穿结果提示G1－2，S1－2，舌可，舌下静脉增粗，小便黄，大便日行两次、通畅，无明显不适，脉沉滑略数。

处方：白花蛇舌草20g，叶下珠20g，土茯苓20g，当归10g，川芎6g，生地黄20g，莪术6g，丹参20g，郁金10g，猪苓20g。14剂，水煎服。

3月12日六诊：偶有周身疼痛，夜寐欠安，入睡困难，舌暗，苔薄黄，舌下静脉延长，脉沉滑数。仿李东垣升阳散火之法。前方去土茯苓，加生黄芪30g，防风10g，黄柏5g。14剂，水煎服。

【按】此案病程较久，但病情较轻，症状不明显，迭经治疗半年余，此起彼伏，无明显疗效，原因何在？《金匮要略》曰："男子平人，脉大为劳，极虚亦为劳。"又云："虚劳里急，诸不足，黄芪建中汤主之""男子黄，小便自利，当与虚劳小建中汤。"平人者，无明显症状之人，并非无病之人。虚劳者，本虚且兼劳损，劳则易发，劳则愈虚，虚随劳进。慢性乙肝携带者无明显症状，但常感乏力，不耐劳累，病情隐袭，但常进行性加重，正为虚劳之病。

经云"二阳之病发心脾"。《难经·十四难》曰："治损之法奈何？损其肺者，益其气。损其心者，调其荣卫。损其脾者，调其饮食，适其寒温。损其肝者，缓其中。损其肾者，益其精。此治损之法也。”黄芪建中汤为治虚损之平剂，黄芪益气以治肺；桂、芍调营卫以治心；草、枣甘缓以治肝；建中本为治脾之正方，若再稍佐女贞子、枸杞子等益精以治肾，则五脏可平调，再兼畅情志，节饮食，则为治慢性乙肝携带者之正途。

病为虚劳，不调其虚而攻其邪，是为诛伐无过，幸方剂尚轻，不致重伤脾胃，若频进苦寒，必致伤中败胃。

初诊患者虽病程较久，但病情尚平稳，思虑过度，忧郁伤脾，脾虚不能生血，气虚无力行血，脾气不升则湿浊易郁，故《内经》云黄疸为久郁之病。慢性乙型肝炎患者受到社会、家庭各方面的多重压力，故忧思伤脾之证多见，于女性尤为多见。《素问·阴阳别论》曰：“二阳之病发心脾，有不得隐曲，女子不月；其传经为风消，其传为息贲者，死不治。”

双环醇为中药五味子提取物，主要功能为保肝、降酶，中药提取物的功效主治不同于中药饮片，临床应用不应将二者等同。该患者服用双环醇后出现明显不良反应，但服用五味子则很少出现此种不良反应。症状较前好转，加太子参益气养阴。患者主症为肝郁脾虚，阴血不足。

三诊时因生黄芪偏燥，易助热，瘀血不重，土鳖虫戕伐太过，故减去。加赤芍凉血活血，杏仁降气，于病机较为契合。《内经》云：“阳气者，烦劳则张。”患者本为虚劳之体，稍劳累则气机外越，脾气困乏，胃气失降。

四诊至六诊以消导治其痞满之标，恐未及病之本也。患者肝穿结果提示肝脏炎症、纤维化程度均较轻，处于免疫耐受状态，故不适合核苷类药物抗病毒治疗。钱师此方意在清利湿热，和血散结。但患者本为虚劳之证，恐为西医理论所误导而犯虚虚之戒。

案6　吴某，男，44岁，2009年10月23日初诊。

主诉：乙肝病史40余年，乏力、少寐半年余。

现病史：乙肝病史40余年，其父母均为乙肝患者，有乙肝家族聚集，考虑通过母婴传播感染。6年前开始应用拉米夫定抗病毒治疗半年余，疗效欠满意，又改用阿德福韦酯治疗1年，疗效仍不满意，遂改用Peg－干扰素治疗1年，治疗过程中因出现银屑病而停药；两年前开始应用恩替卡韦抗病毒治疗。刻下诉少寐，乏力，皮肤瘙痒，舌质暗，苔薄白，舌下静脉稍延长，脉沉细弦，面色萎黄。B超示：弥漫性肝病，胆囊息肉，胆囊炎，脾厚38mm。血常

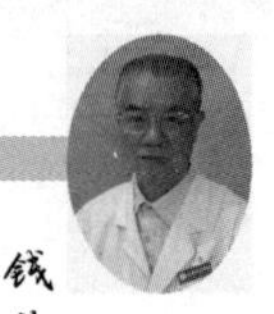

规：WBC $4.2\times10^9/L$，PLT $168\times10^9/L$。空腹血糖略高于正常值。

西医诊断：病毒性肝炎（乙型，慢性，重度）；银屑病。

中医诊断：肝着。

辨证：气阴两虚，瘀血阻络。

治法：益气养阴，和血软坚。

处方：炙鳖甲15g，穿山甲6g，生黄芪20g，莪术6g，当归10g，白芍20g，女贞子15g，郁金10g，金钱草20g，泽兰12g，鬼箭羽12g，刘寄奴10g。14剂，两日1剂，水煎服。

11月20日二诊：症状较前无明显变化，腹部不适，偶有腹胀，肠鸣，舌暗水滑，舌下静脉结节，苔薄白，脉沉细弦。守前法而加强通络。上方加水红花子5g，丹参20g，赤芍15g，加水蛭粉3g，白芍改为15g。

【按】肝为藏血之脏，慢性乙型肝炎转变为肝硬化的关键病机为气血失和，络脉瘀阻，气虚则不能帅血以行，阴虚则脉道枯涩。气阴两虚为慢性乙型肝炎最常见证型，生黄芪能益气生血，李东垣当归补血汤为其范例。生黄芪又能行气活血，王清任补阳还五汤为其范例，钱英治疗气虚血瘀每必重用生黄芪。方中鳖甲、山甲、莪术软坚通络以治其本。归、芍以养血，钱英常曰："若欲通之，必先充之。"活血化瘀切不可不顾其虚，妄行攻伐。水蛭活血，但其有效成分如经高温煎煮则破坏较多，且气味恶劣，常令人呕吐。因此，以粉碎生吞效果最佳，昔张锡纯氏曾说明此理。钱英为善用水蛭者，目前以水蛭粉装入胶囊服用为佳，可减少刺激胃肠之副作用，患者用药后乏力等症状消失，病情稳定。

案7　姚某，男，33岁，2008年11月21日初诊。

主诉：乙肝病史10余年，间断乏力半年余。

现病史：患者于10余年前体检发现乙肝，未予重视，且长期饮酒，近半年常自觉乏力，故要求中医治疗。刻下面色皖白，舌质略红，苔白，脉沉细。

西医诊断：病毒性肝炎（乙型，慢性，中度）；酒精性肝病。

中医诊断：肝着。

辨证：气阴两虚，毒瘀阻络。

治法：益气养阴，柔肝解毒。

处方：生黄芪30g，槲寄生30g，三七6g，丹参15g，郁金10g，莪术6g，瓜蒌20g，叶下珠20g，苦参6g，赤芍12g，忍冬藤30g。14剂，水煎服。

4月3日二诊：刻下诉恶心，尿黄，大便1～2次/日，舌质红，苔薄黄，舌下静脉增粗，脉沉细。

处方：生黄芪30g，生地黄30g，丹参20g，清半夏10g，莪术6g，鸡内金10g，牡丹皮15g，藿香10g，酒黄芩10g，叶下珠20g，女贞子20g，半枝莲15g。14剂，水煎服。

10月23日三诊：无明显不适，舌暗红，苔白，舌下静脉弯曲，脉较前柔和、沉小略数。前方加青蒿10g，金钱草20g。14剂，两日1剂，水煎服。

【按】患者为慢性乙型肝炎，又长期嗜酒，故同时合并酒精性肝病。酒为助湿热之品，湿热之毒内蕴，耗伤气阴，故出现虚实夹杂之证。方用生黄芪、生地黄益气养阴，三七、丹参、郁金、莪术、赤芍活血通络，叶下珠、苦参清未清之湿热。诸药合用，调理数次后病渐好转。嘱患者戒酒，调护饮食，生活规律，终使病情稳定。

案8　李某，女，28岁，2008年11月7日初诊。

主诉：乙肝病史10余年。

现病史：患者母亲为乙肝患者，且一同胞亦为乙肝患者，故考虑为通过母婴垂直传播感染。10余年前体检时发现乙肝，肝功能正常，未予特殊治疗。两年前开始抗病毒治疗，先后使用干扰素及联合核苷类药物治疗。目前仍运用Peg干扰素联合替比夫定抗病毒治疗。刻下腹痛连胁，乏力，便秘，舌淡红，苔薄白，舌下静脉增粗，脉沉细。

西医诊断：病毒性肝炎（乙型，慢性，轻度）。

中医诊断：虚劳。

辨证：气阴两虚，毒瘀阻络。

治法：益气养阴，解毒通络，佐以和胃。

处方：生黄芪30g，三七3g，女贞子15g，生地黄15g，熟附子10g，叶下珠30g，槲寄生30g，丹参15g，莪术6g，郁金10g，金钱草20g，粉甘草10g，柴胡10g，大黄10g。14剂，1日1剂，水煎服。

11月21日二诊：服上方后胃脘不适，略感疲劳，口干，大便通畅，手指末端紫暗发凉。舌体瘦小，苔薄白，脉沉弦细。治以温阳通脉。前方去大黄、生地黄，加瓜蒌30g，桂枝10g，鸡血藤20g。14剂，1日1剂，水煎服。

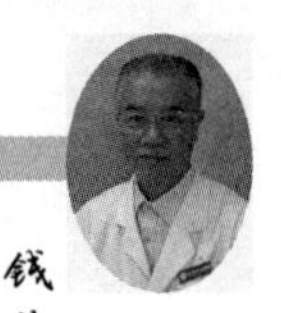

12月5日三诊：自觉乏力，手麻，舌淡略红，苔厚，脉沉细弦。前方加通草6g。

12月19日四诊：无明显不适，舌质正常，脉沉细。前方去柴胡，加旱莲草15g，僵蚕6g。14剂，日1剂，水煎服。

后患者因怀孕停用中西药。随访病情尚稳定，无明显不适，肝功能正常。1年后产一女。

【按】慢性乙型肝炎的抗病毒治疗必须掌握适当的时机，否则事倍功半。患者因其母发展为肝硬化，故急于治疗，惶恐不安，虽应用Peg干扰素及替比夫定等药物治疗两年余，疗效尚不明显，后停用西药经中药调理而安。经云“二阳之病发心脾”，很多慢性乙型肝炎患者的病情发展并非皆由于病毒复制所致，而是与长期焦虑、恐惧等不良的心理状态有很大关系，本例经中药调理而获安，提示心理状态的调整尤其重要。

案9　李某，女，29岁，2008年11月7日初诊。

主诉：乙肝病史10年。

现病史：10年前体检发现乙肝，系经母婴垂直传播感染，未予治疗。两年前开始应用Peg干扰素联合拉米夫定抗病毒治疗，肝功一直正常。刻下月经愆期、40天一行，偶有肝区痛，便秘，唇黑，舌淡暗，脉沉细无力。

西医诊断：病毒性肝炎（乙型，慢性，轻度）。

中医诊断：虚劳。

辨证：气虚血瘀，浊毒阻滞。

治法：益气活血，化浊导滞。

处方：补阳还五汤合调胃承气汤加减。生黄芪30g，当归10g，川芎10g，桃仁10g，红花6g，赤芍15，酒大黄6g，元明粉2g，生甘草10g，枳实10g。14剂，日1剂，水煎服。

11月21日二诊：肝功能正常，偶尔耳鸣，大便日2～3次。舌淡红，苔薄白，脉沉细弦。改拟益气养血，疏利肝胆。上方去大黄、枳实，加柴胡10g，郁金10g，瓜蒌20g。20剂，水煎服。

12月19日三诊：小便黄浊，五更泻，舌淡红，苔薄腻，脉沉细。前方加泽兰12g，女贞子12g。14剂，水煎服。

【按】本例为久病入络、气虚而血瘀，便秘为气虚所致。初诊见患者以便秘为苦，急用大黄、元明粉、枳实之类泻之，欲用黄芪30g益气保驾，无奈患者脾胃虚甚，药后伤气损阳，而出现五更泄泻。正如《伤寒论》云："太阴为病脉弱，其人续自便利，设当行大黄芍药者，宜减之，以其人胃气弱，易动故也。"仲景垂戒，当慎之。

案10　李某，男，22岁，2003年9月19日初诊。

主诉：肝病史10年，乏力，肝区刺痛20天。

现病史：患者于10年前体检发现乙型肝炎，未系统治疗，1年半前开始服用拉米夫定抗病毒治疗，1个月前自行改为隔日1片。化验示：HBsAg（+），HBeAg（+），抗HBc（+），HBV－DNA阴转，肝功能大致正常，因自觉不适前来就诊。刻下症见：乏力，肝区刺痛不适，微觉纳差，舌质红，苔薄白，脉弦细。

西医诊断：病毒性肝炎（乙型，慢性，轻度）。

中医诊断：虚劳。

辨证：气虚血瘀。

治法：补气活血。

处方：生黄芪40g，桃仁10g，赤芍15g，生姜3片，檀香3g，甘松6g，丹参20g，红花8g，川芎10g，鸡血藤30g，葛根15g。14剂，两日1剂，水煎服。

10月19日二诊：药后乏力、纳差均好转，时有鼻衄，肝区刺痛，夜寐欠安，大便略干、两日一行，舌红，苔薄白，舌尖稍暗红，脉沉细。

处方：生黄芪30g，桃仁10g，赤芍15g，丹参15g，地龙10g，忍冬藤15g，海风藤10g，丝瓜络10g，三七粉3g（冲），仙鹤草10g。14剂，两日1剂，水煎服。

2004年2月13日三诊：间断服前方后诸症好转，从2003年12月起拉米夫定每4天服1次（自行决定）。化验肝功能正常，乙肝五项指标无改变。舌暗红，苔薄白，脉沉细。

处方：桃仁10g，赤芍15g，丹参15g，忍冬藤15g，仙鹤草10g，紫草10g，牡丹皮10g，生大黄3g，熟大黄3g。14剂，两日1剂，水煎服。

随访至2004年6月，患者仍服用中药，HBeAg阴转，肝功能正常，临床治愈。

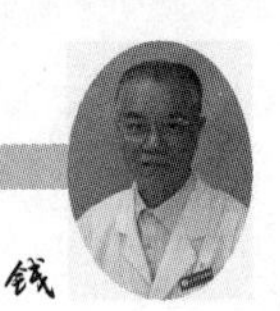

【按】慢性乙型肝炎，尤其是肝功能正常时患者常无任何症状，中医治疗常面临无症可辨的问题。此时临床辨为何病？如何辨证？如不能辨病则无法体现疾病的规律性特点，辨证则漫无边际。

对于慢性乙型肝炎相当于中医何病，说法较多，有因本病可出现黄疸、腹胀等症状而按中医学黄疸、鼓胀甚至胁痛等命名者，然而慢性乙型肝炎只有在急性活动期或发展至肝硬化、肝衰竭阶段才出现黄疸、腹胀等症状，而胁痛症状多无特异性，所以用黄疸、鼓胀、胁痛等病名很难概括慢性乙型肝炎的疾病特点。慢性乙型肝炎的临床特点是长期无明显症状，多经过化验检查发现，但病情常进行性加重。根据中医学理论，其与中医学虚劳非常相似。《金匮要略》曰："平人脉大为劳，极虚亦为劳。"所谓平人即无明显症状之人，但从脉可断定其为虚劳病。

慢性乙型肝炎患者虽无明显症状，但常感乏力或不耐疲劳，劳累、饮食不节、饮酒、情志刺激等为慢性乙型肝炎患者急性加重的诱因，可发为酒疸、谷疸等病，迁延不愈可发展为鼓胀、癥积等病，故慢性乙型肝炎可从虚劳论证，虚劳比较能够反映慢性乙型肝炎的特点。目前有学者因慢性乙型肝炎具有传染性而将其命名为肝瘟；因乙肝病毒着于肝脏不解，而将其命名为肝着，然考诸古籍，肝瘟、肝着皆有其本义，与慢性乙型肝炎毫不相干。《金匮要略》将虚劳与血痹列为一篇，盖因虚劳之病迁延日久，常导致络脉瘀阻，与慢性乙型肝炎的肝纤维化过程比较吻合，慢性乙型肝炎属于虚劳，亦常兼血痹，故和血通络之法为常用之法。

本患者为青年男性，诊断慢性乙型肝炎10余年。中医辨证始为气虚血瘀。治以补气活血，后又加用凉血解毒法。初诊用葛根、川芎等过于升散，似与弦细之脉不能尽符，不如改为郁金更为合拍。二诊脉仍沉细，故仍辨证为气虚血瘀，气为血之帅，气虚不能帅血以行则络脉不通，今有鼻衄，补气通络药中加用凉血解毒药。前方不能尽善，致伤阴助热，故有鼻衄之症，未必为毒热动血也，是药热亦未可知。黄芪功能实卫气，故以升提、升散为能，生品尤甚。若取其实脾则炙用较平和。经云："阳在外阴之使也，阴在内阳之守也。"此病既断为虚劳，似予小建中汤两和阴阳更为和宜。

案11　周某，女，30岁，2003年12月26日初诊。

主诉：肝病史10年，乏力两周。

现病史：患者发现 HBsAg（+）、HBeAg（+）及抗 HBc（+）10 余年，肝功能异常，在我院诊断为慢性乙型肝炎，于 2003 年 10 月住院治疗。使用长效干扰素（派罗欣）抗病毒治疗 4 周，HBV－DNA 阴转。刻下主症：乏力，手足心热，易腹泻，月经有血块，舌质暗，苔白，脉沉细数。

西医诊断：病毒性肝炎（乙型，慢性，轻度）。

中医诊断：虚劳。

辨证：阴虚血热，毒热内蕴。

治法：凉血化浊法。

处方：当归 10g，川芎 6g，生地黄 12g，赤芍 10g，白芍 10g，红花 6g，生黄芪 20g，白术 10g，炒薏苡仁 15g，葛根 15g，升麻 10g，郁金 10g，丹参 15g。14 剂，1 日 1 剂，水煎服。

2004 年 1 月 9 日二诊：大便日行 1～2 次、不成形，偶尔腹痛，月经有血块，舌暗，苔黄，脉沉细。减血分药，从中焦脾胃入手，仿半夏泻心汤方意加减。

处方：生黄芪 20g，白术 12g，葛根 15g，陈皮 10g，干姜 6g，川黄连 3g，炒山药 12g，白扁豆 12g，莲子肉 12g，红花 6g，川贝母 10g，半夏曲 15g。14 剂，1 日 1 剂，水煎服。

1 月 30 日三诊：嗳气呃逆，大便不成形，月经有血块、量少，舌暗红，苔白厚腻，脉沉细。

处方：生黄芪 20g，葛根 15g，陈皮 10g，干姜 3g，黄连 6g，白扁豆 12g，红花 6g，川贝母 10g，半夏曲 15g，刀豆子 20g，旋覆花 10g，苍术 10g，藿香 10g，薏苡仁 30g。14 剂，1 日 1 剂，水煎服。

2 月 13 日四诊：腰痛，大便先干后溏，小便稍黄，自觉面部手心热，舌质暗，苔白厚，脉沉细。

处方：生薏苡仁 20g，土茯苓 20g，半边莲 15g，苍术 10g，丹参 15g，赤芍 15g，益母草 10g，紫草 8g，青蒿 10g，秦艽 10g，地骨皮 10g。14 剂，1 日 1 剂，水煎服。同时嘱患者坚持长效干扰素抗病毒治疗。

治疗 1 年多，病毒阴转。随访至 2010 年，患者停用抗病毒药物后病情稳定，已生子。

【按】患者为慢性乙型肝炎患者，在抗病毒治疗（长效干扰素）过程中，出现手足心热，易腹泻、月经有血块等症。辨证为血热血瘀、湿浊中阻，用

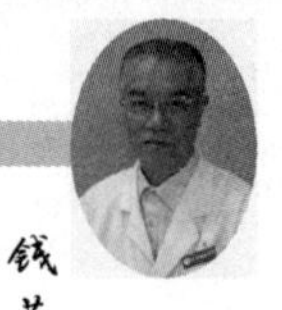

凉血化浊、化湿活血清热等法，但患者始终湿、瘀、热并存，虽寒热并用，方随症变，但总体疗效欠佳。

初诊方用桃红四物汤去桃仁加丹参以养血活血，因桃仁易滑肠，患者本有腹泻故不宜用。生黄芪、白术、升麻、葛根补中有升，升麻兼能解毒。生薏苡仁除湿，郁金疏肝。

三诊时仿仲景旋覆代赭汤方意，生赭石易致滑泄，因患者便溏而不用。脉沉细，乃为中气虚，升降失于中气之主宰，故治疗应重在建中气，如党参等。然虽仿仲景之意而未得仲景之心，治疗虚劳病重在调理脾胃，中气虚则病情多进展，而慢性乙型肝炎患者由于对疾病预后的忧虑，来自社会、家庭的歧视等常导致肝气不舒，故治疗当以健脾疏肝为常法。Peg 干扰素临床应用不良反应较多，常见流感样症状、骨髓抑制等，故应用干扰素期间的症状多为药源性，如何采用中药治疗以减轻不良反应，并增加疗效，尚待进一步研究，目前尚无成熟经验。

案 12　张某，男，33 岁，2004 年 1 月 30 日初诊。

主诉：肝病史 8 年，轻微乏力 1 个月。

现病史：发现乙肝病史 8 年，间断服用复方益肝灵等保肝药物治疗，1 年前开始服用拉米夫定抗病毒治疗，用药 1 年来，病毒指标未改变，HVB - DNA（+），HBsAg（+），HBeAg（+），抗 HBc（+），本月查病毒变异 YMDD（+）。肝功能正常。近 1 月工作后有乏力感，但能正常上班工作。刻下轻微乏力，劳累后加重，大便不畅，舌质红，苔薄黄，脉滑数。B 超：轻度脂肪肝，胆囊炎。

西医诊断：病毒性肝炎（乙型，慢性，轻度）。

中医诊断：虚劳。

辨证：血热血瘀，肝胆失泄。

治法：凉血活血，疏肝利胆。

处方：柴胡 10g，黄芩 10g，郁金 10g，茵陈 15g（先煎），生地黄 20g，丹参 15g，牡丹皮 12g，赤芍 15g，红花 10g，决明子 15g，苦参 15g。14 剂，1 日 1 剂，水煎服。

2 月 13 日二诊：大便不畅，舌质红，苔薄黄，脉滑数。化验：ALT 44U/L，总胆红素（TBIL）22.2μmol/L。前方去麦冬，加生大黄 3g，熟大黄 3g，半枝莲

20g。14剂，两日1剂，水煎服。

3月12日三诊：诉腹胀。前方去生地黄、红花，加厚朴10g，大腹皮12g。14剂，两日1剂，水煎服。

4月23日四诊：患者将拉米夫定自行减量已两月，刻下大便不畅，血压高。舌质红，苔薄黄，脉滑稍数。

前方加龙胆草6g。14剂，两日1剂，水煎服。

6月4日五诊：腹胀，尿略黄，大便日两次。患者自行将拉米夫定改为隔日一片。舌红，舌下静脉延长，苔黄，脉沉滑。拟化湿活血解毒。

处方：郁金10g，丹参20g，赤芍15g，红花10g，决明子15g，山楂12g，明矾1g，苦参15g，白花蛇舌草30g，半枝莲20g，龙葵15g，秦皮10g，川黄连3g。14剂，两日1剂，水煎服。

8月27日六诊：肝区胀痛，阴雨天加重，改拟清热凉血解毒。

处方：叶下珠30g，山豆根6g，丹参20g，苦参20g，赤芍20g，牡丹皮12g，炒栀子8g，生薏苡仁30g，土茯苓30g，茜草10g，紫草6g。14剂，两日1剂，水煎服。

9月24日七诊：复查示HBV-DNA 1.16×10^{8} copies/mL，HBsAg（+），HBeAg（+），抗HBc（+），TBIL 21.7μmol/L，自行将拉米夫定改为每周两片。

前方去生薏苡仁，加白花蛇舌草30g。14剂，两日1剂，水煎服。

12月3日八诊：乏力，盗汗，口干，急躁易怒。舌红，苔黄厚，脉沉滑数。上方去紫草、山豆根，加生黄芪20g。14剂，两日1剂，水煎服。

【按】本例为拉米夫定耐药病例，用凉血活血、利胆之法治疗药证相符，但服药后出现腹胀、肝区胀痛，阴雨天加重，恐为苦寒伤伐脾阳所致。如能清热而又固护脾阳，则更好。拉米夫定用药过程中出现耐药及病毒变异的情况比较常见，与用药前对患者的治疗时机掌握有关，若用于免疫清除期疗效相对较好。拉米夫定耐药后患者可能出现肝功能异常，病毒复制重新活跃，并有临床症状，治疗原则多为拉米夫定联合应用阿德福韦酯3个月，后停用拉米夫定。本例治疗较早，阿德福韦酯尚未上市，故中药与拉米夫定联合应用，也取得了一定效果。

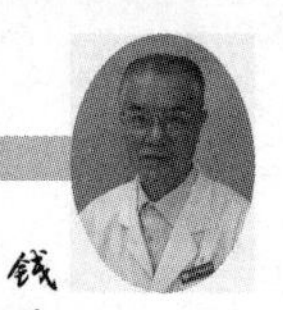

案13　黄某，女，34岁，2002年10月25日初诊。

主诉：肝病史14年，肝区不适，乏力3个月。

现病史：患者于14年前发现乙肝，肝功能ALT轻度升高，经过保肝药治疗恢复，未再复诊，正常工作。2002年10月体检查：HBV－DNA 1.81×10^6 copies/mL，HBsAg（+），抗HBe（+），抗HBc（+）。近3个月有肝区不适，久站劳累，舌苔黄厚，脉沉细无力。

西医诊断：病毒性肝炎（乙型，慢性，轻度）。

中医诊断：虚劳。

辨证：气滞血瘀，痰瘀互阻。

治法：补气活血，软坚化痰。

处方：生黄芪25g，丹参12g，三七粉3g（冲），炙鳖甲15g，莪术6g，穿山甲8g，生薏苡仁20g，夏枯草10g，生牡蛎30g（先煎），浙贝母10g，叶下珠30g，白花蛇舌草30g，龙葵20g，丹参20g，赤芍15g。14剂，两日1剂，水煎服。

11月22日二诊：口苦，咽干，舌淡，苔白，脉沉细。

处方：茵陈15g，猪苓15g，白花蛇舌草30g，龙葵20g，蒲公英15g，山豆根6g，垂盆草15g，生黄芪20g，叶下珠30g，丹参20g，赤芍25g，生甘草3g。14剂，两日1剂，水煎服。另予苦参素软胶囊，每次两片，每日3次，口服。

12月6日三诊：腹胀，胃脘痞满不适，口苦乏力，月经提前、量多。舌质暗，苔薄黄，脉沉细。

处方：柴胡10g，黄芩8g，清半夏10g，生黄芪25g，生甘草6g，丹参20g，叶下珠30g，土茯苓20g，垂盆草30g，郁金10g，白花蛇舌草30g，炒莪术6g。7剂，两日1剂，水煎服。

12月20日四诊：复查示HBV－DNA（－），肝功能正常。大便溏、日行2次。舌暗，有瘀斑，苔薄白，脉沉滑。继行软坚柔肝法。

处方：生黄芪30g，莪术6g，炒鳖甲15g，穿山甲8g，丹参20g，郁金10g，葛根15g，叶下珠30g，槲寄生15g，三七粉3g（冲），女贞子12g，百合15g。7剂，两日1剂，水煎服。

2003年1月3日五诊：刻下无明显不适，舌质暗，苔薄白，脉沉细。前方去百合、女贞子，加柴胡10g。7剂，两日1剂，水煎服。

1月17日六诊：诉口干苦，复查示 ALT 64U/L。前方加垂盆草30g，茵陈30g。7剂，两日1剂，水煎服。

1月31日七诊：精神体力可，小腹下坠，肠鸣，大便日1～2次，尿黄，舌质红，苔黄，脉沉滑数。

处方：垂盆草30g，茵陈30g（先煎），丹参20g，赤芍15g，叶下珠30g，莪术6g，生黄芪20g，槲寄生15g，黄连3g，熟大黄6g，牡丹皮12g，炒栀子6g。7剂，两日1剂，水煎服。

2月14日八诊：刻下无明显不适，苔白厚。

前方加白花蛇舌草30g。7剂，两日1剂，水煎服。

2月28日九诊：无明显不适，舌红，苔黄，脉沉细。前方去黄连，加升麻10g。7剂，两日1剂，水煎服。

3月14日十诊：偶尔乏力，HBV－DNA5.4 $\times 10^6$ copies/mL，舌红，苔黄厚，脉沉滑。前方加赤芍12g，白芍12g，生甘草6g，水红花子8g。14剂，两日1剂，水煎服。

4月11日十一诊：舌苔白厚，脉沉细，改用芳化解毒法。

处方：姜黄10g，土茯苓30g，叶下珠30g，垂盆草30g，半边莲20g，丹参15g，牡丹皮20g，苦参15g，郁金12g。7剂，两日1剂，水煎服。

8月15日十二诊：乏力，纳可，舌暗，苔白腻，脉沉细。辨证为气虚血滞，湿毒未清，拟益气化瘀，利湿解毒。

处方：生黄芪20g，炙鳖甲15g，穿山甲6g，郁金10g，叶下珠15g，泽兰10g，莪术6g，薏苡仁5g，半边莲15g，鸡血藤15g，猪苓12g，苦参15g。14剂，两日1剂，水煎服。

9月19日十三诊：口苦，乏力，舌暗，苔黄，脉沉滑。复查肝功能：ALT 64U/L，AST 48U/L。前方去泽兰、猪苓，加生甘草10g，土茯苓15g，垂盆草30g，丹参15g。14剂，两日1剂，水煎服。

10月24日十四诊：复查示 ALT 29U/L，乏力，纳可，二便调，经期常有口苦、口干，两目干涩，腹胀。舌红，苔白厚，脉沉细。

处方：生黄芪30g，丹参20g，郁金10g，垂盆草30g，水红花子15g，白花蛇舌草20g，苦参15g，穿山甲10g，炙鳖甲15g，薏苡仁18g，叶下珠30g。14剂，两日1剂，水煎服。

11月7日十五诊：复查示 ALT 40U/L，HBV－DNA 3.48 $\times 10^4$ copies/mL，

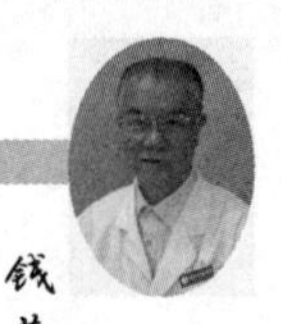

口干，齿衄，乏力，气短。舌暗红，脉沉滑稍数。前方加莪术 6g，土茯苓 30g。14 剂，两日 1 剂，水煎服。

12 月 26 日十六诊：舌质暗，苔白，脉沉细。前方加泽兰 15g。14 剂，两日 1 剂，水煎服。

2004 年 1 月 9 日十七诊：患者未诉特殊不适，复查示肝功能正常，HBsAg（+），抗 HBe（+），抗 HBc（+），HBV－DNA 4.26×10^6 copies/mL，舌质暗，脉沉细。处方同前。14 剂，两日 1 剂，水煎服。

1 月 30 日十八诊：诉乏力，舌质暗，脉沉细。前方去丹参，加三七 3g。14 剂，两日 1 剂，水煎服。

2 月 13 日十九诊：口干苦而涩，乏力，时有心悸，舌红，苔根白，脉沉细。前方加莲子心 3g。14 剂，两日 1 剂，水煎服。

3 月 12 日二十诊：诉乏力，心悸、头晕。苔白厚，脉弦滑数。拟化湿解毒，软坚散结。

处方：土茯苓 30g，生薏苡仁 20g，半边莲 20g，泽泻 12g，云茯苓 15g，苍术 10g，黄柏 10g，莪术 6g，穿山甲 8g，炙鳖甲 15g，地龙 10g，夏枯草 10g，叶下珠 10g。14 剂，两日 1 剂，水煎服。

4 月 9 日二十一诊：乏力，口干涩，舌质暗红，苔薄黄，脉沉小滑稍数。前方去云茯苓、夏枯草、生薏苡仁、土茯苓，加牡丹皮 12g，丹参 15g，苦参 10g，郁金 10g。14 剂，两日 1 剂，水煎服。

【按】此例慢乙肝患者坚持门诊治疗两年余，病毒载量由 1.81×10^6copies/mL 下降为 8.9×10^4copies/mL。治疗以疏肝健脾、和胃软坚、解毒等法交替使用，病情尚属稳定。本例前后 21 诊，历时两年半，皆以益气化瘀、利湿解毒为基本治法。随症加减出入而不离其根本。关键在于抓住病之本而能守方。治慢乙肝难求速效，若急于求成，势必朝令夕改而难以收效。辨病辨证相结合，敢于守方而又随证施治，为钱英重要经验与学术思想，足为后人借鉴。

案 14　陈某，男，62 岁，2003 年 7 月 23 日初诊。

主诉：乙肝病史 14 年，乏力、尿黄 3 天。

现病史：患者于 14 年前发现慢性乙型肝炎，肝功能间断异常，服用保肝药物治疗后 ALT 正常停药，能正常工作。近 3 天因饮酒后出现乏力、尿黄、食欲不振，且进行性加重。患者长期嗜酒。刻下时有腹胀、纳呆、皮肤瘙痒，舌质暗红，苔薄黄，脉弦滑略数。

查体：面色暗，皮肤、巩膜中度黄染，慢肝体征（+），肝肋下未及，剑下可及3cm，质中，脾肋下及3cm，质中，肝区叩击痛（+），腹水征（-），双下肢未见水肿。化验结果：ALT 597U/L，AST 374U/L，TBIL 95.6μmol/L，DBIL 65.2μmol/L，ALB 33.79g/L，GLO 35.29g/L，PALB 50mg/L，TBA 389.6μmol/L，CHE 7001U/L，CHO 158mg/dL，PTA 137.6%，WBC 6.8×10^9/L，RBC 5.13×10^{12}/L，HGB 161g/L，PLT 144×10^9/L。HBV-DNA（+），HBsAg（+），抗HBe（+），抗HBc（+）。

西医诊断：病毒性肝炎（乙型，慢性，重度）；酒精性肝病。

中医诊断：黄疸。

辨证：湿热内蕴。

治法：清热利湿退黄。

处方：茵陈20g（先煎），大黄3g，炒栀子15g，丹参15g，赤芍15g，白芍15g，龙胆草15g，通草6g，垂盆草30g，生山楂30g，生甘草6g，生黄芪20g，黄连6g，柴胡10g，川楝子10g，枳壳12g。7剂，1日1剂，水煎服。

8月1日二诊：乏力，腹胀，皮肤瘙痒，尿黄，食欲不振。查体：皮肤，巩膜重度黄染，腹水征（±），双下肢未见水肿。复查示ALT 776U/L，AST 595U/L，TBIL 280.3μmol/L，DBIL 212.2μmol/L，ALB 28.7g/L，GLO 34.1g/L，PALB 34mg/L，TBA 436.8μmol/L，CHE 3583U/L，CHO 99mg/dL，PTA 117.8%，WBC 8.2×10^9/L，RBC 4.93×10^{12}/L，HGB 156g/L，PLT 172×10^9/L。舌红，苔薄黄，脉弦滑略数。继守前法。

处方：茵陈30g（先煎），炒栀子10g，熟大黄20g，当归12g，川芎6g，赤芍15g，白芍15g，生地黄10g，桃仁10g，红花10g。7剂，1日1剂，水煎服。另予茵陈100g，浓煎1小时代茶饮。

8月11日三诊：稍感乏力，腹胀，皮肤瘙痒，尿黄，食欲不振。查体：皮肤、巩膜重度黄染，腹水征（±），双下肢未见水肿。舌红，苔薄黄，脉弦滑略数。继守前法。

处方：炒栀子10g，生大黄6g，熟大黄6g，当归12g，川芎6g，赤芍15g，白芍15g，生地黄10g，桃仁10g，红花10g，枳壳10g，生甘草6g，丹参15g。7剂，水煎服。另予茵陈100g，浓煎1小时代茶饮。

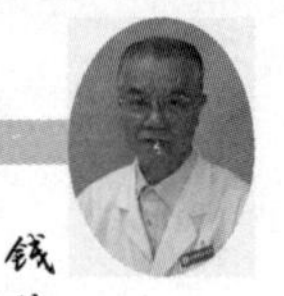

9月4日四诊：患者未诉不适，黄疸明显消退，双下肢不肿。复查示：ALT 20U/L，AST 16U/L，TBIL 32.5 μmol/L，DBIL 20.9 μmol/L，TP 62.4g/L，ALB 34.5g/L，CHE 5768U/L。

处方：杏仁9g，白蔻仁12g，薏苡仁12g，藿香12g，佩兰12g，泽泻15g，白茅根15g，车前草15g，白术15g，茯苓15g，泽兰15g，细辛20g，青蒿12g，炙鳖甲12g。7剂，水煎服。

【按】此例为慢乙肝重度，瘀胆型。中医诊断为热毒内盛之阳黄证，治以清热凉血为主，以茵陈蒿汤加味，重用栀子、龙胆草、大黄。茵陈退黄，以大剂量久煎效果较好，茵陈100g需要煎煮1小时以上，此用法根据黑龙江中医药大学王喜军教授研究茵陈蒿汤药代动力学的结论，认为此法退黄的效果最佳。本例为重度黄疸病例，TBIL最高时达16.39mg/dL，患者肝病史达14年之久，又嗜饮酒，以前未系统治疗。辨证为湿热发黄，用茵陈蒿汤加味治疗，钱英根据考证《伤寒论》茵陈蒿汤原方剂量，约合茵陈85g，故放胆用至100g单煎，合计每日用茵陈130g之多。关幼波先生提出“治黄必治血”，活血化瘀可加速黄疸消退，本例为瘀胆性肝炎，故加入大量生地黄、赤芍、桃仁、红花等药。虽近期有人研究证明大量赤芍有退黄功效，但钱英认为，苦寒之品可伤人正气，致脾阳大伤，故不主张用量过大，此为钱英“留人治病”思想的体现。

案15　王某，男，42岁，2003年10月17日初诊。

主诉：肝病史3年，尿黄、食欲不振10天。

现病史：3年前体检发现肝功异常，HBV－DNA（＋），HBsAg（＋），抗HBe（＋），抗HBc（＋），经保肝药物治疗后ALT正常遂停药，之后未再复查，可正常工作。近10天来劳累后出现尿黄、食欲不振。在外院就诊，考虑为肝炎复发，查肝功能异常，转来我院，目前已住院28天。目前无明显不适。查体：神清，精神可，面色正常，皮肤、巩膜无明显黄染，心肺未见异常，腹软，无压痛及反跳痛，肝脾肋下未及，肝肾叩击痛（－），腹水征（－），双下肢未见水肿。舌淡红，苔薄白，脉弦滑。

西医诊断：病毒性肝炎（乙型，慢性，重度）；胆囊炎。

中医诊断：黄疸。

辨证：气滞血瘀。

治法：疏肝理气，活血化瘀。

处方：生黄芪12g，茯苓10g，丹参15g，桃仁10g，叶下珠15g，槲寄生10g，苦参10g，炒枣仁10g，垂盆草15g，郁金10g，柴胡6g。7剂，1日1剂，水煎服。

10月24日二诊：未诉明显不适。复查示：ALT 90U/L，AST 82U/L，TBIL 1.25mg/dL，DBIL 0.6mg/dL，ALB 29.1g/L，GLO 26.4g/L，TBA 35.79μmol/L，PALB 66mg/L，CHE 3690U/L，CHO 141mg/dL，PTA 77.74%，WBC 2.5×10^9/L，RBC 3.77×10^{12}/L，HGB 127g/L，PLT 82×10^9/L。舌淡红，苔薄白，脉弦滑。继守前方。

处方：荷叶10g，佩兰10g，藿香10g，茯苓15g，生黄芪10g，叶下珠10g，苦参10g，生甘草5g，槲寄生10g，赤芍15g，桃仁10g，红花10g。7剂，1日1剂，水煎服。

11月3日三诊：未诉明显不适。舌淡红，苔薄白，脉弦滑。继守前法。

处方：荷叶10g，佩兰10g，藿香10g，茯苓15g，生黄芪10g，叶下珠10g，苦参10g，生甘草5g，槲寄生10g，赤芍15g，桃仁10g，红花10g。7剂，1日1剂，水煎服。

11月10日四诊：未诉明显不适。舌淡红，苔薄白，脉弦滑。继守前法。

处方：荷叶10g，佩兰10g，藿香10g，茯苓15g，生黄芪10g，叶下珠10g，苦参10g，生甘草5g，槲寄生10g，赤芍15g，桃仁10g，红花10g。7剂，1日1剂，水煎服。

11月19日五诊：未诉明显不适。舌略红，苔薄白，脉弦细滑。辨证气阴两虚。治以益气养阴。

处方：茵陈15g（先煎），党参15g，黄芩10g，生地黄10g，当归10g，赤芍10g，白芍10g，白术15g，泽兰30g，柴胡10g，香附10g，杏仁10g，橘红10g，藿香10g，砂仁6g，白茅根30g。7剂，1日1剂，水煎服。

11月26日六诊：时有头晕，偶有耳鸣。舌略红，苔薄白，脉弦细滑。继守前法。

处方：茵陈15g（先煎），党参15g，黄芩10g，生地黄10g，当归10g，赤芍10g，白芍10g，白术15g，泽兰30g，柴胡10g，香附10g，杏仁10g，橘红10g，藿香10g，砂仁6g，白茅根30g，夜交藤30g。7剂，1日1剂，水煎服。

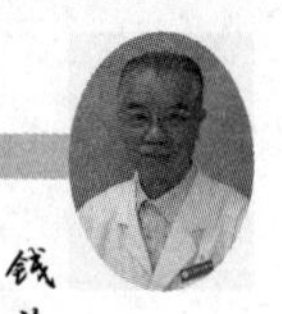

12月3日七诊：头晕好转。复查示：ALT 140U/L，AST 119U/L，TBIL 1.06mg/dL，DBIL 0.54mg/dL，ALB 31.3g/L，GLO 26g/L，TBA 15.6μmol/L，PALB 111mg/L，CHE 2650U/L，CHO 131mg/dL，WBC 3.4×10^9/L，RBC 3.77×10^{12}/L，HGB 132g/L，PLT 90×10^9/L。舌略红，苔薄白，脉弦细滑。继守前法。

处方：茵陈15g（先煎），党参15g，黄芩10g，生地黄10g，当归10g，赤芍10g，白芍10g，白术15g，泽兰30g，柴胡10g，香附10g，杏仁10g，橘红10g，藿香10g，砂仁6g，白茅根30g，夜交藤30g，白梅花6g，远志10g。7剂，1日1剂，水煎服。

12月10日八诊：头晕好转，夜眠差。舌略红，苔薄白，脉弦细滑。继守前法。

处方：茵陈15g（先煎），党参15g，黄芩10g，生地黄10g，当归10g，赤芍10g，白芍10g，白术15g，泽兰30g，柴胡10g，香附10g，杏仁10g，橘红10g，藿香10g，砂仁6g，白茅根30g，夜交藤30g，白梅花6g，枣仁30g。7剂，1日1剂水煎服。

12月17日九诊：时有头晕，恶心。舌略红，苔薄白，脉弦细滑。继守前法。

处方：苍术15g，葛根15g，茵陈15g（先煎），党参15g，黄芩10g，生地黄10g，当归10g，赤芍10g，白芍10g，白术15g，泽兰30g，柴胡10g，香附10g，杏仁10g，橘红10g，藿香10g，砂仁6g，白茅根30g，夜交藤30g，白梅花10g，枣仁30g。7剂，1日1剂，水煎服。

12月24日十诊：未诉明显不适。复查示：ALT 65U/L，AST 46U/L，TBIL 1.25mg/dL，DBIL 0.65mg/dL，ALB 29.4g/L，GLO 29.3g/L，TBA 31.3μmol/L，PALB 93mg/L，CHE 2616U/L，CHO 114mg/dL，PTA 73.24%。舌略红，苔薄白，脉弦细滑。继守前法。

处方：茵陈15g（先煎），党参15g，黄芩10g，生地黄10g，当归10g，赤芍10g，白芍10g，白术15g，泽兰30g，柴胡10g，香附10g，杏仁10g，橘红10g，藿香10g，砂仁6g，白茅根30g，夜交藤30g，白梅花6g，枣仁30g。7剂，1日1剂，水煎服。

2004年1月2日十一诊：仍头晕，复查结果：ALT 52U/L，AST 49U/L，TBIL 1.35mg/dL，DBIL 0.66mg/dL，ALB 33.79g/L，GLO 24.5g/L，TBA

43.6μmol/L，PALB 80mg/L，CHE 2790U/L，CHO 110mg/dL。舌略红，苔薄白，脉弦细滑。继守前法。

处方：茵陈 15g（先煎），党参 15g，黄芩 10g，生地黄 10g，当归 10g，赤芍 10g，白芍 10g，白术 15g，泽兰 30g，柴胡 10g，香附 10g，杏仁 10g，橘红 10g，藿香 10g，砂仁 6g，白茅根 30g，夜交藤 30g，白梅花 6g，枣仁 30g，远志 10g。7 剂，1 日 1 剂，水煎服。

1 月 7 日十二诊：未诉明显不适。舌略红，苔薄白，脉弦细滑。继守前法。

处方：茵陈 15g（先煎），党参 15g，黄芩 10g，生地黄 10g，当归 10g，赤芍 10g，白芍 10g，白术 15g，泽兰 30g，柴胡 10g，香附 10g，杏仁 10g，橘红 10g，藿香 10g，砂仁 6g，白茅根 30g，夜交藤 30g，白梅花 6g，枣仁 30g，远志 10g，地肤子 10g，白鲜皮 10g。7 剂，1 日 1 剂，水煎服。

1 月 14 日十三诊：未诉明显不适。舌略红，苔薄白，脉弦细滑。继守前法。

处方：茵陈 15g（先煎），党参 15g，黄芩 10g，生地黄 10g，当归 10g，赤芍 10g，白芍 10g，白术 15g，泽兰 30g，柴胡 10g，香附 10g，杏仁 10g，橘红 10g，藿香 10g，砂仁 6g，白茅根 30g，夜交藤 30g，白梅花 6g，枣仁 30g，远志 10g。14 剂，1 日 1 剂，水煎服。

2 月 12 日十四诊：未诉明显不适。复查示 ALT 87U/L，AST 56U/L，TBIL 1.03mg/dL，DBIL 0.47mg/dL，ALB 35.79g/L，GLO 28.9g/L，TBA 12.8μmol/L，PALB 134mg/L，CHE 4084U/L，CHO 133mg/dL，PTA 85%，WBC 3.1×10^9/L，RBC 3.52×10^{12}/L，HGB 121g/L，PLT 73×10^9/L。舌略红，苔薄白，脉弦细滑。继守前法。

处方：茵陈 15g（先煎），党参 15g，黄芩 10g，生地黄 10g，当归 10g，赤芍 10g，白芍 10g，白术 15g，泽兰 30g，柴胡 10g，香附 10g，杏仁 10g，橘红 10g，藿香 10g，砂仁 6g，白梅花 6g，白茅根 30g，夜交藤 30g。7 剂，1 日 1 剂，水煎服。

2 月 18 日十五诊：未诉明显不适。舌略红，苔薄白，脉弦细滑。继守前法。

处方：茵陈 15g（先煎），党参 15g，黄芩 10g，生地黄 10g，当归 10g，赤芍 10g，白芍 10g，白术 15g，泽兰 30g，柴胡 10g，香附 10g，杏仁 10g，橘

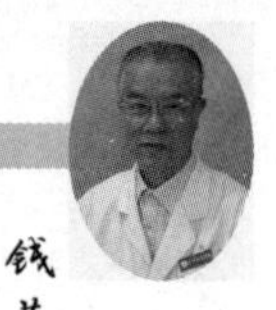

红 10g，藿香 10g，砂仁 6g，白梅花 6g，白茅根 30g，夜交藤 30g，枣仁 30g。7 剂，1 日 1 剂，水煎服。

2 月 27 日十六诊：夜眠差，复查示 ALT 24U/L，AST 27U/L，TBIL 0.63mg/dL，DBIL 0.23mg/dL，ALB 34.7g/L，GLO 28.1g/L，TBA 29.4μmol/L，PALB 147mg/L，CHE 4272U/L，CHO 133mg/dL，PTA 80.11%，WBC 3.1×10^9/L，RBC 3.62×10^{12}/L，HGB 123g/L，PLT 71×10^9/L。舌略红，苔薄白，脉弦细滑。继守前法。

处方：茵陈 15g（先煎），党参 15g，黄芩 10g，生地黄 10g，当归 10g，赤芍 10g，白芍 10g，白术 15g，泽兰 30g，柴胡 10g，香附 10g，杏仁 10g，橘红 10g，藿香 10g，砂仁 6g（后下），白梅花 6g，白茅根 30g，夜交藤 30g。7 剂，1 日 1 剂，水煎服。

3 月 8 日十七诊：偶有肝区不适。舌略红，苔薄白，脉弦细滑。继守前法。

处方：茵陈 15g（先煎），党参 15g，黄芩 10g，生地黄 10g，当归 10g，赤芍 10g，白 10g，白术 15g，泽兰 30g，柴胡 10g，香附 10g，杏仁 10g，橘红 10g，藿香 10g，砂仁 6g（后下），白梅花 6g，白茅根 30g，夜交藤 30g，郁金 12g，茜草 20g，地榆炭 10g。7 剂，1 日 1 剂，水煎服。

3 月 15 日十八诊：未诉明显不适。舌略红，苔薄白，脉弦细滑。

处方：茵陈 15g（先煎），党参 15g，黄芩 10g，生地黄 10g，当归 10g，赤芍 10g，白芍 10g，白术 15g，泽兰 30g，柴胡 10g，香附 10g，杏仁 10g，橘红 10g，藿香 10g，砂仁 6g（后下），白梅花 6g，白茅根 30g，夜交藤 30g，郁金 12g，三棱 10g。7 剂，1 日 1 剂，水煎服。

最终化验：ALT 24U/L，AST 27U/L，A/G 1.23，WBC 3.1×10^9/L，RBC 3.62×10^{12}/L，HGB 123g/L，PLT 71×10^9/L，病情稳定。

【按】此例门诊治疗达 5 个月之久，中医证候学改变不突出，无明显不适，病属虚劳。钱英跟随关幼波老中医临诊治疗 10 年的体会，总结出该病病机为“肝郁脾肾气血虚”和“湿热瘀毒残未尽”，前者为正虚，后者为邪实；二者同时存在，而以前者（正虚）为主要矛盾，后者为次要矛盾。治疗大法以疏肝健脾、补肾调补气血为主，清热化湿、活血解毒为辅。处方充分体现了钱英继承关老处方用药的特点：药味多剂量小，立法多变化小，守法守方不大变动。方用柴胡、郁金疏肝；生黄芪、党参健脾；杏仁、橘红化痰；赤芍、泽兰活血。泽兰量大，因其活血而不伤血，和血而不凝滞，且横行肝脾之间。本案治法为调和肝脾、疏通肝络。慢乙肝中医辨证多为肝、脾、胃不和而兼久病入络，故钱英采用调和肝、脾、胃，活血通络为根本大法。症状愈不明显愈须仔细辨证，守方而治。守方为中医学治疗慢性病一基本思想，证不变则方不变，不可一蹴而就。对此，岳美中先生曾反复提及。然守方又须根据脉证的细微变化加以调整。故既需要信心，又需要细心，还须取得患者的信任与合作，这样才能取得良好疗效。

案16　刘某，女，40岁，2004年7月2日初诊。

主诉：肝病史两年，间断口苦、肝区不适两年。

现病史：两年前查体发现HBsAg（+），抗HBe（+），抗HBc（+），肝功能正常，未予治疗。近两年来，时有口苦、肝区隐痛、胀痛，有时向肩背放射，腹胀，大便时溏。B超提示慢性肝炎、胆囊炎。刻下反复口腔溃疡，尿黄，后背疼，便溏。舌暗胖，苔薄黄，脉沉细。HBV-DNA 1×10^5 copies/mL。

西医诊断：病毒性肝炎（乙型，慢性，轻度）。

中医诊断：虚劳。

辨证：热毒血瘀。

治法：活血解毒

处方：生黄芪30g，丹参15g，赤芍15g，郁金10g，茵陈20g，炒栀子6g，生大黄3g，熟大黄3g，厚朴10g，三七粉3g（冲），生甘草12g，苦参15g。14剂，1日1剂，水煎服。

9月24日二诊：无明显不适，舌暗红，苔薄黄，脉沉细。

处方：生黄芪15g，丹参15g，赤芍15g，郁金10g，茵陈30g，厚朴10g，生甘草10g，苦参15g，牡丹皮10g，升麻10g，白花蛇舌草30g，姜黄6g，龙胆草6g。14剂，1日1剂，水煎服。

11月5日三诊：手指紫暗发凉，口苦，口腔溃疡，舌质暗苔白，脉沉细。本次月经持续半个月，色暗，无腹痛，二便可。肝功能：ALT 44U/L，TBIL 1.2mg/dL。前方去龙胆草，加鸡血藤20g。14剂，1日1剂，水煎服。加服肝苏冲剂9g，每日1次。

2005年2月18日四诊：口腔溃疡，大便不成形，ALT 38U/L，HBV-

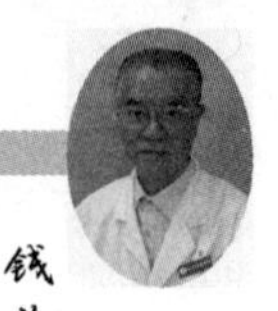

DNA 3. 08 × 10^3copies/mL，HBsAg（+），抗 HBe（+），抗 HBc（+）。舌质暗，脉沉细。

前方去升麻，加柴胡 10g，云茯苓 15g，木贼 10g。14 剂，1 日 1 剂，水煎服。

3 月 18 日五诊：大便溏，舌暗淡，苔白，脉沉细。治法养血活血，滋肾养肝。

处方：柴胡 10g，云茯苓 20g，木贼草 10g，当归 10g，川芎 6g，白芍 20g，生地黄 15g，山茱萸 10g，枸杞子 10g，菊花 10g，青风藤 6g，郁金 10g，茵陈 20g，生山药 15g，三七粉 3g（冲）。14 剂，1 日 1 剂，水煎服。

5 月 13 日六诊：大便溏，口腔溃疡，牙龈出血，舌质暗胖，苔薄黄，脉沉细。

处方：生黄芪 25g，山药 12g，云茯苓 25g，苍术 10g，升麻 10g，柴胡 10g，葛根 15g，川芎 6g，鸡血藤 30g，陈皮 10g，当归 10g，泽兰 10g，甘草 10g，秦艽 15g。14 剂，1 日 1 剂，水煎服。

6 月 24 日七诊：仍口腔溃疡，但较前减轻，背痛，乳腺增生，舌质暗，苔薄白，脉沉细。HBV - DNA 10^4copies/mL，ALT 70U/L。治法柔肝和血，利胆解毒。

处方：柴胡 10g，郁金 10g，茵陈 30g，金钱草 30g，叶下珠 30g，川黄连 3g，升麻 10g，葛根 15g，当归 12g，三七 6g，炙鳖甲 12g，秦艽 20g。7 剂，1 日 1 剂，水煎服。

【按】此例为慢乙肝活动期合并自身免疫病，如口腔溃疡及雷诺征（+）。治疗采用益气活血，疏风通络法，重用鸡血藤、秦艽等。本例肝功轻度异常，主症为口疮、尿黄、后背疼、便溏，钱英以补气活血、益气养阴法治疗。辨证应为肝郁化热、胆热内郁，故药用小剂茵陈蒿汤加丹参、赤芍、郁金、厚朴等理气活血利胆，此为钱英治疗胆囊炎经验。肝热退后又以健脾升阳、疏肝活血而收全功，类似李东垣升阳除湿之法。但由于病情比较复杂，未应用抗病毒药物，治疗中有肝功能反复，故中药如何抗乙肝病毒，值得研究。

案 17　黄某，男，53 岁，2004 年 7 月 23 日初诊。

主诉：乏力、腹胀、尿黄 10 天，加重 4 天。

现病史：患者 10 天前劳累后自觉乏力、腹胀、尿黄、食欲不振、恶心。

在当地医院化验肝功异常，HBsAg（+），HBeAb（+），HBcAb（+），诊断为慢性乙型肝炎，胆囊炎，给予保肝对症治疗，效果不明显。4天前腹胀、尿黄加重，以病毒性肝炎（乙型，慢性，重度）收入我院。体检：神志清，面色晦暗，皮肤黏膜重度黄染，心肺（-），腹平坦，肝脾肋下未及，腹水征（-），双下肢不肿。患者有乙肝家族史，母亲和兄弟均是乙肝患者。刻下中度黄疸，腹胀，时有恶心，口干口苦，舌质红，苔黄腻，脉滑数。肝功能：ALT202U/L，AST310U/L，TBIL4. 31mg/dL，DBIL1. 19mg/dL，ALB32. 79g/L，CHE2874U/L。

西医诊断：病毒性肝炎（乙型，慢性，重度）；胆囊炎。

中医诊断：黄疸。

辨证：湿热内蕴。

治法：清利湿热。

处方：茵陈120g（先煎），炒栀子10g，连皮苓40g，猪苓30g，泽泻20g，滑石30g，车前子30g，车前草30g，黄柏10g，黄连6g，丹参20g，郁金12g。7剂，1日1剂，水煎服。

9月2日二诊：患者黄疸逐渐消退，仅余残黄，自觉无特殊不适，时有太息。肝功能：ALT 24U/L，AST 51U/L，TBIL 2. 18mg/dL，DBIL 0. 45mg/dL，ALB 43. 8g/L，CHE 4220U/L。辨证肝郁脾虚，肝络郁滞。治以疏肝健脾，通络行滞。

处方：柴胡10g，白芍12g，枳实12g，丹参20g，桃仁10g，生黄芪30g，太子参15g，云茯苓20g，法半夏12g，威灵仙12g，秦艽12g，王不留行10g。7剂，1日1剂，水煎服。

9月10日三诊：无明显不适，稍有腹胀，食欲稍差。舌红苔黄。肝功能：ALT 32U/L，AST62U/L，TBIL 2. 02mg/dL，DBIL 1. 13mg/dL，ALB 38. 29g/L，CHE 4388U/L。

处方：柴胡10g，白芍12g，枳实12g，丹参20g，桃仁10g，生黄芪30g，太子参15g，云茯苓20g，法半夏12g，威灵仙12g，秦艽12g，王不留行10g，焦三仙各15g，大腹皮10g。7剂，1日1剂，水煎服。

9月21日四诊：患者服前方后黄疸进一步消退，食欲改善，腹胀减轻，舌红苔黄。肝功能：ALT 21U/L，AST 43U/L，TBIL 1. 3mg/dL，DBIL 0. 77mg/dL，ALB 42. 2g/L，CHE 4322U/L。

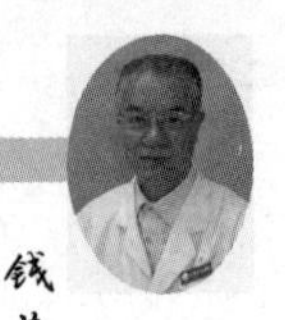

处方：柴胡10g，白芍12g，枳实12g，丹参20g，桃仁10g，生黄芪30g，太子参15g，云茯苓20g，法半夏12g，威灵仙12g，秦艽12g，王不留行10g，焦三仙各15g，大腹皮10g。7剂，1日1剂，水煎服。

【按】本例为黄疸病例，一诊辨证为湿热蕴结发黄，属“阳黄”。然慢乙肝发黄类似经典阳黄之茵陈蒿汤证者较少，故钱英用茵陈蒿汤减大黄而加入大剂量茯苓、猪苓、泽泻、滑石等淡渗利水之剂，符合前人“治黄疸不利小便非其治也”之旨，故能收速效。

二诊黄疸消退，而现肝郁脾虚之本。然久病入络，故加入桃仁、丹参、王不留行以通络和血。关幼波有“治黄必治血”之说，谓活血化瘀能加速黄疸消退。本案妙在加入秦艽、威灵仙两药，秦艽为风中润药，能通络，且《本经》载其能退黄，临床亦证明退黄作用明显。现代研究表明，其含有龙胆苦素，故能退黄。威灵仙通经活络。二药相合，疏通肝络。风属木，风药疏通肝络符合《内经》之旨。故本案效如桴鼓，用药丝丝入扣。

案18　龙某，男，25岁，2003年12月14日初诊。

主诉：乙肝病史10年，心悸、自汗两周。

现病史：慢性乙型肝炎病史10年，曾服用拉米夫定、苦参素治疗。半年前复查：HBsAg（+），HBeAb（+），HBcAb（+），HBV-DNA（-）。患者自行停用拉米夫定。停药半年后出现心悸，自汗，腹泻每日两次，尿黄，舌红，苔白，脉沉滑数。B超示慢性肝炎表现；胆囊炎。

西医诊断：病毒性肝炎（乙型，慢性，中度）；胆囊炎。

中医诊断：虚劳。

辨证：肝郁气滞，毒热阻络。

治法：疏肝和络，凉血化湿。

方药仿大柴胡汤、白金丸加减出入。

处方：柴胡10g，郁金10g，茵陈30g（先煎），赤芍20g，丹参15g，牡丹皮12g，金钱草30g，酒大黄3g，黄连3g，土茯苓20g，炒薏苡仁15g，明矾1g。14剂，1日1剂，水煎服。

12月26日二诊：药后诸症若失，刻下舌质红，苔根厚，脉沉滑数。肝功能：ALT正常，胆碱酯酶较前明显下降。钱英考虑胆碱酯酶降低与服用苦参素有关，建议停用，1个月后复查肝功能。湿热之邪阻于中焦、经络，仿三仁汤、四逆散意在理气化湿，并佐以通络之品。

处方：生薏苡仁 30g，白蔻仁 6g，杏仁 10g，通草 6g，鸡血藤 20g，桂枝 6g，忍冬藤 30g，丝瓜络 10g，柴胡 10g，炒枳壳 10g，生甘草 6g，厚朴 10g。14 剂，1 日 1 剂，水煎服。

【按】钱英认为，肝病治疗应该重视疏、清、养这三个环节。疏乃疏泄、条畅之意，包括疏肝、调肝诸法，方如逍遥散、柴胡疏肝散等，药如柴胡、青皮、郁金之类。清包括清肝、泄肝、凉肝，即清肝泻火、凉血解毒之意，方如龙胆泻肝汤，药如黄芩、龙胆草、牡丹皮、竹叶、连翘、茵陈、栀子等。养即补养之意，养肝、滋肝、柔肝、补肝均属此类，方如一贯煎、杞菊地黄丸等，药如生地黄、熟地黄、白芍、枸杞子、当归、玉竹、桑椹、女贞子、沙苑子等。患者主诉自汗、心悸、腹泻，非心气虚之自汗、心悸，而为湿热之邪上奔下迫。其汗出为蒸蒸汗出，类似《伤寒论》“但头汗出，剂颈而还”，又类似薛生白《湿热论》之“汗出、胸痞”，故治疗总以清透湿热为主，钱英用药从不拘泥于成方，而又能熔经方、时方于一炉，灵活运用，别具匠心。

案 19　马某，女，29 岁，2002 年 3 月 8 日初诊。

主诉：慢性乙型肝炎病史 5 年。

现病史：5 年前体检发现乙型肝炎，肝功能正常，未予治疗。有乙肝家族史，母亲、弟弟为乙肝患者。近来劳累后肝区疼痛，乏力。舌边尖红，苔白，脉沉细。

化验：WBC $3.5 \times 10^{9}/L$，RBC $3.65 \times 10^{12}/L$，PLT $169 \times 10^{9}/L$，中性粒细胞百分比 77.2%，淋巴细胞百分比 13.9%，T 细胞亚群：CD_3 绝对数 287，CD_3/CD_4 百分比 67%，CD_3/CD_4 绝对数 194，CD_3/CD_8 百分比 35%，CD_3/CD_8 绝对数 100，CD_4/CD_8 1.94。ALT 正常。

西医诊断：病毒性肝炎（乙型，慢性，轻度）；胆囊炎。

中医诊断：虚劳。

辨证：肝脾气虚，毒瘀阻络。

治法：益气活血，解毒通络。

方药：补阳还五汤加减。

处方：生黄芪 60g，丹参 15g，升麻 5g，白茅根 15g，当归 10g，川芎 6g，

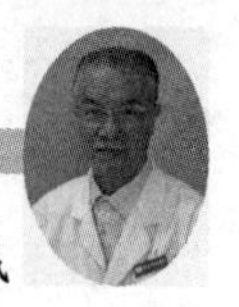

赤芍10g，白芍10g，三七3g，白花舌蛇草30g，莪术6g，山豆根6g，垂盆草30g。30剂，两日1剂，水煎服。

5月10日二诊：患者服前方后诸症好转，舌淡，苔白，脉沉细。热象已解，仍守前法，益气活血、解毒通络为主。

处方：鸡血藤30g，泽兰10g，生黄芪40g，丹参15g，垂盆草30g，山豆根6g，苦参10g，赤芍12g，白芍12g，当归10g，王不留行10g，路路通10g。30剂，1日1剂，水煎服。

6月21日三诊：劳累后肝区疼痛及乏力等症状明显减轻，月经正常。复查肝功能正常，HBsAg（+），HBeAg（+），抗HBc（+）。舌淡红，苔薄白，脉沉细。久用通络活血之品，恐伤及正气，急当滋养肝体，加入酸温之山茱萸、五味子，继守前方加减。

处方：鸡血藤30g，泽兰10g，生黄芪40g，丹参15g，垂盆草30g，山豆根6g，苦参10g，赤芍12g，白芍12g，当归15g，益母草12g，山茱萸12g，五味子10g。14剂，每日半剂，水煎服。

10月10日四诊：患者未诉明显不适，近期复查：HBsAg（+），HBeAg（+），HBcAb（+），HBV-DNA 4.16×10^5copies/mL，ALT 209U/L，肝组织穿刺病理诊断：G3、S2。予干扰素500U，隔日注射抗病毒治疗。舌略红，苔薄白，脉沉细。拟养阴活血解毒。

处方：沙参8g，麦冬10g，生地黄12g，牡丹皮10g，丹参15g，生薏苡仁15g，土茯苓15g，半边莲15g，鸡血藤15g，海风藤15g。14剂，每日半剂，水煎服。

2004年1月10日五诊：患者服前方14剂后自觉无明显不适，未来复诊，自行照前方继续服用，约3天1剂，至今体力较好，可耐受劳累。干扰素治疗3个月后复查HBV-DNA阴转，实现HBeAg血清学转换，肝功能恢复正常。前方去海风藤，继续每3天1剂，水煎服。

2006年5月13日六诊：患者于2004年12月自行停用药物，半年后复查，HBV-DNA（-），HBsAg（+），抗HBe（+），抗HBc（+），肝功能正常。于2005年12月怀孕，至今复查如上。后顺产一子。

【按】慢性乙型肝炎患者中通过母婴传播感染或有乙肝家族史者多较难治，原因在于感染时间长，机体免疫耐受，自发清除病毒的能力较差。西药干扰素或核苷类药物治疗效果也较差。本例经中西医结合治疗，始用益气活血，凉血通络法，后加用干扰素，并用中药养阴活血解毒，不仅使患者病毒复制降低，肝功能稳定，并停药后无复发，怀孕后病情无反复，是治疗成功的一例。

钱英活血多用丹参、泽兰。两药的区别在于：泽兰活血性温，补血而不滞，行血而不伤，行于肝脾之间，味苦性温，有活血祛瘀、利水消肿之功，多用于治疗血脉瘀滞、经行不利、水肿、小便不利等症。丹参活血，味苦性寒，苦以降泄，寒以清热。入心肝二经血分，长于活血祛瘀，清心除烦，凉血消肿，用于治疗血热瘀滞所致的月经不调、经闭痛经、积聚、产后瘀阻等，以及心腹刺痛，肝郁胁痛，也可用治痈肿疮毒、热痹疹痛、心烦不眠诸症。

案20　于某，男，54岁，2004年12月3日初诊。

主诉：慢性肝病史8年，乏力、肝区不适1个月。

现病史：8年前体检时发现HBsAg（+），肝功正常。此后每年复查肝功一直正常，后因病毒性肝炎，乙型重叠戊型，于2003年5月住我院治疗，经过治疗，肝功能正常出院。近1个月无明显诱因出现乏力，肝区不适，食欲不振，尿黄，无恶心、呕吐，无腹痛、腹胀。查体：神志清，精神可，面色晦暗，皮肤、巩膜重度黄染，慢肝体征（+），心肺（-），腹平坦，无压痛及反跳痛。肝肋下未及，剑下2cm，质中，触痛（+），脾未及。腹水征（-），双下肢不肿。化验结果：WBC 6.4×10^9/L，RBC 5.03×10^{12}/L，HGB 165g/L，PLT 161×10^9/L，ALT 2139U/L，AST 1872U/L，TBIL 13.27mg/dL，ALB 36.1g/L，PTA 45.3%。HBsAg（+），HBeAg（+），抗HBc（+），HBV-DNA 4.4×10^5copies/mL。刻下诉乏力，肝区不适，舌暗，苔薄，脉沉略数。

西医诊断：病毒性肝炎（乙型，慢性，重度）；酒精性肝病。

中医诊断：黄疸；虚劳。

辨证：肝郁脾虚，湿毒内蕴。

治法：疏肝健脾，化湿解毒。

处方：柴胡10g，黄芪10g，益智仁10g，生地黄20g，山茱萸10g，女贞子15g，石苇15g，车前草15g，赤芍15g，连翘15g，赤小豆30g，叶下珠20g，白花蛇舌草30g，垂盆草30g。14剂，1日1剂，水煎服。

12月17日二诊：尿频数，大便成形，肝区隐痛，舌质暗，有齿痕，苔薄

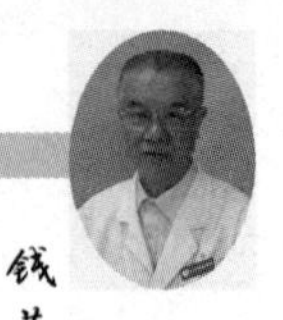

白，脉沉细。复查肝功能明显好转，ALT 100U/L。前方加丹参 20g，益智仁 10g，桑螵蛸 10g。14 剂，1 日 1 剂，水煎服。

12 月 31 日三诊：肝区疼痛减轻，小便次数减少，纳可。舌暗，苔薄白，有齿痕，脉沉弦滑。拟健脾化湿解毒。

处方：生黄芪 20g，苍术 15g，云茯苓 15g，土茯苓 20g，生薏苡仁 20g，半边莲 30g，叶下珠 30g，垂盆草 30g，赤芍 15g，丹参 20g，茵陈 15g（先煎）。14 剂，1 日 1 剂，水煎服。

2005 年 1 月 10 日四诊：身痒，尿频，舌边有齿痕，脉弦滑。复查肝功能继续好转，ALT 73U/L。前方加凌霄花 10g，白鲜皮 15g。14 剂，1 日 1 剂，水煎服。

1 月 29 日五诊：腹泻，尿略黄。舌下静脉增粗，色紫暗，唇暗，脉沉滑数。前方加苍术 10g，黄连 6g，炒薏苡仁 20g。14 剂，1 日 1 剂，水煎服。

2 月 18 日六诊：尿频有所好转，夜尿 2～3 次，大便可。舌暗，苔薄白，脉沉滑数。复查结果：HBsAg（+），抗 HBe（+），抗 HBc（+），ALT 54U/L，TBIL 1.05mg/dL。前方去苍术、茯苓、茵陈，加苦参 15g，地肤子 10g，僵蚕 6g，青风藤 10g。14 剂，1 日 1 剂，水煎服。

3 月 28 日七诊：患者无明显不适，复查肝功能正常。继续服用前方，稍事增减，守法治疗两个月，以巩固疗效。

【按】本例为肝郁脾虚、湿毒内蕴证，由于肝气郁结，气机不畅，影响脾运化水湿功能而导致的肝脾同病。肝居胁下，肝经布胁肋，肝气郁结，疏泄失权，故胸闷胁痛；肝木乘脾，脾失健运，湿邪停聚，阻碍气机，故脘痞腹胀；肝主怒藏魂，性喜条达舒畅，肝气郁结，情志不和，故精神抑郁，急躁易怒，魂不守舍，少寐多梦；湿为阴邪，黏腻重浊，脾不化湿，故口黏不渴；湿邪下注大肠，传导功能失职，故肠鸣腹泻；脾主四肢肌肉，脾失运化，水湿内停，故肢体沉重，下肢水肿；肝胆相表里，肝气失疏，胆汁外溢，则身目俱黄，舌苔白腻，脉象弦滑，均为肝郁脾湿之象。本例病毒复制活跃，肝功能异常，由于湿毒内蕴，肝功能好转慢，症状多，也是慢性肝炎的一个特点。加用苦参、地肤子、僵蚕、青风藤这些具有免疫抑制作用的药后，疗效明显。患者在 2005 年底再次出现肝功能异常，ALT390U/L，无黄疸，因工作原因不能住院治疗。用此思路指导方药，在 4 个月时间里，ALT 逐渐下降至正常，病情稳定。

案 21　任某，女，53 岁，2004 年 9 月 24 日初诊。

主诉：慢性肝病史 19 年，间断乏力、食欲不振两年。

现病史：患者于 19 年前体检时发现 HBsAg（+），肝功能正常，无明显不适，未予诊疗。18 年前开始出现肝功能异常，住院治疗 7 个月，诊断为病毒性肝炎（乙型，慢性活动期），间断应用干扰素抗病毒治疗，病情尚稳定。近两年来间断乏力、食欲不振。患者有乙型肝炎家族史。化验结果：ALT 48U/L，AST 44U/L，TBIL 0.57mg/dL，HBsAg（+），HBeAg（+），HBeAb（+），HBcAb（+），HBV－DNA（+）。刻下乏力，纳差，脘腹痞满，大便不畅，舌红，苔薄白，唇干，脉沉细。

西医诊断：病毒性肝炎（乙型，慢性，中度）。

中医诊断：虚劳。

辨证：肝阴虚。

治法：益气养阴，和血柔肝。

处方：生黄芪 15g，北沙参 15g，石斛 12g，生稻芽 20g，莪术 6g，鸡内金 10g，丹参 15g，赤芍 15g，白芍 10g，生甘草 6g，车前子 15g，萆薢 15g。14 剂，1 日 1 剂，水煎服。

10 月 22 日二诊：纳差，便溏，乏力，舌暗红，脉沉细。拟健脾和血法。

处方：生黄芪 20g，炒苍术 10g，炒白术 10g，炒山药 12g，茯苓 15g，干姜 6g，黄连 3g，川芎 6g，丹参 15g，三七 3g，鸡血藤 20g，枸杞子 10g，菟丝子 10g。14 剂，1 日 1 剂，水煎服。

11 月 5 日三诊：仍诉纳差，便溏，乏力，尿黄，舌淡红，苔薄白，脉沉细。复查示 HBV－DNA $<1\times10^3$ copies/mL，HBsAg（+），抗 HBc（+）。B 超示肝硬化，脾大，胆囊炎。拟益气养阴，和血柔肝。

处方：生黄芪 20g，北沙参 15g，鸡血藤 20g，当归 10g，丹参 15g，牡丹皮 12g，莪术 6g，黄连 3g，炙鳖甲 12g，水红花子 6g，生地黄 30g，鸡内金 30g。14 剂，1 日 1 剂，水煎服。

11 月 19 日四诊：纳差，食后腹胀，呃逆，大便正常，舌淡红，苔薄白，脉沉细。

处方：生黄芪 20g，鸡血藤 20g，当归 10g，丹参 15g，牡丹皮 12g，莪术 6g，水红花子 10g，厚朴 10g，麦冬 15g，木香 10g，焦神曲 15g，生甘草 5g。14 剂，1 日 1 剂，水煎服。

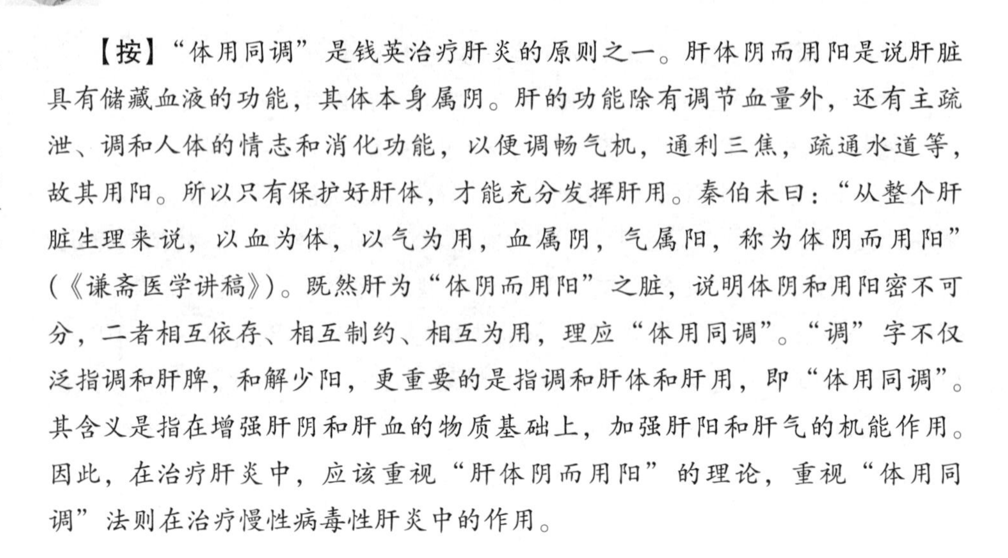

【按】“体用同调”是钱英治疗肝炎的原则之一。肝体阴而用阳是说肝脏具有储藏血液的功能，其体本身属阴。肝的功能除有调节血量外，还有主疏泄、调和人体的情志和消化功能，以便调畅气机，通利三焦，疏通水道等，故其用阳。所以只有保护好肝体，才能充分发挥肝用。秦伯未曰：“从整个肝脏生理来说，以血为体，以气为用，血属阴，气属阳，称为体阴而用阳”（《谦斋医学讲稿》）。既然肝为“体阴而用阳”之脏，说明体阴和用阳密不可分，二者相互依存、相互制约、相互为用，理应“体用同调”。“调”字不仅泛指调和肝脾，和解少阳，更重要的是指调和肝体和肝用，即“体用同调”。其含义是指在增强肝阴和肝血的物质基础上，加强肝阳和肝气的机能作用。因此，在治疗肝炎中，应该重视“肝体阴而用阳”的理论，重视“体用同调”法则在治疗慢性病毒性肝炎中的作用。

案22　唐某，男，27岁，2005年12月16日初诊。

主诉：肝病史两年余，乏力、尿黄两周。

现病史：患者于两年前体检发现HBsAg（+），HBeAg（+），HBcAb（+），肝功能正常，未予治疗。近两周劳累后自觉乏力、尿黄，饮食尚可，大便正常，门诊化验示肝功能异常，故来就诊。查体：神清，精神可，面色晦暗，皮肤、巩膜轻度黄染，化验结果：ALT 176U/L，TBIL 2.11mg/dL，HBsAg（+），HBeAb（+），HBcAb（+）。刻下诉乏力，尿黄，舌质暗，舌苔白，舌下静脉延长，脉沉弦细。

西医诊断：病毒型肝炎（乙型，慢性，轻度）。

中医诊断：虚劳。

辨证：气虚血滞，湿毒未清。

治法：益气活血，化湿解毒。

处方：生黄芪75g，丹参20g，刘寄奴12g，鬼箭羽15g，生薏苡仁30g，半边莲15g，叶下珠20g，马鞭草15g，秦艽15g，生甘草10g，白鲜皮15g，凌霄花12g。14剂，1日1剂，水煎服。

12月30日二诊：乏力、尿黄好转，时有左胁痛，舌下静脉增粗延长色黑，舌质暗，舌苔白，脉沉弦。

处方：生黄芪75g，丹参20g，鬼箭羽15g，鸡血藤30g，生薏苡仁30g，半边莲15g，叶下珠20g，马鞭草15g，秦艽15g，生甘草10g，青蒿12g，猪苓 20g。14 剂，两日 1 剂，水煎服。

1 月 30 日三诊：尿黄消失，稍有乏力，面有痤疮，十指紫暗，自觉肢冷（雷诺现象），舌质暗红，苔薄白，舌下脉络延长。脉象左弦细、右弦滑。

处方：生黄芪 75g，丹参 20g，鬼箭羽 15g，鸡血藤 30g，叶下珠 20g，马鞭草 15g，姜黄 10g，苏木 10g，秦艽 15g，郁金 10g，白鲜皮 15g，桂枝 6g。14 剂，两日 1 剂，水煎服。

【按】 叶天士曰“久病入络”，久病多瘀。《金匮要略》云：“血不利则为水。”故钱英治疗慢性肝病多活血兼用利湿解毒之品，本案特点为多种活血药并用。气为血之帅，加黄芪补气则活血之力较大。刘寄奴、鬼箭羽为钱英常用活血对药。刘寄奴主破血，下胀，《本草经疏》曰：“其味苦，其气温，揉之有香气，故应兼辛。苦能降下，辛温通行，血得热则行，故能主破血下胀。然善走之性，又在血分，故多服则令人利矣。昔人谓为金疮要药，又治产后余疾、下血止痛者，正以其行血迅速故也。病人气血虚，脾胃弱，易作泄者勿服。”刘寄奴有南北之别，二者功效近似，但南刘寄奴的醒脾消食之功较北刘寄奴明显，故南刘寄奴又称化食丹，更宜于肝病患者。鬼箭羽《本经》称卫矛，苦，寒，主女子崩中下血，腹满汗出，入足厥阴经。现代药理研究表明，鬼箭羽有调节血糖作用。

本患者气虚血滞，湿毒未清。故重用生黄芪 75g，加丹参益气活血，用生薏苡仁、半边莲、叶下珠、马鞭草、清热解毒化湿。药用后诸症消失，病情稳定。

肝硬化

肝硬化多由慢性肝脏炎症迁延不愈发展而成，由于肝脏反复发生炎症、坏死并激发肝脏纤维化及再生结节形成，肝脏正常的解剖结构遭到破坏，门静脉压力逐渐升高，形成一系列病理改变。门静脉高压常先出现脾脏充血、肿大，继而脾功能亢进。脾大属于中医学“癥积”范畴。《难经》曰：“肝之积，名曰肥气，在左胁下，如覆杯，有头足，久不愈。”与肝硬化脾大的临床表现非常接近。食管、胃底静脉曲张是常见病理改变，在一定诱因下常可出现上消化道出血，或呕血，或便血，属中医学血证范畴，其病机不外乎热盛、气虚、瘀血等。肝硬化的最常见并发症是腹水，属中医学“鼓胀”范畴。《素

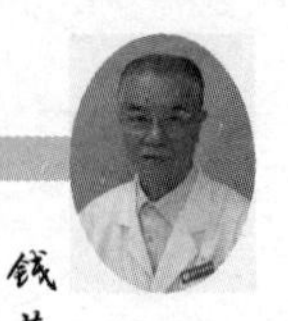

问·腹中论》曰："黄帝问曰：有病心腹满，旦食则不能暮食，此为何病？岐伯对曰：名为鼓胀……帝曰：其时有复发者何也？岐伯曰：此饮食不节，故时有病也。虽然其病且已，时故当病，气聚于腹也。"《内经》对鼓胀的临床特点及病机的认识亦符合肝硬化的特点。肝硬化患者由于自发门体分流及饮食不慎等诱因常可发生肝性脑病，甚则昏迷，多属热扰心神、痰浊蒙蔽心包之类。我国肝硬化多由慢性乙型肝炎、丙型肝炎等发展而来，若治疗不当，年长日久，多可发展为肝癌。

古代中医学对肝硬化虽然没有病理学的认识，但对该病的病因病机、治法、调摄等已有充分的认识。合而言之，总为一病，分而言之，则有"积聚""鼓胀""血证""神昏"等诸多病名，就鼓胀而言，又有"气臌""血臌""水臌""单腹胀"等诸多名目。名目愈繁，治法愈乱，而愈不能掌握其总体病机。钱英治疗肝硬化，谨遵《内经》"谨守病机、毋失其宜"之旨，强调辨病与辨证相结合。钱英认为，肝硬化之根本病机，"在气血而已"。故临证以调理气血为主，使气血各循其常，则病愈。调理气血又以"和血通络"为着眼点。肝硬化病机虚实夹杂，若一味活血，而不顾其虚，则必然犯"虚虚"之戒，此为临床普遍之错误。通络之功，必法叶天士、王旭高等，可以"扶正化瘀"四字概括。

若论肝硬化脏腑治法，钱英认为主要应抓住肝、脾、肾三脏，以调理中焦脾胃为主，切不可一味苦寒攻伐。调理中焦之奥妙在于调整脾阳、胃阴之平衡，使脾阳得以温煦，则肝木亦能舒达；胃阴得以濡润，则气机自可下行，六腑自无壅滞。若脾胃气机升降有序，则五脏六腑自安。若升降失常，常易郁而化火，选用杨栗山升降散为对证之方。

陈修园《医学三字经》曰："单腹胀，实难除。"《素问》论鼓胀的特点是"时有复发"。可见，肝硬化为难治之病，属"风、痨、鼓、膈"四大难治之病。对于肝硬化的治疗很难一蹴而就。朱丹溪曰："欲求速效，自取祸耳。"钱英时常将朱丹溪此八字真言挂在嘴边，盖经验之谈也。治疗肝硬化常常三五十剂，尚未见明显疗效，此时贵在守法不移，假以时日，自可建功。钱英治疗肝硬化，一般多采用两日 1 剂服法，其处方一般在 12 味药左右，很少使用大方，用药量亦不甚大。初跟钱英时，对此种用药很不理解，迨至跟师日久，见钱英治病之疗效，方理解老师用药之意，乃一片婆心。1 剂药分两日服，不但减少了患者的经济负担，而且减少了患者求医的负担。患者求诊于钱英者甚众，一号难求。若每次开14剂药，则可服1个月，自然减少了就诊次数，且肝硬化用药贵在守方，不同于外感时病，无朝令夕改之必要。另外，钱英用药轻灵，在于恢复患者之正气，肝硬化患者多自觉脘痞腹胀，服药困难。若用重药频投，即犯徐灵胎所谓“重药伤正”之弊也，必使患者更艰于饮食。钱英用药特点乃“轻可去实”法，此为钱英用药一大特点。

典型病案

案1　王某，男，52岁，2009年9月11日初诊。

主诉：肝病史4年余，乏力伴脘痞腹胀半年余。

现病史：乙肝病史4年余，4年前诊断为慢性重型肝炎，目前诊断肝硬化，长期大量饮酒史10年余，每日饮白酒6～7两。近期化验示TB 29.9μmol/L，CHE 2804U/L，ALB 31.7g/L，WBC 3.41×10^9/L，PLT 89×10^9/L，PTA 66%。刻下诉乏力，偶有肝区不适，脘痞腹胀，偶恶心，舌暗红，苔白，脉滑大数有力。

西医诊断：肝炎肝硬化（失代偿期，乙型）。

中医诊断：鼓胀。

辨证：湿毒阻滞。

治法：化湿，凉血，解毒。

处方：半夏曲12g，丹参15g，黄连10g，生黄芪20g，石菖蒲10g，郁金10g，陈皮10g，藿香10g，金钱草20g，牡丹皮12g，大黄炭6g，仙鹤草30g，羚羊粉0.6g（冲服），金银花20g，花粉15g，紫草15g。14剂，两日1剂，水煎服。

10月9日二诊：乏力，腹胀，大便量少不畅，偶有恶心，舌质红，苔根白，脉滑数有力。立法理气化湿。

处方：黄连3g，藿香10g，荷梗10g，半夏曲12g，川厚朴10g，菖蒲10g，郁金10g，水牛角粉6g（先煎），牡丹皮15g，大黄炭10g，旋覆花10g，生赭石15g，瓜蒌30g，金钱草20g。14剂，两日1剂，水煎服。

11月6日三诊：10月27日化验HBV－DNA（－），血常规正常，无明显不适，舌干红，苔白厚而干，唇暗，脉滑数有力。前方大黄炭改为生熟大黄各6g，加羚羊粉0.3g，生地黄20g。14剂，两日1剂，水煎服。

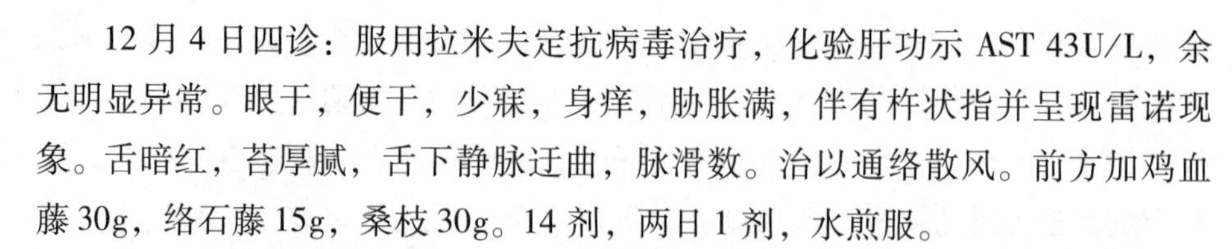

12月4日四诊：服用拉米夫定抗病毒治疗，化验肝功示AST 43U/L，余无明显异常。眼干，便干，少寐，身痒，胁胀满，伴有杵状指并呈现雷诺现象。舌暗红，苔厚腻，舌下静脉迂曲，脉滑数。治以通络散风。前方加鸡血藤30g，络石藤15g，桑枝30g。14剂，两日1剂，水煎服。

1月8日五诊：身痒难忍，不分昼夜，部位不定，大便干结，口苦，心悸，舌暗，苔白，脉滑大数。治以滋阴通腑。增液承气汤加味。

处方：羚羊粉0.6g（冲），生地黄30g，麦冬15g，元参20g，火麻仁30g，苦参10g，大黄10g，元明粉6g（冲），黄芩10g，赤芍15g，白芍15g，龙胆草8g，甘草10g，生石决30g。14剂，两日1剂，水煎服。

2月5日六诊：身痒，脘胁胀满，头晕，舌尖红，苔干白，舌下静脉增粗，脉弦滑大。血压180/100mmHg。立法平肝降逆。

处方：大柴胡汤加味。柴胡10g，酒黄芩10g，生大黄6g，枳实10g，半夏12g，白芍20g，羚羊粉0.6g，丹参20g，牡丹皮10g，生赭石15g，旋覆花10g，凌霄花12g。14剂，两日1剂，水煎服。

3月12日七诊：肝区隐痛，头微晕，大便干，舌红少津，舌下静脉增粗。复查示AST 40.1U/L，GLU 6.12mmol/L，CHOL 3.89mmol/L，WBC 3.56×10^9/L。前方加地龙15g，生地黄30g，钩藤15g，代赭石加至30g，大黄10g，丹参30g。14剂，两日1剂，水煎服。

【按】此为阳明热化证。经云“阳道实，阴道虚”“实则阳明，虚则太阴”。中医学的“从化”理论在临床非常重要，本例患者为阳盛之体，故病邪恒从阳化热。临床尚需注意患者之体质与疾病从化的关系。初诊用半夏泻心汤与菖蒲郁金汤化裁，师古而不泥。患者不知调摄，食肉过度，食积化热，故三诊加入生地黄、大黄滋阴通腑。肝为藏血之脏又主疏泄，故肝病者多兼络阻。钱英临证多用和血通络之法。四诊患者身痒、少寐为肝不藏血之症，通络之品恐耗血，欠妥。五诊因患者饮食不节，阳明燥热内积，郁而化热，伤阴耗血，故用泄热存阴，釜底抽薪之法。六诊为少阳、阳明合病，当用两解之法，大柴胡汤有升提之效，若纯用承气汤类则易引邪下行。

案2　张某，男，63岁，2009年6月26日初诊。

主诉：慢乙肝病史20余年。

现病史：慢乙肝病史20余年，20余年前献血时发现乙肝，无明显不适，体力可，遂未予治疗及注意。两个月前因明显乏力、尿黄、恶心等症状入院。入院后经检查发现慢性乙型肝炎合并急性戊型肝炎。住院期间发生心肌梗死，病情危重，后经住院治疗两个多月肝功能好转出院，开始服用恩替卡韦抗病毒治疗。近期化验结果：AST 40.9U/L，TBIL 49.1μmol/L，ALB 30.3g/L，CHE 2238U/L，血常规正常，PTA 72%。刻下症见乏力，腰痛，少寐，大便可，舌暗红，苔心黄腻，脉弦滑数。

西医诊断：肝炎肝硬化；冠心病；陈旧性心肌梗死。

中医诊断：癥积；胸痹。

辨证：气阴两虚，心肾不交。

治法：滋阴养血，交通心肾。

处方：黄连阿胶汤加味。赤芍 10g，白芍 20g，丹参 15g，粉甘草 10g，黄连 6g，麦冬 15g，沙参 20g，枣仁 20g，五味子 10g，牡丹皮 15g，阿胶珠 15g，生牡蛎 30g。14 剂，两日 1 剂，水煎服。

7 月 10 日二诊：主诉头晕，起床后头晕明显，舌紫暗，苔黄厚腻，脉弦滑数有力。治法加强化湿化瘀。前方加茵陈 15g，金钱草 20g，生薏苡仁 20g，土鳖虫 10g。14 剂，两日 1 剂，水煎服。

8 月 7 日三诊：药后寐安，纳食增加，目涩，仍乏力，便润、日两次，口中有异味，舌暗有瘀斑，舌下静脉粗，苔根白，脉沉滑略数。治法益气养阴，活血化湿。前方加焦山楂 10g。14 剂，两日 1 剂，水煎服。

9 月 11 日四诊：午后腹胀，乏力，视力下降，大便日两次，尿可，舌淡暗，舌下静脉延长，脉滑数。前方去五味子，赤芍加至 25g，加枳壳 10g，川厚朴 10g。14 剂，两日 1 剂，水煎服。

10 月 9 日五诊：尾骶部久坐则疼痛，夜尿日 3～4 次，尿等待，西医诊断为前列腺增生，舌暗红，苔根略腻。继守前法。前方加黄柏 10g，丹参加至 20g。14 剂，两日 1 剂，水煎服。

10 月 23 日六诊：无明显不适，已停服利尿剂，腿略肿，舌质暗，苔薄黄略腻，脉弦略滑。前方去黄柏，加鸡血藤 20g，川牛膝 12g。14 剂，两日 1 剂，水煎服。

11 月 6 日七诊：面赤，二便可，夜尿多，舌暗苔薄黄，舌下静脉长，脉弦细。肝功大致正常，TBIL 23.7μmol/L。辨证阴虚阳亢，夹有食积。前方去金钱草、薏苡仁，加黄芩 10g，焦四仙各 10g，天竺黄 6g。14 剂，两日 1 剂，

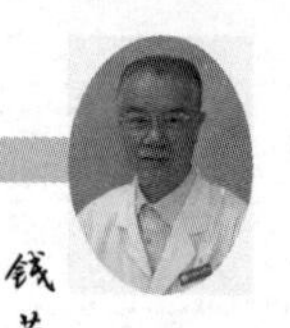

水煎服。

11月20日八诊：咳嗽，咽痒，少痰，夜尿多，舌质暗，苔根腻，脉沉细弦。复查示AFP 4.8ng/mL，TBIL 23.7μmol/L。

处方：百合20g，生地黄20g，熟地黄15g，元参15g，川贝母10g，桔梗10g，甘草6g，款冬花10g，紫菀10g，枇杷叶10g，枸杞子10g，女贞子10g，肉桂6g，水蛭3g。14剂，两日1剂，水煎服。

2010年2月5日九诊：入睡后流涎，腿颤，咽部发紧，口黏，略有痰，右腿晨起时瞤动，夜尿3次，大便可。2月3日复查结果示肝功能、血常规、HBV－DNA定量，AFP均正常。

处方：百合20g，赤芍15g，生大黄6g，熟大黄6g，丹参30g，粉甘草6g，三七6g，生地黄20g，郁金10g，枸杞子10g，女贞子10g，牡丹皮15g，羚羊粉0.6g，水牛角30g（先煎），水蛭6g，鬼箭羽15g。14剂，两日1剂，水煎服。

3月12日十诊：复查结果示HBsAg（＋），抗HBe（＋），抗HBc（＋）。B超示肝硬化，脾厚40mm，门静脉内径13mm，肝右叶可疑低回声，胆囊结石，腹水微量。偶尔遗精，梦遗，舌边红，苔根薄黄腻，脉弦滑。

前方去枸杞子、鬼箭羽、水蛭，加知母10g，黄柏10g，龙骨30g（先煎），牡蛎30g（先煎）。14剂，两日1剂，水煎服。

【按】 患者慢性乙肝病史20余年，未予系统治疗。初诊前两个月因劳累等原因发生心肌梗死，合并急性戊型肝炎，当时医生、家人均认为必死矣。后经治疗好转后出院，但几成废人。后经钱英予滋阴养血等法调整近1年，复查各项指标正常，又恢复工作，可见守方调治的疗效在于远期。

案3　邓某，男，40岁，2009年3月6日初诊。

主诉：乙肝病史20余年，反复呕血、黑便1年余。

现病史：患者有乙肝家族史，20余年前体检时发现乙肝，当时肝功能正常，未予治疗，且经常饮酒。近1年余反复呕血，黑便10余次，多次住院治疗，效果欠佳。症见尿略黄，鼻衄，夜难入寐，贫血貌，面色㿠白，舌胖大，苔白略黄。

西医诊断：肝炎肝硬化（失代偿期，乙型）；上消化道出血；脾功能亢进。

中医诊断：鼓胀；血证。

辨证：热盛动血，气血不足。

治法：清热凉血。

处方：大黄 10g，黄连 6g，甘草 10g，黄芩 10g，胆草炭 10g，水牛角 15g，白芍 15g，牡丹皮 10g，三七 6g，仙鹤草 10g，阿胶珠 15g，附子 10g（先煎）。14 剂，两日 1 剂，水煎服。

4 月 17 日二诊：服上方后感疲劳，齿衄，睡眠仍欠佳。大便两次/日，舌暗红，苔薄黄，右脉沉滑，左脉沉细弦。前方去赤芍，加白扁豆 15g，山药 15g。14 剂，两日 1 剂，水煎服。

4 月 30 日三诊：鼻干，咽肿，便略干，纳可，睡眠充足则鼻衄少，舌暗，苔薄白，舌下静脉分支色黑，脉沉小滑略数。前方加赤芍 15g，白芍 15g，阿胶珠 12g。服法同前。

5 月 8 日四诊：厌油腻，尿略黄。前方去阿胶。

6 月 26 日五诊：近日乏力，易怒，便干，尿黄。

处方：胆草炭 6g，大黄炭 10g，生地黄 20g，丹参 15g，牡丹皮 12g，三七 6g，仙鹤草 15g，栀子 8g，黄芩 10g，猪苓 15g，叶下珠 20g，白茅根 30g。14 剂，两日 1 剂，水煎服。

10 月 9 日六诊：遇冷肢厥，大便日 1 次、成形，腹不胀，舌暗胖，苔薄白，齿衄，目前服用阿德福韦酯抗病毒治疗。治以和血，柔肝，降逆。

处方：生地黄 15g，当归 12g，白芍 20g，地榆 15g，藕节 12g，仙鹤草 15g，三七 6g，炙鳖甲 15g，穿山甲 6g，阿胶珠 10g，苏梗 10g，荷梗 10g，大黄炭 8g。14 剂，两日 1 剂，水煎服。

11 月 6 日七诊：大便稍干，排便不畅，疲软无力，晨起尤甚，夜寐差，易醒难入睡，尿黄减轻，齿衄。舌暗，苔少，脉沉细。前方去地榆、藕节、大黄炭，加酒大黄 6g，生牡蛎 30g（先煎），莪术 6g。14 剂，两日 1 剂，水煎服。

12 月 2 日八诊：近日再次发生上消化道出血，乏力，睡眠差，舌暗，舌下静脉粗，脉沉细。

处方：黄土汤合泻心汤。生白术 15g，附子 12g（先煎半小时），黄芩 10g，阿胶珠 15g，甘草 10g，生地黄 30g，赤石脂 20g，酒大黄 6g，黄连 6g，三七 6g，藕节炭 15g，槐花炭 20g。14 剂，两日 1 剂，水煎服。

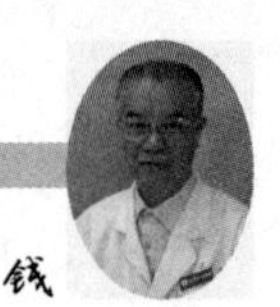

【按】《内经》云："阳在外，阴之使也；阴在内，阳之守也。"本案虽为热盛动血，但为久病正虚，若过于寒凉则增胀满，经云"脏寒生满病"也，故以黄土汤合泻心汤为对证之方。

案4　王某，男，50岁，2009年5月8日初诊。

主诉：乙肝病史20余年，反复呕血3年余。

现病史：患者有乙肝家族史，其母及同胞皆为乙肝患者，患者于20年前发现乙肝，间断予保肝药物治疗，5年前诊断为肝硬化，近3年来患者反复因上消化道出血住院治疗，两个月前再次呕血，经胃镜下硬化剂治疗。刻下尿黄，便干而少，仅进流食，硬化剂治疗后吞咽疼痛，面色灰白，腰椎间盘突出，舌质淡胖，苔薄白。

西医诊断：肝炎肝硬化（失代偿期，乙型）；上消化道出血；腹水。

中医诊断：癥积；鼓胀。

辨证：血虚血瘀，肠道积滞。

治法：柔肝通下。

处方：生地黄20g，大黄6g，瓜蒌20g，厚朴10g，元明粉3g（冲），猪苓20g，牡丹皮15g，元参15g，麦冬15g，白芍15g，云茯苓15g，附子10g（先煎半小时）。14剂，两日1剂，水煎服。

6月12日二诊：腹胀，面色萎黄，便溏。舌淡，脉沉细数。

处方：黄芪建中汤合黄土汤加减。生黄芪30g，当归10g，桂枝10g，白芍15g，炮姜炭10g，大枣20g，炙甘草15g，代赭石15g，炒白术20g，附子10g（先煎半小时），黄芩6g，阿胶15g（烊化兑服），生地黄15g，龟板胶15g（烊化兑服），鹿角胶15g（烊化兑服）。20剂，两日1剂，水煎服。

10月23日三诊：患者两个月前再次因上消化道出血住院，刻下肠鸣腹泻，每日排水样便20余次，伴腹胀，腿肿，B超示腹水少量。舌淡，苔薄白，脉沉细弦。WBC 2.1×10^9/L，PLT 23×10^9/L。治以健脾温运。

处方：炮姜10g，党参15g，川黄连6g，炒苍术15g，炒白术15g，炙甘草10g，广木香6g，草豆蔻6g，炒白扁豆15g，山药15g，莲子肉15g。14剂，两日1剂，水煎服。

11月6日四诊：面色较前好转，卧则腹满，大便正常，痞满，腿肿同前。舌质胖，苔白。化验示TBIL 43.4μmol/L，DBIL 13.0μmol/L，ALB 34g/L，

CHE 2353U/L，PALB 75.4mg/L。前方去党参，加半夏曲 15g，太子参 20g，五味子 10g，麦冬 15g，丹参 20g，三七 6g。14 剂，两日 1 剂，水煎服。

【按】患者有乙肝家族史，肝硬化病史较长，已发展至慢性肝衰竭，反复住院治疗，门静脉高压明显，各种西医治疗均无效。中医辨证为脾不统血，用黄土汤、黄芪建中汤等健脾固摄收效。值得注意的是，治疗中宜兼顾养阴，否则极易助热动血，阴阳两虚，为难治之证。黄土汤中君药为灶心土，一般不易购买，按张锡纯的经验，可用赤石脂代之。赤石脂为铁矿石，有补血生血之用，本例用后无不良反应，疗效明显。

案 5　齐某，女，38 岁，2008 年 10 月 10 日初诊。

主诉：肝硬化病史 20 余年。

现病史：患者于 20 余年前因发现腹胀、脾大、贫血而就诊，即诊断为乙肝肝硬化，并行脾切除治疗。20 余年间，反复出现腹水，间断齿衄、鼻衄，月经不调。化验示 HBV－DNA（－），HBsAg（＋），抗 HBe（＋），抗 HBc（＋）。B 超示肝内多发低回声结节，门脉栓子。症见腹胀，便溏，月经量少。舌暗，舌下静脉延长，脉沉细。

西医诊断：肝炎肝硬化（失代偿期，乙型）；腹水。

中医诊断：鼓胀。

辨证：脾肾阳虚，瘀血阻络。

治法：温补脾肾，益气活血。

处方：丹参 15g，鸡血藤 30g，泽兰 15g，瓜蒌 30g，沉香面 3g，莪术 6g，白花蛇舌草 20g，赤芍 15g，桃仁 10g，牡丹皮 10g，沙参 20g，枳实 10g，叶下珠 20g。14 剂，1 日 1 剂，水煎服。

10 月 24 日二诊：化验示 AFP（－），CT 示胸腔积液，肝内广泛低密度灶。症见小腹绞痛，食后尤甚，舌暗，苔薄白，舌下静脉曲张，脉沉细数。

处方：五皮散合五苓散。茯苓 30g，猪苓 15g，泽泻 15g，桂枝 10g，生白术 15g，桑皮 10g，陈皮 10g，大腹皮 15g，焦槟榔 15g，广木香 5g。14 剂，1 日 1 剂，水煎服。

11 月 7 日三诊：腹胀好转，脉沉细，舌下静脉增粗延长，CHE 5650U/L。

处方：刘寄奴 15g，鬼箭羽 15g，水红花子 10g，莪术 6g，当归 12g，生黄芪 30g，三七 6g，丹参 15g，郁金 10g，枳实 10g。14 剂，1 日 1 剂，水煎服。

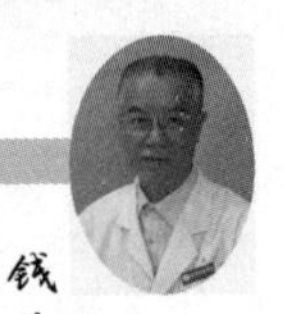

12月5日四诊：无明显不适。舌暗红，脉沉细略弦。

处方：丹参15g，当归12g，莪术6g，三七6g，生黄芪30g，郁金10g，女贞子15g，水红花子10g，枳壳10g，刘寄奴15g，鬼箭羽15g。10剂，1日1剂，水煎服。

2009年1月9日五诊：偶有腹胀，肠鸣，较前明显好转，月经后延1周。舌胖大暗红，苔薄黄，脉沉细。前方加制香附10g，小茴香10g，黑附片10g（先煎半小时），黄芪加至45g。14剂，1日1剂，水煎服。

2月20日六诊：月经量少、色黑，经期提前，齿衄，面部黄褐斑。舌暗红，苔薄白，舌下静脉延长，脉沉小滑。前方去小茴香、丹参，加鸡血藤30g，泽兰15g，西红花1g。14剂，日1剂，水煎服。

3月20日七诊：复查示：AFP 1.78ng/mL，B超示肝硬化，脾切术后，门静脉血栓形成，胆囊壁胆固醇沉积，胆囊壁水肿，腹水少量。月经正常，量较前增多。腹胀，腹痛。舌暗红，苔薄白，舌下静脉粗结节，脉沉细无力、偏数。前方加小茴香6g，鸡内金10g。14剂，1日1剂，水煎服。

4月17日八诊：左侧腹痛，舌暗，苔薄。

处方：川芎10g，白芍20g，当归15g，生地黄20g，三七10g，西红花1g，菟丝子15g，女贞子15g，杜仲15g，鸡血藤30g，黄芪45g，泽兰15g，香附10g。14剂，1日1剂，水煎服。

6月26日九诊：无明显不适主诉，舌暗，苔薄，脉沉弦。前方去泽兰，加丹参15g，桃仁10g，大黄炭10g，三七6g，赤芍15g，白芍15g。14剂，1日1剂，水煎服。

10月23日十诊：月经前后小腹胀满，脘腹亦胀，脾大，舌暗红，苔薄白，脉沉细。治以养血柔肝。

处方：生黄芪60g，当归15g，川芎10g，赤白芍各15g，生地黄15g，丹参20g，香附10g，三七10g，阿胶珠12g，紫河车10g，泽兰12g，鸡血藤30g，郁金10g。20剂，1日1剂，水煎服。

11月20日十一诊：月经量少，兼腹胀，肠鸣，右眼睑有痒疹。舌暗红，苔薄白，脉沉细。前方加草豆蔻6g，吴茱萸6g。14剂，1日1剂，水煎服。

12月18日十二诊：大便日两次，经前小腹坠胀硬满，气逆上冲，肠鸣，舌暗，脉沉细。辨为阴虚血热致瘀，脾虚升降失序。前方生地黄加至30g，加吴茱萸8g，红花6g。21剂，1日1剂，水煎服。

2010年1月22日十三诊：TB 22.5μmol/L，月经量少，周期正常，腹胀明显好转，二便可，舌暗略红，苔薄，舌下静脉可。治以益气升阳。

处方：赤芍15g，白芍15g，川芎10g，丹参20g，当归15g，葛根30g，三七10g，生地黄30g，生黄芪60g，香附10g，郁金10g，鸡血藤30g，草红花6g，草豆蔻6g，吴茱萸8g，泽兰15g，阿胶珠12g，紫河车10g。共研细面，做蜜丸服。

【按】患者20多年前即诊断为肝炎肝硬化，失代偿期，20多年来，全靠钱英中药调理，肝硬化失代偿期一般预期寿命不超过5年，而患者竟能带病生存20余年，并能正常生活、工作，可见中药治疗肝硬化的疗效是非常确切的。慢性肝衰竭的中医治疗，全在调摄脾胃，使后天之本生化有权。

案6　肖某，男，33岁，2003年12月1日初诊。

主诉：肝病史6年，肝区疼痛两年。

现病史：6年前体检时发现HBsAg（+）。3年前因肝区疼痛住院治疗，当时查血清胆红素升高，诊断为病毒性肝炎（慢性，乙型），经过治疗后好转出院。2001年8月开始服用拉米夫定，每日100mg，当时检查结果HBsAg（+），HBeAg（+），抗HBc（+）。2001年11月因肝区疼痛再次住院，诊断为病毒性肝炎（慢性，乙型）。2002年11月19日HBV－M示HBsAg（+），抗HBc（+），HBV－DNA $<1\times10^3$ copies/mL，遂将拉米夫定减量为隔日1片（100mg），2003年3月改为每日半片（50mg）至今。目前HBV－DNA $<1\times10^3$ copies/mL，HBsAg（+），抗HBs（+），HBeAg（+），抗HBc（+）。2003年10月28日查ALT 18U/L，AST 20U/L，ALB 46.7g/L。现肝区疼痛，夜眠差，手末梢暗，舌质淡，苔白厚，舌下静脉粗，脉沉细。腹部B超示脾厚5.5cm，肋下2.4cm，门静脉1.1cm。

西医诊断：肝炎肝硬化（代偿期，乙型）。

中医诊断：胁痛；失眠。

辨证：气阴两虚，湿郁阻络。

治法：益气养阴，化湿通络。

处方：生黄芪30g，升麻10g，葛根15g，百合25g，女贞子15g，郁金15g，茵陈15g（先煎），土茯苓20g，丹参15g，络石藤12g，鸡血藤15g，炒薏苡仁20g。14剂，两日1剂，水煎服。

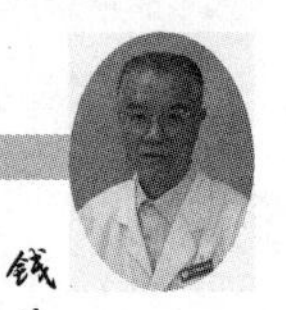

2004年1月9日二诊：药后胁痛明显减轻，舌红，苔白，脉沉细数。

处方：生黄芪30g，升麻10g，葛根15g，百合25g，女贞子15g，郁金15g，茵陈15g（先煎），土茯苓20g，丹参15g，鸡血藤15g，炒薏苡仁20g，牡丹皮12g。14剂，两日1剂，水煎服。

2月13日三诊：睡眠差，乏力。舌质红，苔白，脉沉细。HBV－DNA（－），肝功正常，HBsAg（＋），抗HBe（＋），抗HBc（＋）。继守前法。

处方：生黄芪30g，升麻10g，葛根15g，百合25g，女贞子15g，郁金15g，茵陈15g（先煎），土茯苓20g，丹参15g，鸡血藤15g，炒薏苡仁20g，水红花子15g。14剂，两日1剂，水煎服。

【按】钱英诊治肝病独特诊法之一是望患者手背，以手指末梢发暗诊断络脉瘀阻。脾主四末，《素问·阴阳应象大论》曰："清阳实四肢。"脾主四肢的功能有赖于肝脏正常发挥疏泄职能。肝藏血，主疏泄，若功能正常则达阳气于四末。慢性肝病患者，常有痰、瘀阻于络脉，出现手背末梢发暗。其二为望舌下静脉。舌下静脉曲张、增粗亦往往为络脉不通之表现。人体为统一的整体，有诸内必形诸外，体内血液循环受阻亦必形之于外。验之临床，从西医角度凡有以上指征者往往伴有明显的肝纤维化或早期肝硬化。这一方法不但为明辨患者预后提供了依据，而且为指导辨证论治指明了方向。凡有以上依据者，疏通络脉为重要治法。

本例辨为气阴两虚，湿郁阻络，采用益气养阴、化湿通络之法治疗。方中生黄芪、升麻、葛根益气升阳，络石藤、鸡血藤养血通络，土茯苓、炒薏苡仁化湿解毒，后又加王不留行、路路通等通络之品，以使络脉通畅而收全功。治疗肝硬化在用鳖甲、穿山甲、水红花子、鸡血藤等软坚通络法的同时，应注意用生黄芪、三七、鸡内金、牡蛎、莪术、王不留行、路路通以益气养血、柔肝通络。效不更方，治疗慢性乙型肝炎贵在守方。本病难取速效，虽曰方随证变，但若不能认定病机，朝令夕改亦难以收效，徒事更张往往欲速则不达。坚持守法，并以每日半剂，缓缓图治，若欲求速效则自取祸耳。诸藤通络祛湿，仿薛生白治法。钱英诊治肝病重视诊察手末梢皮肤颜色与望舌下络脉，患者手末梢皮肤发黑，并伴有舌下络脉增粗则为邪阻络脉之征。《素问》曰："清阳实四肢。"叶天士云："通阳不在温，而在利小便。"故用方以升阳、化湿、通络为主。

案7　邱某，男，49 岁，2003 年 10 月 16 日初诊。

主诉：肝病史 24 年，乏力，食欲不振 1 周。

现病史：患者于 24 年前发现 HBsAg（+），当时无不适，曾服中药治疗（具体药物不详），定期复查乙肝五项及肝功能。5 年前无明显诱因出现食欲不振、乏力、尿黄，于我院门诊服中药治疗，查 ALT 423U/L，TBIL 4.8mg/dL，HBsAg(+)，HBV-DNA(+)，予保肝利胆及对症治疗，并且注射干扰素抗病毒治疗半年，HBV-DNA 阴转，停用干扰素后 3 个月后 HBV-DNA 再次转阳，后一直服中药治疗，肝功能间断轻度异常。4 年前劳累后出现乏力、恶心、尿黄等症状，查 ALT 异常，开始服用贺普丁抗病毒治疗 1 年余，后复查 HBV-DNA 阴转，HBsAg（+），抗-HBC（+）。4 个月前复查肝功能时发现 TBIL 2.1mg/dL，停用拉米夫定后间断复查肝功能，TBIL 波动于 1.31～1.69mg/dL，ALT 正常。两年前因“声带息肉”在外院行手术切除，术后服用华素片及甘利欣，服药后出现食欲不振、乏力、恶心，无呕吐，尿色如浓茶样，来我院查 ALT 521U/L，TBIL 4.91mg/dL，GGT 218U/L，住院治疗 10 个月，应用茵栀黄注射液、强力宁注射液、胸腺素、思美泰、苯巴比妥，654-2等治疗后肝功能好转后出院。1 年前再次感乏力、纳差、眼黄、尿黄，在门诊复查肝功能示 ALT 861U/L，AST 103U/L，TBIL 6.46mg/dL，ALB 31.9g/L，HBsAg（+），HBeAg（+），抗 HBc（+），给予 1,6-二磷酸果糖、软肝颗粒、胸腺素等治疗 4 个月，病情好转出院。9 个月前因乏力、腹胀、尿量减少，700～800mL/d，腹胀饭后加重，自服利尿剂药效差，第 5 次住我院，诊断为肝炎肝硬化（活动期），乙型+丁型重叠感染，腹水、腹腔感染，脾功能亢进，予鱼腥草注射液、安体舒通、胸腺素、门冬氨酸钾镁、人血白蛋白等以及中草药治疗 40 天病情好转出院。

近 1 周无明显诱因出现乏力、食欲不振、尿色加深，在我院门诊化验肝功能异常，服中药治疗病情未改善，以肝硬化收入院。发病以来，精神欠佳，睡眠可，无发热，时有鼻衄及牙龈出血，无皮肤瘙痒及陶土样便，体重无明显减轻，大便正常。刻下症见腹泻，乏力，纳食无味，腹胀，便溏不爽。舌淡暗，边有齿痕，舌苔厚，脉滑。ALT 53U/L，AST 110U/L，TBIL 10.72mg/dL，DBIL 7.64mg/dL，TP 59.1g/L，ALB 30.1g/L，CHE 1176U/L，PTA 55%。

西医诊断：肝炎肝硬化（失代偿期，乙型）；腹水；腹腔感染；脾功能亢进；丁型肝炎重叠感染。

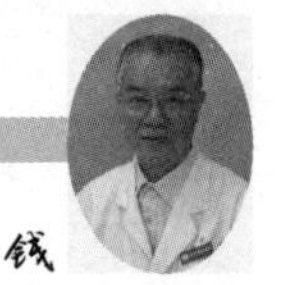

中医诊断：黄疸；鼓胀。

辨证：脾肾两虚，脾阳不振，湿浊中阻。

治法：扶正祛邪，温阳健脾，兼清利湿浊。

处方：理中汤加减。党参 15g，炒白术 12g，干姜 10g，桂枝 10g，茯苓皮、块各 15g，生黄芪 20g，木香 6g，草豆蔻 6g，厚朴 10g，枳壳 10g，大腹皮 12g，大腹子 12g，柴胡 10g，郁金 10g，泽兰 15g。14 剂，1 日 1 剂，水煎服。

10 月 31 日二诊：药后诸症好转，大便日 1～2 次、成形。1 周前行人工肝治疗后，有过敏反应。脉寸关滑数、尺沉弱。ALT 52U/L，AST 125U/L，TBIL 9.65mg/dL，DBIL 6.82mg/dL，ALB 25.4g/L，CHE 2356U/L。予清肺化湿解毒治之，方用麻杏石甘汤合茵陈五苓散加减。

处方：金银花 20g，连翘 15g，茯苓 30g，猪苓 20g，车前草 20g，桂枝 6g，茵陈 30g（先煎），泽泻 15g，赤芍 20g，牡丹皮 15g。7 剂，1 日 1 剂，水煎服。

11 月 4 日三诊：药后过敏症状消失，ALT 64U/L，AST 102U/L，TBIL 12.88mg/dL，DBIL 8.9mg/dL，TP 57.6g/L，ALB 29.3g/L，CHE 1748U/L，PTA 59%。予温中活血法治疗。

处方：干姜 10g，桂枝 6g，茵陈 30g（先煎），苍术 10g，白术 10g，赤芍 20g，丹参 20g，红花 10g，黄芪 20g，党参 10g。14 剂，1 日 1 剂，水煎服。

药后腹泻消失，腹胀缓解，TBIL 退至 6.0mg/dL，在继续中药调理。于 2004 年初做肝移植手术，至今身体良好。

【按】患者为慢性乙型肝炎基础上发展而成的肝硬化，既有腹水，又有血清胆红素增高达 10.0mg/L，PTA 降低至 50%，处于肝硬化失代偿期，慢性肝衰竭。关于乙型肝炎的病因病机有三种学说：①“杂气”致病说：强调外因致病，与传染性致病因子有关。②伏邪致病说：强调了乙肝病毒潜伏性感染方式。③内外相召致病说：强调体质因素在发病中的主导作用。

多数学者认为，乙型肝炎的病因是感染了湿热疫毒，毒聚肝脏，影响肝的疏泄功能，气机升降失常，肝郁克伤脾土而致，常可累及肾脏。总之，慢性乙型肝炎的发生，内因为正气不足，外因为湿热疫毒，病久更伤正气，沿湿→热→毒→瘀→虚发展。其病机波及范围及转归阶段性规律主要体现在肝气郁滞、肝郁脾虚、湿热内蕴、肝肾阴虚、气滞血瘀等 5 个方面。该患者病程24年，正气虚损，邪气留恋。正气虚损表现为腹泻，乏力，舌淡暗，边有齿痕，晨起即便，次数多，这是由于脾阳不振，运化失常，肾阳不足，无以温煦。邪气留恋，湿邪困阻，则脉滑、大便不爽，此为湿热疫毒、困阻中焦、下注大肠所致。

案8　袁某，男，62岁，2004年6月3日初诊。

主诉：肝病史5年，腹胀、尿少20天。

现病史：患者5年前出现腹胀、尿少等不适，在当地医院诊为肝硬化，腹水。门诊服用中药，间断输注白蛋白治疗半年腹水消退即停药。此后间断腹胀，食欲不振，未再诊治。3年前出现言行异常，赴当地医院按脑血管意外治疗无效，并出现昏睡、呼之不应转入天坛医院，考虑肝性脑病治疗1日，患者清醒，但反应迟钝，转入我院，确诊为肝炎肝硬化失代偿期、肝性脑病、电解质紊乱，腹水、腹腔感染，肺部感染，霉菌感染，给予保肝、脱氨、抗炎、利尿治疗35天，患者肝功能基本恢复，腹水消退，肝性脑病纠正出院，出院后间断口服多种保肝药物治疗。

患者20日前进食不当，出现腹胀进行性加重，尿量较前减少，乏力明显，尿色加深，尿黄如浓茶色，伴有大便次数增多，每日8～10次，不成形稀水样，无里急后重，无腹痛，来我院进一步治疗。患者自发病以来神志清，无寒战高热，无尿频尿急，无柏油样及白陶土样大便，体重增加2 kg，睡眠尚可。刻下腹胀减轻，食欲略增，尿量1400mL/24h，皮肤黏膜重度黄染，腹软，腹水征（+），双下肢不肿。血常规WBC 2.3×10^{9}/L，RBC 2.36×10^{12}/L，HGB 79g/L，PLT 42×10^{9}/L，凝血项PTA 23.5%，APTT 90.5 s，FIB－C <30g/L，肝功能ALT 36U/L，AST 89U/L，TBIL 10.72mg/dL，DBIL 7.44mg/dL，ALB 25.8g/L，CHE 1681U/L。

西医诊断：肝炎肝硬化（失代偿期，乙型+丁型重叠感染）；腹水；腹腔感染；脾功能亢进。

中医诊断：黄疸；鼓胀。

辨证：湿热疫毒侵入血分，困阻中焦。

治法：健脾和胃，佐以活血解毒。

处方：生黄芪40g，太子参15g，云茯苓20g，桂枝10g，干姜6g，淫羊藿12g，砂仁6g（后下），白蔻仁6g，法半夏12g，大黄4g，乌药10g，益智仁

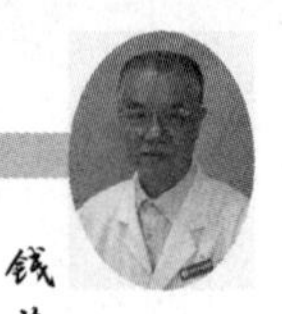

15g，炒白术10g，茵陈30g（先煎）。7剂，1日1剂，水煎服。

6月11日二诊：腹胀，尿少，乏力明显，大便次数增多，每日8～10次，不成形稀水样，无里急后重，无腹痛。食欲不振，恶心，体温高不伴寒战、畏寒。舌质淡，苔白灰，脉滑数。重度黄疸，大量腹水，神志尚清。ALT 57U/L，AST 126U/L，TBIL 8.16mg/dL，DBIL 5.06mg/dL，ALB 24.7g/L，CHE 2208U/L，PTA 23.55%。

处方：升麻15g，黄连10g，水牛角15g（先煎），栀子6g，茵陈85g（先煎半小时），炮附子6g（先煎半小时），白术15g，干姜10g，炒苍术15g，羚羊粉1.8g（每次冲服0.9g）。7剂，1日1剂，水煎服。

6月14日三诊：症状同前，PTA 18.53%，APTT 106.90s，ALT 26U/L，AST 85U/L，TBIL 19.97mg/dL，DBIL 13.88mg/dL，TP 65.5g/L，ALB 27.6g/L，CHE 1027U/L。

处方：升麻15g，黄连10g，栀子6g，干姜10g，茵陈85g（先煎），炒白术15g，生地黄15g，金银花20g，黑附片6g（先煎半小时），羚羊角粉（分两次冲服）1.8g。7剂，1日1剂，水煎服。

6月25日四诊：药后腹胀缓解，体温有所下降，但病情极重，阴阳欲绝，治以气阴双补，活血退黄。

处方：西洋参10g，冬虫夏草6g，三七6g，水牛角15g，仙鹤草15g，赤芍15g，茵陈200g（先煎半小时），姜黄15g，郁金15g。7剂，1日1剂，水煎服。

【按】患者感疫疠毒邪，侵入血分，高度腹胀，重度黄疸，大量腹水，为肠原性内毒素血症，损肝入血，故有发热。发热有内伤、外感之分，无脉浮、畏寒，为内伤发热。舌淡、苔白灰（玉石、白花苔）为湿邪不化。此证常见于尿毒症早期者，命门火衰，湿毒弥漫。腹泻兼有食欲不振，恶心是湿热疫毒弥漫三焦，清浊不分。湿热疫毒在上焦表现为神昏，在下焦则表现为尿急、痛。食欲不振、恶心乃湿热困阻中焦。治以扶正祛邪同时进行。

扶正以健脾和胃，调理中焦，祛邪以活血解毒。药用巧妙，方法独特。高黄疸不用清解，而用西洋参、冬虫夏草浓煎、频服，是为逆流挽舟。羚羊粉、犀角散、黄连清热凉血，恐热毒动血，为截断病势恶化之先。此逆流挽舟与截断法同用，即“截断逆挽法”之临床运用。

中医药治疗重症肝炎还需要长期摸索经验，总结教训。但中医能参与治疗抢救就有突破中医治疗重肝的希望。茵陈术附汤为治疗阴黄主方。干姜、黄连等量，寒热并用，兼顾脾胃。干姜温太阴脾，升脾阳，黄连降胃中之浊。炒苍、白术为健脾化湿，中州当先。炮附子、羚羊粉同用，寒热并用，为治疗肝硬化、腹水、腹腔感染之用。羚羊入肝，降肝之火；附子入肾，壮阳，使命门之火上升，水火相济，为通补、清温、上下并用之配伍。犀角散用于急黄有出血者，水牛角凉血止血。肝病日久，损肺累肾，故用西洋参30g和冬虫夏草20g，浓煎，频服。药证相符，故而获效。

案9　闫某，女，48岁，2003年2月14日初诊。

主诉：肝病史17年，腹胀，胸闷，乏力20天。

现病史：患者于17年前发现HBsAg（+），肝功正常。5年前自觉乏力，肝区不适，肝功异常，间断服保肝药物。两年前因乏力、尿黄查ALT 109U/L，AST 90U/L，TBIL 1.08mg/dL，HBsAg（+），HBeAg（+），抗HBc（+）。在我院诊断为肝炎肝硬化，脾大，脾功能亢进，经治疗后好转。近半年来一直在门诊服中药治疗，近20天自觉乏力，胸闷气短，以肝炎肝硬化（失代偿期，乙型）、腹水、腹腔感染、胸腔积液收入院。查体：神志清，皮肤黏膜轻度黄染，右肺下呼吸音消失，叩诊实音，脾肋下4cm，质地中等，腹水征（+），双下肢水肿。HBV-DNA（+），曾因为肝硬化腹水、腹腔感染两次住院治疗。间断服用保肝药物治疗。B超提示肝硬化，脾大。自觉腹部不适，腹胀，胸闷，乏力，舌暗红，脉滑。

西医诊断：肝炎肝硬化（失代偿期，乙型）；腹水；胸腔积液；脾大；脾功能亢进。

中医诊断：鼓胀；支饮；癥积；黄疸。

辨证：瘀血阻络，气阴两虚。

治法：软坚柔肝，活血通络。

处方：炙鳖甲15g，穿山甲10g，莪术6g，生黄芪30g，白术10g，当归10g，赤芍10g，白芍10g，三七粉3g（冲），叶下珠20g，槲寄生15g，水红花子10g。3剂，1日1剂，水煎服。

2月18日二诊：眼睑及下肢肿，肝区不适，舌尖鲜红，脉沉细。B超：脾厚5.0cm，食道静脉曲张。HBsAg（+），HBeAg（+），抗HBc（+），ALT 100U/L。

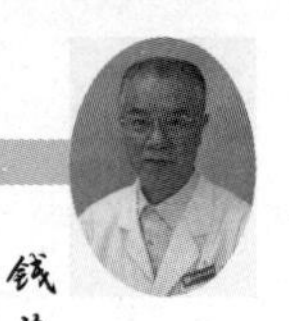

处方：炙鳖甲15g，穿山甲10g，莪术6g，生黄芪30g，白术10g，当归10g，赤白芍各10g，三七粉3g（冲），叶下珠20g，槲寄生15g，水红花子10g，丹参12g，猪苓15g，3剂，1日1剂，水煎服。

2月20日三诊：经利尿治疗后，尿量24小时约1500mL，自觉腹胀、胸闷明显缓解，皮肤黏膜轻度黄染，腹软，腹水征（+），双下肢水肿。PTA 58%，ALT 31U/L，AST 41U/L，TBIL 1.2mg/dL，DBIL 0.38mg/dL，TP 60.90g/L，ALB 29.1g/L，CHE 2435U/L。

处方：生地黄20g，沙参15g，麦冬12g，枸杞子10g，蒲公英15g，金银花20g，猪苓20g，泽泻15g，牡丹皮12g。7剂，1日1剂，水煎服。

2月27日四诊：一般情况尚可，食欲较前好转。WBC 1.5×10^9/L，RBC 2.88×10^{12}/L，HGB 96g/L，PLT 28×10^9/L，肝功能ALT 26U/L，AST 29U/L，TBIL 1.12mg/dL，DBIL 0.45mg/dL，TP 55.00g/L，ALB 29.80g/L，CHE 2118U/L。

处方：生地黄20g，沙参15g，麦冬12g，枸杞子10g，蒲公英15g，金银花20g，猪苓20g，泽泻15g，牡丹皮12g。7剂，1日1剂，水煎服。

3月5日五诊：一般情况良好，腹水明显消退，腹水征（-）。血常规WBC 1.4×10^9/L，RBC 2.77×10^{12}/L，HGB 92g/L，PLT 22×10^9/L，PTA 59.19%，APTT 64.5S，FIB-C 71.68g/L。肝功能ALT 26U/L，AST 38U/L，TBIL 1.32mg/dL，DBIL 0.50mg/dL，TP 54.50g/L，ALB 31g/L，CHE 2027U/L。

处方：生地黄20g，沙参15g，麦冬12g，枸杞子10g，蒲公英15g，金银花20g，猪苓20g，泽泻15g，牡丹皮12g。7剂，1日1剂，水煎服。

3月14日六诊：腿肿减轻，大便可，舌红，苔白，脉沉细。

处方：炙鳖甲15g，穿山甲10g，莪术6g，生黄芪30g，白术10g，当归10g，赤芍10g，白芍10g，三七粉3g（冲），叶下珠20g，槲寄生15g，水红花子10g，丹参12g，猪苓15g，郁金10g。14剂，1日1剂，水煎服。

【按】中医本无“肝硬化”一词，相关中医病名有“积聚”“鼓胀”“黄疸”等，但其根本属于“积证”范畴，病因多为“湿热疫毒”“蛊毒”或“酒食所伤”等外邪侵袭肝脏，留而不去，终致血瘀痰阻而成。肝炎后肝纤维化、肝硬化的临床证候虽然复杂，但其基本病机是正衰邪盛，肝郁兼脾肾亏虚尤为常见。《灵枢·百病始生》认为，病邪侵袭人体，加之内伤忧怒，或饮食起居不节等原因，导致“温气不行，凝血蕴里而不散，津液涩渗，著而不去，而积皆成矣”。积证日久则可见黄疸，或见吐血、便血，进而转为鼓胀，均属重症。这与肝硬化的临床表现相符。肝硬化的主要病机是“气滞”“血瘀”“水停”。因此“凝血蕴里”“津液涩渗”导致痰湿瘀血沉积，肝郁失疏，脾胃运化日衰，影响精血化生，正气愈虚，癥积难消，从而肝硬化形成。本患者肝硬化，腹水反复，目前虽腹水消退，但气阴两虚，肝脾肾俱损，又有瘀血阻络，经脉郁滞，正虚邪实并存。治疗应兼顾，才能收到良效。

案10　刁某，女，35岁，2003年8月29日初诊。

主诉：肝病史18年，乏力、恶心、尿少1周。

现病史：患者于18年前发现HBsAg（+），肝功能正常，未予特殊治疗。5年前因乏力、食欲不振、恶心、尿黄，在我院住院治疗，诊断为乙肝肝硬化，HBsAg（+），HBeAg（+），抗HBc（+），予保肝治疗后好转，出院后坚持服用保肝药物治疗。近1周无明显诱因出现乏力、尿少伴腹胀、恶心、纳呆等。查体神志清，皮肤、巩膜无黄染，肝掌（+），蜘蛛痣（+），心肺（-），腹平坦，肝脾肋下未及，腹水征（+），双下肢浮肿。夜寐可，月经调，舌质暗红，苔薄黄，脉沉滑数。B超示肝硬化改变，脾厚5.4cm，门静脉内径1.2cm，胆囊炎。化验示HBV-DNA（+），WBC $2.7\times10^9/L$，PLT $86\times10^9/L$。

西医诊断：肝炎肝硬化（失代偿期，乙型）；腹水；脾大；脾功能亢进；胆囊炎。

中医诊断：鼓胀；癥积。

辨证：脾肾阳虚，瘀血阻络。

治法：温补脾肾，软坚散结。

处方：炙鳖甲12g，穿山甲6g，莪术6g，丹参12g，阿胶珠10g，三七粉3g（冲），生黄芪15g，郁金10g，槲寄生12g，苦参12g。7剂，1日1剂，水煎服。

10月10日二诊：诉恶心，食欲不振，尿黄，大便可，月经正常，舌质暗，苔薄白，脉沉细。

处方：炙鳖甲12g，穿山甲6g，莪术6g，郁金10g，半夏曲12g，竹茹10g，生代赭石12g，旋覆花10g，白梅花10g，苏梗10g，枳壳10g，厚朴10g。14剂，1日1剂，水煎服。

10月24日三诊：纳可，二便调，夜寐差，下肢肿，舌淡，苔薄白，舌下

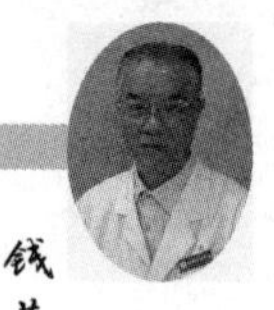

静脉曲张，脉沉细。辨为脾肾阳虚，瘀血阻络。治以温补脾肾，活血通络。予真武汤合桃红四物汤加减。

处方：党参15g，茯苓30g，黑附片10g（先煎半小时），白芍10g，生白术15g，干姜10g，桃仁10g，红花6g，当归15g，川芎10g，生地黄20g。14剂，1日1剂，水煎服。

11月7日四诊：双下肢浮肿明显好转，多梦，舌淡，舌下静脉曲张，苔薄白，脉沉细。改拟益气和血软坚，予人参养荣汤加减。

处方：生黄芪30g，太子参15g，茯苓15g，白术10g，当归12g，川芎6g，赤芍20g，白芍20g，干地黄15g，五味子8g，肉桂6g，制附片3g（先煎半小时），阿胶珠10g，三七粉3g（冲）。14剂，1日1剂，水煎服。

11月20日五诊：无明显不适，舌淡，舌下静脉曲张，苔薄白，脉沉细。继行补气养血。

处方：生黄芪30g，太子参15g，茯苓15g，当归12g，川芎6g，赤芍20g，白芍20g，干地黄15g，五味子8g，肉桂6g，制附片3g（先煎半小时），阿胶珠10g，三七粉3g（冲），远志10g。14剂，1日1剂，水煎服。

12月12日六诊：无明显不适，舌淡，苔白，脉沉弦。拟养血软坚法，予四物汤合鳖甲汤加减。

处方：当归12g，川芎6g，白芍20g，干地黄15g，炙鳖甲15g，穿山甲10g，莪术6g，生黄芪20g，郁金10g，槲寄生15g，水红花子10g，茵陈15g。14剂，1日1剂，水煎服。

2004年1月9日七诊：患者略感乏力。B超示：脾厚4.3cm，肋下0.8cm，门静脉内径1.2cm，脾静脉内径0.8cm，回声增粗。舌暗，苔薄白，脉沉细。

处方：当归12g，川芎6g，白芍20g，干地黄15g，炙鳖甲15g，穿山甲10g，莪术6g，生黄芪30g，郁金10g，槲寄生25g，水红花子10g，茵陈15g（先煎）。14剂，1日1剂，水煎服。

1月30日八诊：经期失眠，乏力，舌淡，苔薄白，脉沉细。复查WBC $2.7 \times 10^9/L$，HGB 108g/L，PLT $115 \times 10^9/L$，ALT 33U/L，AST 32U/L。肝血虚，不能藏魂，经期血行于下则失眠。

处方：当归12g，川芎6g，白芍20g，干地黄15g，炙鳖甲15g，穿山甲10g，莪术6g，生黄芪30g，郁金10g，槲寄生25g，水红花子10g，三七粉3g

（冲）。14剂，1日1剂，水煎服。

2月13日九诊：口苦，口臭，大便正常，尿黄，舌淡暗，苔薄白，脉沉细。

处方：当归12g，川芎6g，白芍20g，干地黄15g，炙鳖甲15g，穿山甲10g，莪术6g，生黄芪15g，郁金10g，槲寄生25g，水红花子10g，三七粉3g（冲），石斛12g，莲子心3g，百合20g。14剂，1日1剂，水煎服。

【按】西医治疗腹水要用利尿药，相当于中药逐水、利湿、利尿类药。中医是以辨证论治为主，本例属癥积、水肿、虚劳病范畴。钱英认为，此患者气阴大衰，进而肝脾肾三焦功能失职。治以益气养阴，调补脾肾，促进三焦气化功能改善，则水肿自消。一般医生见到水肿就用猪苓、泽泻、茯苓，甚至大戟、芫花、甘遂之类，钱英一般不用利水药，而是审证求因，采用辨证论治。若肝病多年，肝硬化、脾大，气机郁滞，瘀血阻络，则治以软坚散结。本例患者脾肾阳虚，瘀血阻络。用生黄芪、槲寄生、阿胶珠温补脾肾，鳖甲、穿山甲、莪术软坚散结，加上丹参、三七活血化瘀，治疗后症状改善。患者坚持服药，脾脏会有所缩小，病情亦稳定。

案11　胡某，男，67岁，2003年10月24日初诊。

主诉：肝硬化病史3月余，乏力，食欲不振，尿黄8天。

现病史：患者于3个月前因腹胀、尿黄在我院住院，诊为乙肝肝硬化。8天前再次出现乏力，尿黄，食欲不振。体检神清，心肺（－），皮肤黏膜轻度黄染，腹平坦，肝脾肋下未及，腹水征（＋），双下肢不肿；ALT 1185U/L，AST 865U/L，TBIL 105.7μmol/L。B超示肝硬化，腹水。刻下形体消瘦，面色黧黑，舌尖红，舌下静脉曲张，苔白腻，脉滑数。

西医诊断：肝炎肝硬化（失代偿期，乙型）；腹水；胆囊结石。

中医诊断：鼓胀；癥积；黄疸。

辨证：肝肾阴虚，瘀毒内盛。

治法：滋肾凉血，解毒软坚。

处方：生地黄20g，牡丹皮15g，丹参20g，炙鳖甲15g，穿山甲10g，莪术6g，水红花子15g，山豆根6g，苦参15g，赤芍15g，土茯苓30g，半边莲20g。14剂，1日1剂，水煎服。

11月7日二诊：口苦，咽干，口干渴，舌质红，脉弦滑数。B超示脾厚，

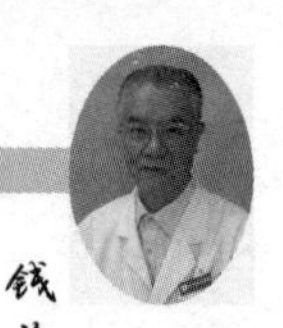

门脉增宽，胆囊结石，胆囊炎。复查示 ALT 184U/L，AST 112U/L，TBIL 1.25mg/dL，PTA 99.7%，GGT 369U/L。

处方：生地黄20g，牡丹皮15g，丹参20g，炙鳖甲15g，穿山甲10g，莪术6g，水红花子15g，山豆根6g，苦参15g，赤芍15g，土茯苓30g，半边莲20g，黄芩10g，花粉15g。14剂，1日1剂，水煎服。

11月20日三诊：皮肤黄染，矢气多，口臭，舌暗，苔黄，脉沉弦细数。继服前方6剂，1日1剂，水煎服。

12月12日四诊：尿黄，便溏，腹胀，苔白腻，脉沉细数。复查示 ALT 133U/L，AST 70U/L，AFP 2647μg/mL。

处方：生黄芪30g，丹参20g，白花舌蛇草20g，槲寄生20g，苦参15g，郁金10g，水红花子10g，莪术10g，垂盆草20g，土茯苓20g，炙鳖甲15g，穿山甲10g。14剂，1日1剂，水煎服。

2004年1月9日五诊：口苦，右胁胀痛，舌暗，苔白，脉弦细数。

处方：生黄芪30g，丹参20g，白花舌蛇草20g，槲寄生20g，苦参15g，郁金10g，水红花子10g，莪术10g，垂盆草20g，炙鳖甲15g，穿山甲10g，茵陈20g。14剂，1日1剂，水煎服。

2月13日六诊：晨起口苦，肝区隐痛，二便正常，夜眠可，舌淡暗，苔黄厚腻，脉沉滑稍数。

处方：生黄芪30g，丹参20g，白花舌蛇草30g，槲寄生30g，苦参15g，郁金10g，水红花子10g，莪术10g，垂盆草20g，炙鳖甲15g，穿山甲10g，茵陈20g（先煎）。14剂，1日1剂，水煎服。

6月13日七诊：肝区隐痛减轻，二便正常，夜眠可，舌淡暗，苔黄厚腻，脉沉滑稍数。

处方：生黄芪30g，丹参20g，白花舌蛇草30g，槲寄生30g，苦参15g，郁金10g，水红花子10g，莪术10g，垂盆草20g，炙鳖甲15g，穿山甲10g，茵陈20g（先煎）。14剂，两日1剂，水煎服。

患者一直服用滋肾凉血、解毒软坚法中药调理，经过半年治疗，诸症状明显改善，可上班、出差工作，未再出现腹水，肝功能稳定，于2004年8月停药。

【按】钱英治疗肝炎常用活血药，活血不伤正之品首推丹参。丹参活血而性凉，泽兰活血而性温。钱英在疾病的各个阶段选用的活血药有：急性肝炎用茜草、紫草；慢性肝炎用丹参、泽兰；肝硬化伴腹水用桃仁、红花、水蛭、地龙等。

案12　张某，男，63岁，2002年7月23日初诊。

主诉：慢性丙肝病史4年，乏力、尿黄7天。

现病史：患者于10年前患直肠癌，术中输血，4年前因为乏力查肝功能异常，丙型肝炎抗体（+），之后肝功反复异常，保肝药物治疗有效。B超示肝炎肝硬化，原发性肝癌待除外。近7天来无明显诱因出现乏力、尿黄等症状。查体神清，精神可，面色晦暗，皮肤、巩膜轻度黄染，慢肝体征（+），心肺未见异常，腹软，无压痛及反跳痛，肝脾肋下未及，肝肾叩击痛（-），腹水征（-），双下肢未见水肿。实验室检查AFP波动于200～300μg/mL。B超示肝右叶低回声团块性质待定。舌暗红，有瘀斑，苔薄白，脉弦细。

西医诊断：原发性肝癌（直肠癌术后）。

中医诊断：黄疸；鼓胀；癥积。

辨证：瘀血阻络。

治法：养血柔肝，软坚通络。

处方：生黄芪20g，沙参20g，女贞子15g，炙鳖甲15g，三七3g，黄连6g，白花舌蛇草30g，半枝莲30g，莪术8g，水红花子10g。7剂，1日1剂，水煎服。

7月31日二诊：轻度乏力，恶心，厌油。面色晦暗，皮肤、巩膜轻度黄染，双下肢未见水肿。舌暗红，有瘀斑，苔薄白，脉弦细。复查示ALT 93U/L，AST 104U/L，TBIL 3.17mg/dL，DBIL 2.0mg/dL，ALB 33.6g/L，GLO 33.7g/L，TBA 52.8μmol/L，PALB 88mg/L，CHE 2602U/L，CHO 112mg/dL。继守前法。

处方：生黄芪20g，沙参20g，女贞子15g，炙鳖甲15g，三七3g，黄连6g，白花舌蛇草30g，半枝莲30g，莪术8g，水红花子10g。7剂，1日1剂，水煎服。

8月6日三诊：未诉明显不适。面色晦暗，皮肤、巩膜轻度黄染，舌暗红，有瘀斑，苔薄白，脉弦细。继守前法。

处方：生黄芪20g，沙参20g，女贞子15g，炙鳖甲15g，三七3g，黄连6g，白花舌蛇草30g，半枝莲30g，莪术8g，水红花子10g。7剂，1日1剂，水煎服。

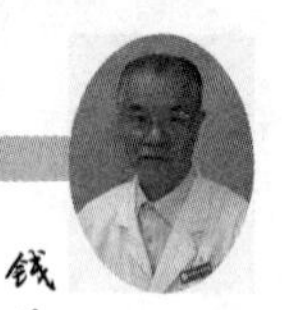

11月15日四诊：偶感乏力，心悸，胸闷，吸氧后可缓解。舌暗红，有瘀斑，苔薄白，脉弦细。继守前法。

处方：生黄芪30g，丹参20g，莪术8g，郁金12g，苦参15g，水红花子10g，槲寄生15g，白花舌蛇草30g，黄连6g，半边莲15g，三七6g，穿山甲8g，炙鳖甲12g。14剂，1日1剂，水煎服。

11月28日五诊：未诉明显不适，面色晦暗，皮肤、巩膜轻度黄染，舌暗红，有瘀斑，苔薄白，脉弦细。继守前法。

处方：生黄芪30g，丹参20g，莪术8g，郁金12g，苦参15g，水红花子10g，槲寄生15g，白花舌蛇草30g，黄连6g，半边莲15g，三七6g，穿山甲8g，炙鳖甲12g，大腹皮12g，焦槟榔12g。7剂，1日1剂，水煎服。

12月3日六诊：未诉明显不适。舌暗红，有瘀斑，苔薄白，脉弦细。复查ALT 109U/L，AST 137U/L，TBIL 3.91mg/dL，DBIL 2.74mg/dL，ALB 34.5g/L，GLO 34g/L，PALB 108mg/L，TBA 111.3μmol/L，CHE 2538U/L，CHO 116mg/dL，PTA 98.5%，WBC 4.6×10^{9}/L，RBC 3.53×10^{12}/L，HGB 144g/L，PLT 38×10^{9}/L。继守前法。

处方：生黄芪30g，丹参20g，莪术8g，郁金12g，苦参15g，水红花子10g，槲寄生15g，白花舌蛇草30g，黄连6g，半边莲15g，三七6g，穿山甲8g，炙鳖甲12g，大腹皮12g，焦槟榔12g。7剂，1日1剂，水煎服。

【按】前后治疗1年余，肝癌合并结肠癌，最终难以治愈。本例为肝癌合并结肠癌病例，辨证为瘀血阻络，治以养血柔肝、软坚通络为法，守方治疗5个月获效。肝癌属中医学“癥积”范畴，钱英认为其病机为肝肾阴虚，热毒内积，瘀血阻络，日久而成，故善用益气养阴、柔肝散结、清热解毒之法治疗，且常获效。

案13　崔某，男，45岁，2002年11月8日初诊。

主诉：乙肝病史10年，腹胀、尿少10天。

现病史：患者于10年前因乏力、纳呆诊断为慢性乙型肝炎，近10年来反复肝功能异常，间断服用保肝药物治疗。3年前诊断为肝炎肝硬化，10天前无明显诱因出现乏力、腹胀、尿少，遂住院治疗。查体神清，精神可，面色晦暗，皮肤巩膜未见黄染，慢肝体征（+），心肺未见异常，腹软，稍膨隆，压痛（-），反跳痛（-），腹水征（+），腹水中量。肝肋下未及，剑下可及 4cm，质硬，脾脏触诊不满意，双下肢稍水肿。舌红略暗，苔薄白，脉弦滑。

西医诊断：肝炎肝硬化（失代偿期，乙型）；腹水；腹腔感染。

中医诊断：鼓胀；癥积；虚劳。

辨证：气滞水停。

治法：行气利水。

处方：柴胡 10g，枳壳 10g，郁金 10g，木香 10g，大腹皮 15g，赤芍 10g，白芍 10g，丹参 20g，太子参 20g，白术 10g，猪苓 10g，茯苓 10g，车前子 10g，车前草 10g，炙甘草 10g，黄连 6g，桂枝 8g。5 剂，1 日 1 剂，水煎服。

11 月 13 日二诊：轻度乏力，舌暗红，苔薄白，脉弦滑。查体：腹水中等量，双下肢稍有水肿。复查示 ALT 124U/L，AST 135U/L，TBIL 0.93mg/dL，DBIL 0.39mg/dL，ALB 28.4g/L，GLO 20.7g/L，PALB 73mg/L，TBA 34.1μmol/L，CHE 3659U/L，CHO 135mg/dL，PTA 83.7 %，WBC 4.1 $\times 10^9$/L，RBC 3.48 $\times 10^{12}$/L，HGB 114g/L，PLT 75 $\times 10^9$/L。继守前法。

处方：醋柴胡 10g，枳壳 10g，木香 10g，大腹皮 15g，赤芍 10g，白芍 10g，丹参 20g，太子参 30g，苍术 10g，白术 10g，猪苓 10g，茯苓 10g，陈皮 10g，车前子 10g，车前草 10g，炙甘草 10g，川芎 10g，香附 10g，鸡内金 15g。5 剂，1 日 1 剂，水煎服。

11 月 18 日三诊：未诉明显不适。腹水量减少，双下肢稍水肿。舌红略暗，苔薄白，脉弦滑。化验示 ALT 103U/L，AST 104U/L，TBIL 0.95mg/dL，DBIL 0.4mg/dL，ALB 29.9g/L，GLO 19.2g/L，PALB 85mg/L，TBA 49.6μmol/L，CHE 3821U/L，CHO 134mg/dL，PTA 86.2 %，WBC 4.4 $\times 10^9$/L，RBC 3.66 $\times 10^{12}$/L，HGB 118g/L，PLT 71 $\times 10^9$/L。继守前法。

处方：醋柴胡 10g，红花 6g，当归 10g，川芎 6g，赤芍 10g，白芍 10g，生地黄 12g，莪术 6g，枳壳 10g，木香 10g，生甘草 6g，黄芩 8g，茵陈 15g（先煎），炙鳖甲 12g。7 剂，1 日 1 剂，水煎服。

11 月 25 日四诊：食后腹胀。腹水少量，双下肢稍水肿。舌红略暗，苔薄白，脉弦滑。ALT 84U/L，AST 88U/L，TBIL 0.8mg/dL，DBIL 0.34mg/dL，ALB 29.9g/L，GLO 16.5g/L，PALB 84mg/L，TBA 38μmol/L，CHE 3449U/L，CHO 125mg/dL，PTA 85 %，WBC 4.2 $\times 10^9$/L，RBC 3.46 $\times 10^{12}$/L，HGB 112g/L，PLT 73 $\times 10^9$/L。继守前法。

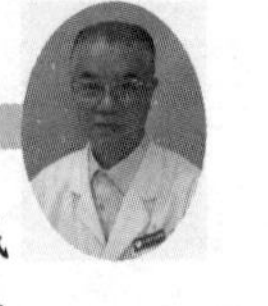

处方：醋柴胡10g，红花10g，赤芍10g，白芍10g，木香10g，大腹皮20g，苍术10g，白术10g，太子参20g，丹参15g，猪苓10g，茯苓10g，车前子10g，车前草10g，川芎10g，当归10g，香附10g，桂枝4g，炙甘草6g。5剂，1日1剂，水煎服。

11月29日五诊：食后腹胀。腹水少量，双下肢稍水肿。舌红略暗，苔薄白，脉弦滑。继守前法。

处方：醋柴胡6g，枳壳10g，赤芍10g，白芍10g，太子参20g，白术10g，猪苓10g，茯苓10g，香附10g，大腹皮15g，厚朴10g，大枣6g，黄芩10g，白茅根30g，生地黄10g，当归10g，首乌藤15g，生甘草6g。5剂，1日1剂，水煎服。

12月5日六诊：稍有腹胀。查体腹水征（+），双下肢稍水肿。舌红略暗，苔薄白，脉弦滑。继守前法。

处方：醋柴胡15g，枳壳10g，赤芍10g，白芍10g，太子参10g，白术10g，猪苓10g，茯苓10g，香附10g，大腹皮15g，厚朴10g，大枣6g，生地黄10g，当归10g，首乌藤30g，丹参10g，黄连6g，生甘草6g。7剂，1日1剂，水煎服。

12月13日七诊：饭后腹胀，夜间下肢稍有浮肿，大便每日3次，唇黑，舌暗，无舌下静脉曲张。脉弦。查体腹水征（+），双下肢未见水肿。复查示ALT 126U/L，AST 125U/L，TBIL 0.87mg/dL，DBIL 0.34mg/dL，ALB 27.4g/L，GLO 22.9g/L，PALB 82mg/L，TBA 69.9μmol/L，CHE 3949U/L，CHO 138mg/dL，WBC 3.7×10^{9}/L，RBC 3.55×10^{12}/L，HGB 121g/L，PLT 69×10^{9}/L。辨证脾失运化，气滞血瘀。治以健脾为主，活血通络。升阳益胃汤合香砂六君子汤加减。

处方：生黄芪60g，升麻10g，葛根15g，砂仁6g，陈皮10g，茯苓20g，白术10g，炙鳖甲15g，穿山甲10g，泽兰15g，莪术6g，三七3g。7剂，1日1剂，水煎服。

12月20日八诊：偶尔轻度腹胀。腹软，稍膨隆，压痛（-），反跳痛（-），肝肋下未及，剑下可及4cm、质硬，脾脏触诊不满意，腹水征（+），双下肢未见水肿。舌暗，苔薄白，脉弦。继守前法。

处方：生黄芪60g，升麻10g，葛根15g，砂仁6g，陈皮10g，茯苓20g，白术10g，炙鳖甲15g，穿山甲10g，泽兰15g，莪术6g，三七3g。7剂，1日1剂，水煎服。

12月27日九诊：腹胀，大便次数多。舌暗，舌下静脉曲张，苔薄白，脉弦。脾失运化，气滞血瘀，兼肾虚。治以健脾为主，活血化瘀，兼补肾。继守前法。

处方：生黄芪60g，升麻10g，葛根15g，砂仁6g，陈皮10g，茯苓20g，白术10g，炙鳖甲15g，穿山甲10g，泽兰15g，莪术6g，三七粉3g（冲），槲寄生20g。7剂，1日1剂，水煎服。

2003年1月2日十诊：稍腹胀。腹水征（-），双下肢未见水肿。舌暗，苔薄白，脉弦。继守前法。

处方：生黄芪60g，升麻10g，葛根15g，砂仁6g，陈皮10g，茯苓20g，白术10g，炙鳖甲15g，穿山甲10g，泽兰15g，莪术6g，三七粉3g（冲），槲寄生20g。7剂，1日1剂，水煎服。

1月10日十一诊：稍腹胀，乏力。腹水征（-），双下肢未见水肿。舌暗，苔薄白，脉弦。继守前法。

处方：生黄芪60g，升麻10g，葛根15g，砂仁6g，陈皮10g，白术10g，炙鳖甲15g，穿山甲10g，莪术6g，三七粉3g（冲），垂盆草30g，厚朴10g。7剂，1日1剂，水煎服。

1月24日十二诊：稍有腹胀，乏力。腹水征（-），双下肢未见水肿。舌暗，苔薄白，脉弦。化验ALT 89U/L，AST 97U/L，TBIL 1.74mg/dL，DBIL 0.74mg/dL，ALB 32.5g/L，GLO 24.2g/L，PALB 73mg/L，TBA 45.3μmol/L，CHE 5488U/L，CHO 142mg/dL，PTA 86.2%，WBC 3.8×10^9/L，RBC 3.3×10^{12}/L，HGB 114g/L，PLT 64×10^9/L。继守前法。

处方：生黄芪60g，升麻10g，葛根15g，砂仁6g，陈皮10g，白术10g，炙鳖甲15g，莪术6g，三七粉3g（冲），垂盆草30g，厚朴10g。7剂，1日1剂，水煎服。

1月27日十三诊：未诉明显不适。腹水征（-），双下肢未见水肿。舌暗，苔薄白，脉弦。继守前法。

处方：生黄芪60g，升麻10g，葛根15g，砂仁6g，陈皮10g，白术10g，鳖甲15g，莪术6g，三七粉3g（冲），垂盆草30g，厚朴10g。7剂，1日1剂，水煎服。

【按】利尿伤阴是治疗肝硬化合并腹水最常见到的问题，西药利尿剂及中药逐水药，虽然利尿作用快，腹水消退显著，但多存在伤阴重，后期患者恢

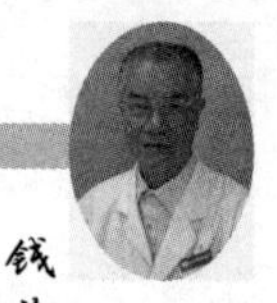

复慢，甚至出现腹水好转而却死亡情况。所以，钱英教授提出利尿不伤阴是治疗肝硬化合并腹水的关键，他通过临床经验，总结出治疗顽固性腹水从三焦气化入手。此案患者诊断为鼓胀，癥积，虚劳的气滞水停证，用柴胡、枳壳、郁金、木香、大腹皮行肝胆胃肠之气，加强三焦气化功能，以猪苓、茯苓、车前子、车前草利水消除水肿，更用赤芍、白芍、丹参、太子参、白术柔肝和血，标本兼治，依法加减治疗两个月腹水消退，病情稳定。

案14　刘某，男，35岁，2003年3月28日初诊。

主诉：肝区不适1年余。

现病史：患者1年前出现间断肝区不适，在我院查肝功ALT 18U/L，HBsAg（+），抗HBc（+），诊断为慢性乙型肝炎，予保肝治疗。患者自觉无明显好转，近日复查CT提示肝硬化，脾大，肝内低密灶，性质待定。AFP明显升高，临床诊断：原发性肝癌，硬化型Ⅱ期，为进一步治疗来院。刻下肝区不适，轻度乏力，食欲可，睡眠可，二便正常。舌质红，有瘀斑，脉沉细。

西医诊断：肝炎肝硬化（失代偿期，乙型）；原发性肝癌不除外；胆囊炎。

中医诊断：癥积；虚劳。

辨证：毒瘀阻络。

治法：活血化瘀，软肝解毒。

处方：柴胡10g，丹参20g，赤芍15g，红花6g，郁金10g，苦参15g，莪术6g，水红花子6g，白花舌蛇草20g，生黄芪15g。7剂，隔日1剂，水煎服。

4月10日二诊：诸症好转，舌质红，有瘀斑，脉沉细。肝功能ALT 68U/L，予益气养阴活血。

处方：生黄芪30g，丹参20g，赤芍20g，桃仁10g，红花6g，桂枝10g，鸡血藤30g，元参15g，垂盆草30g，叶下珠30g。14剂，隔日1剂，水煎服。

2004年2月27日三诊：诉咽痛，舌质红，苔薄黄，脉沉细。

处方：生地黄20g，元参15g，麦冬15g，草河车15g，牡丹皮12g，丹参15g，板蓝根10g，熟大黄3g，山豆根6g。7剂，隔日1剂，水煎服。

中药治疗至2006年5月，检查肝功能正常，HBV-DNA（-），HBsAg（+），抗HBe（+），抗HBc（+），甲胎蛋白已经正常，B超提示肝硬化。

【按】钱英认为，慢性乙型肝炎、肝硬化、肝癌前病变患者有甲胎蛋白升高时，治疗可以选择龙葵、半边莲、半枝莲等药，因其都有清热解毒、活血、利尿作用。龙葵味微苦，性寒，有小毒，归肺、膀胱经。半枝莲味辛、微苦，性凉，入肝、肺、胃经。在治疗肝硬化腹水时可以与泽泻、莪术、鳖甲同用。慢性乙型肝炎、慢性丙型肝炎、肝炎肝硬化时合并甲胎蛋白升高，常常提示肝癌前病变，是临床治疗的难点。治疗时加用龙葵、半边莲、半枝莲等药是防治肝癌的一条新路。同时，还可根据辨证选用具有抗肿瘤作用的药物配伍，如性温的莪术、山慈姑，性寒的白英、天葵、白花舌蛇草。但要注意这类药物多有毒性，过量服用可引起头痛、腹痛、呕吐、腹泻、瞳孔散大、精神错乱，有的有溶血作用。本例患者 B 超提示原发性肝癌，有甲胎蛋白升高，但 CT 进一步检查不支持肝癌。但即使是这样，也应考虑癌前病变。

案 15　陈某，男，59 岁，2004 年 8 月 6 日初诊。

主诉：肝病史 23 年，腹胀两年余。

现病史：23 年前发现 HBsAg（+），肝功异常，经保肝治疗肝功正常，未再诊治，可正常工作。两年前出现腹胀，尿少，在某医院诊断为肝硬化腹水，予利尿治疗。半年前再次出现腹胀、尿少、胸闷，以肝硬化入院治疗。刻下腹胀，尿少，胸闷，乏力，大便溏，食欲不振。舌暗有瘀斑，苔白。神志清，皮肤、黏膜无黄染，肝掌（+），右肺中下部呼吸音弱，肝脾未及，腹水征（+），双下肢不肿，目前住院 35 天。化验示 WBC 2.4 $\times 10^{9}$/L，RBC 2.25 $\times 10^{12}$/L，HGB 75g/L，PLT 38 $\times 10^{9}$/L，凝血检验 PT 16.0S，PTA 59.82 %，APTT 42.4 S，FIB－C 96.51g/L，肝功能 ALT 33U/L，AST 55U/L，TBIL 1.77mg/dL，DBIL 0.83mg/dL，ALB 30.9g/L，CHE 3630U/L。

西医诊断：肝炎肝硬化（失代偿期，乙型）；腹水；腹腔感染；胸腔积液；胸腔感染。

中医诊断：鼓胀；支饮；癥积；虚劳。

辨证：痰瘀交阻。

治法：补肺脾肾，化瘀利水，助三焦气化。

处方：炙麻黄 3g，葶苈子 30g，白芥子 10g，大腹皮 15g，厚朴 12g，干姜 10g，肉桂 10g，知母 10g，黄柏 10g，川牛膝 15g，鸡血藤 30g，红花 10g。7 剂，1 日 1 剂，水煎服。

另生黄芪 180g，玉米须 60g，浓煎 1～2 小时，取汁 200mL，频服代茶饮。

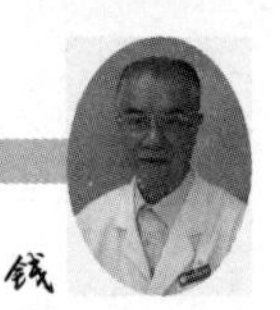

8月13日二诊：腹水有所消退，腹胀减轻，尿量增加。舌暗有瘀斑，苔白，脉滑。肝功能 ALT 16U/L，AST 36U/L，TBIL 1.42mg/dL，DBIL 0.69mg/dL，ALB 28.1g/L，CHE 3863U/L。继守前法。

处方：炙麻黄3g，葶苈子30g，白芥子10g，大腹皮15g，厚朴12g，干姜10g，肉桂10g，知母10g，黄柏10g，川牛膝15g，鸡血藤30g，红花10g。7剂，1日1剂，水煎服。

8月20日三诊：仍胸闷，乏力，大便溏，食欲不振。舌暗有瘀斑，苔白，脉滑。血常规 WBC 2.2×10^{9}/L，RBC 3.74×10^{12}/L，HGB 113g/L，PLT 67×10^{9}/L，凝血检验 PT 16.2S，PTA 58.6%，APTT 42.3S，FIB－C 99.9g/L。肝功能 ALT 21U/L，AST 43U/L，TBIL 1.53mg/dL，DBIL 0.68mg/dL，TP 74.30g/L，ALB 44.20g/L，CHE 5502U/L。继守前法。

处方：炙麻黄3g，葶苈子30g，白芥子10g，大腹皮15g，厚朴12g，干姜10g，肉桂10g，知母10g，黄柏10g，川牛膝15g，鸡血藤30g，红花10g。7剂，1日1剂，水煎服。

8月31日四诊：胸腔积液、腹水有所消退，胸闷好转，乏力减轻，大便时溏。舌暗有瘀斑，苔白，脉滑。血常规 WBC1.8×10^{9}/L，RBC 2.2×10^{12}/L，HGB 80g/L，PLT 29×10^{9}/L。凝血检验 PT 18.5S，PTA 75%，活化部分凝血活酶时间（APTT）47.3s，FIB－C 103.7g/L。肝功能 ALT 19U/L，AST 37U/L，TBIL 1.79mg/dL，DBIL 0.95mg/dL，ALB 37.2g/L，CHE 4113U/L。继守前法。

处方：炙麻黄3g，葶苈子30g，白芥子10g，大腹皮15g，厚朴12g，干姜10g，肉桂10g，知母10g，黄柏10g，川牛膝15g，鸡血藤30g，红花10g。7剂，1日1剂，水煎服。

9月3日五诊：食欲好转，舌暗有瘀斑，苔白，脉滑。继守前法。

处方：炙麻黄3g，葶苈子30g，白芥子10g，大腹皮15g，厚朴12g，干姜10g，肉桂10g，知母10g，黄柏10g，川牛膝15g，鸡血藤30g，红花10g。14剂，1日1剂，水煎服。

9月17日六诊：轻度乏力，腹水大量，胸腔积液明显减少，活动较前灵活有力，生活可以自理。舌暗有瘀斑，苔薄白，脉滑。血常规 WBC 1.5×10^{9}/L，RBC 2.71×10^{12}/L，HGB 80g/L，PLT 41×10^{9}/L。肝功能 ALT 23U/L，AST 42U/L，TBIL 1.74mg/dL，DBIL 0.96mg/dL，ALB 32.9g/L，CHE 3568U/L。辨证三焦水道不通，气化不利。治法疏利三焦，滋肾通关。

处方：炙麻黄3g，葶苈子30g，白芥子10g，大腹皮15g，厚朴12g，干姜10g，肉桂10g，知母10g，黄柏10g，川牛膝15g，鸡血藤30g，红花10g，车前子30g（包），生黄芪30g。7剂，1日1剂，水煎服。

9月25日七诊：食欲基本正常，胸闷减轻，时有便溏，食欲尚可。舌暗有瘀斑，苔白，脉滑。继守前法。

处方：炙麻黄3g，葶苈子30g，白芥子10g，大腹皮15g，厚朴12g，干姜10g，肉桂10g，知母10g，黄柏10g，川牛膝15g，鸡血藤30g，红花10g，车前子30g（包），生黄芪30g。7剂，1日1剂，水煎服。

9月28日八诊：无明显不适，轻度乏力，无喘憋。舌暗有瘀斑，苔白，脉滑。化验示WBC 1.6×10^9/L，RBC 2.68×10^{12}/L，HGB 83g/L，PLT 41×10^9/L。凝血检验PT 17.5 S，PTA 51.9 %，APTT 47.2 S，FIB－C 79.9g/L。肝功能ALT 29U/L，AST 62U/L，TBIL 2.16mg/dL，DBIL 1.24mg/dL，ALB 33.7g/L，CHE 3026U/L。继守前法。

处方：炙麻黄3g，葶苈子30g，白芥子10g，大腹皮15g，厚朴12g，干姜10g，肉桂10g，知母10g，黄柏10g，川牛膝15g，鸡血藤30g，红花10g，车前子30g（包），生黄芪30g。7剂，1日1剂，水煎服。

【按】钱英治疗此例顽固性腹水，重在调理三焦气化，从肺、脾、肾三脏入手。方中麻黄、葶苈子、白芥子助肺之宣肃兼以化痰利水；肉桂、知母、黄柏等滋肾通关；厚朴、大腹皮理中焦气滞；干姜温脾阳，以助气化，俾上焦如雾，中焦如沤，下焦如渎；另用大剂量生黄芪、玉米须等益气利水。

案16　李某，男，34岁，2004年7月26日初诊。

主诉：乙肝病史18年，间断腹泻3个月。

现病史：患者于18年前体检发现肝功能异常，HBsAg（+），诊断为慢性乙型肝炎。当地医院予口服肝泰乐、维生素C等保肝治疗后肝功能正常未再服药。17年前再次出现乏力、食欲不振、尿黄，经保肝治疗肝功能恢复正常后停止服药。两年前因劳累后出现乏力、食欲不振、厌油腻、尿黄，ALT 500U/L，住院治疗肝功正常后停止服药。3个月前无明显诱因出现腹泻，每日3～4次，为不成形黄色稀水样便，无发热、腹痛、里急后重，无脓血便，在我院门诊口服防风通圣丸、茵莲清肝合剂、复方益肝灵、黄连素等药物治疗，症状好转后复查肝功ALT 137U/L，TBIL 2.11mg/dL，HBV－DNA

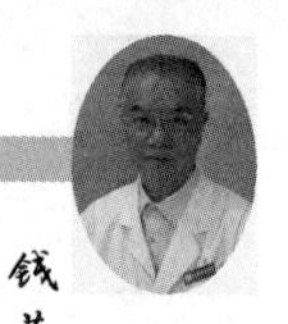

2.67 $\times 10^{3}$ copies/mL。门诊予保肝药物治疗，近日再次出现腹泻，每日3～4次，大便为黄色稀水样便。B超示弥漫性肝病表现，脾大，胆囊炎，腹水少量。化验结果ALT 34U/L，AST 35U/L，TBIL 1.51mg/dL，DBIL 0.55mg/dL，TBA 31.7μmol/L，ALB 30g/L，CHE 3133U/L，PTA 76.5%，WBC 4.3 $\times 10^{9}$/L，PLT 68 $\times 10^{9}$/L。HBsAg（+），抗HBe（+），抗HBc（+），大便常规正常，便培养（-）。住院后予维生素C、维生素B、贝飞达、大黄䗪虫丸、丹参、肌苷氯化钠、养血饮、复方胆通片、思密达等保肝降酶对症治疗。目前住院24天，刻下诉大便每日两次，为黄色稀软便，余无明显不适，下肢肌肤甲错，舌淡胖，苔白，脉弦缓。

西医诊断：肝炎肝硬化（失代偿期，乙型）；高血压病。

中医诊断：泄泻。

辨证：脾失运化。

治法：健脾除湿。

处方：党参15g，炒白术12g，云茯苓20g，砂仁6g，木香6g，柴胡10g。7剂，1日1剂，水煎服。

8月2日二诊：大便每日两次，呈稀糊状。化验ALT 30U/L，AST 34U/L，TBIL 1.67mg/dL，DBIL 0.59mg/dL，ALB 28.7g/L，CHE 3300U/L，PTA 64%，WBC 3.88 $\times 10^{9}$/L。便培养阴性。结肠镜回报门脉高压性肠病。上方去木香、柴胡，加补骨脂12g，升麻5g。

8月13日三诊：腹泻迁延数月，大便日3～4次，食后即便，大便不成形，排便欠畅，下肢肌肤甲错，舌稍红，舌下有瘀斑，苔薄白，脉左寸滑关尺弱、右脉滑。

处方：党参15g，炒白术12g，山茱萸15g，肉桂3g，吴茱萸3g，小茴香10g，泽兰15g，川芎10g，红花10g，桂枝6g，干姜10g。7剂，1日1剂，水煎服。

8月20日四诊：大便次数稍减，舌脉同前。化验结果ALT 33U/L，AST 35U/L，TBIL 1.51mg/dL，DBIL 0.54mg/dL，ALB 32.9g/L，CHE 3655U/L，PTA 67%。前方加黄连3g，6剂，1日1剂，水煎服。

8月27日五诊：腹泻明显好转，大便每日1～2两次，为成形便。舌暗红，少苔，脉细。前方加丹参15g，赤芍15g。7剂，1日1剂，水煎服。

【按】本例患者为肝炎肝硬化失代偿期，少量腹水，顽固腹泻达8个月余，食后即便，即所谓“飧泄”是也。反复检查大便常规、大便培养均正常，后经结肠镜检查为门脉高压性肠病。经云“清气在下，则生飧泄”，然以健脾除湿治疗效果不明显。《金匮要略》云“血不利则为水”，正是肝硬化、门脉高压性肠病的关键病机。西医病理学认为，门静脉高压可导致肠黏膜充血水肿，肠道屏障功能及吸收水分功能障碍，故出现顽固性腹泻。治病必求其本，故后来方中加入活血通络之品，如泽兰“能横行肝脾之间”甚为对证，故缓缓收效，此为钱英活血止利法也。

案17　伍某，男，61岁，2004年10月8日初诊。

主诉：肝病史20年，腹胀、尿少1周。

现病史：患者于两年前体检发现HBsAg（+），肝功异常，在当地医院诊断为慢性乙型肝炎，间断予保肝治疗。1年前因乏力、腹胀，在我院诊断为肝炎肝硬化（失代偿期，乙型），经保肝治疗后好转。近1周劳累后再次出现腹胀、尿少，为进一步治疗而入我院。查体神志清，皮肤巩膜无黄染，心肺（-），腹平坦，肝肋下及边，脾肋下3cm，质地硬。腹水征（+），双下肢不肿。刻下诉腹胀、尿少，盗汗。舌暗，光红少苔，舌下静脉曲张，脉弦细数。

西医诊断：肝炎肝硬化（失代偿期，乙型）；腹水；腹腔感染。

中医诊断：鼓胀；癥积。

辨证：气阴两虚，正虚血瘀。

治法：益气养阴，活血软坚。

处方：生黄芪45g，女贞子15g，山茱萸15g，炙鳖甲15g，穿山甲6g，北沙参20g，当归12g，白芍18g，三七3g，丹参15g，五味子8g，阿胶珠10g。14剂，1日1剂，水煎服。

10月22日二诊：口干，大便成形。舌暗，舌下静脉增粗迂曲，苔根薄黄，脉弦细数。化验结果PT 16s，PTA 59.5%，ALT 25.2U/L，AST 15.1U/L，TBIL 0.82mg/dL，DBIL 0.36mg/dL，ALB 35.3g/L，CHE 2708U/L。

前方加百合20g，石斛15g。14剂，1日1剂，水煎服。

11月5日三诊：脉症同前。

前方加牡丹皮10g。14剂，1日1剂，水煎服。

11月19日四诊：口渴，尿少，腹胀，便溏。舌光红少苔，脉弦滑数。拟益气养阴健脾法。

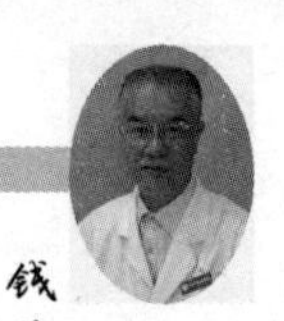

处方：生黄芪20g，石斛15g，花粉15g，知母10g，炒山药12g，炒白扁豆15g，炒莲肉12g，大腹皮12g，车前子30g，丹参15g，郁金10g。14剂，1日1剂，水煎服。

12月3日五诊：主诉纳差、腹部隐痛坠胀，腹泻，夜尿5～6次，舌暗红，苔薄黄，脉弦滑。ALT 300U/L，空腹血糖略高。

处方：葛根10g，川黄连10g，干姜3g，升麻10g，焦神曲12g，丹参15g，香附10g，木香3g，绿萼梅10g，赤芍15g，秦皮12g。14剂，1日1剂，水煎服。

12月17日六诊：大便每日3次、不成形。脉弦滑数。治以益气养阴，健脾柔肝。

处方：生黄芪30g，石斛15g，炒山药15g，炒白扁豆15g，炒薏苡仁15g，生白术15g，鬼箭羽15g，莪术8g，甘松6g，莲子肉12g。14剂，1日1剂，水煎服。

12月31日七诊：大便每日5～6次、便溏，腹坠胀，腹水少量，纳差，乏力，尿少。舌光暗，苔薄，脉弦滑。TBIL 2.73mg/dL，GLU 5.79mmol/L，肝功能白球比例（A/G）1.5，ALB 34.9g/L。

处方：生黄芪35g，炒山药20g，炒白术15g，炒薏苡仁15g，炒白扁豆15g，莪术8g，甘松6g，莲子肉12g，吴茱萸2g，干姜10g，川黄连6g，车前子30g，砂仁6g（后下）。14剂，两日1剂，水煎服。

2005年1月28日八诊：口干苦，腹水少量，大便日1次、略溏，夜尿次数多。舌暗红，苔厚腻，舌下静脉增粗，脉沉弦。目前应用胰岛素控制血糖，并用螺内酯利尿。辨证脾肾俱虚，肝血不足，湿毒未尽。治以补肾健脾，养肝清热。

处方：生黄芪45g，莪术10g，炒当归12g，姜黄10g，叶下珠15g，炒山药20g，炒白术15g，炒薏苡仁15g，炒白扁豆15g，莪术8g，甘松6g，莲子肉12g，吴茱萸2g，干姜10g，川黄连6g，车前子30g，砂仁6g（后下）。14剂，两日1剂，水煎服。

【按】此例为肝硬化腹水，脾虚腹泻证，治以益气健脾，温阳柔肝。慢乙肝气阴两虚证，以益气养阴法治疗，妙在用石斛、花粉、加扁豆、莲子肉、山药等两补脾胃之阴。脾阴虚常被一般医家忽视，钱英用药除滋胃阴外，又重视养脾阴，故能收到良好效果。

案 18　高某，男，59 岁，2004 年 4 月 30 日初诊。

主诉：肝病史 18 年，乏力、尿黄伴关节疼痛两年，加重 1 个月

现病史：患者于 18 年前体检时发现 HBsAg（+），肝功异常，诊断为慢性乙型肝炎，予保肝药物治疗。两年前出现乏力，尿黄伴四肢关节疼痛，在某医院查肝功异常，服中药治疗，近 1 个月来出现乏力，尿黄，ALT 364.5U/L。体检神志清，皮肤、巩膜轻度黄染，心肺（-），腹胀，无压痛，反跳痛，肝脾肋下未触及，腹水征（+），双下肢不肿。刻下诉腹胀，口苦，便干，齿衄；舌暗红，苔薄白，脉略滑数。

西医诊断：肝炎肝硬化（失代偿期，乙型）；腹水；腹腔感染。

中医诊断：黄疸；鼓胀；癥积。

辨证：湿热发黄，兼有瘀血。

治法：清利肝胆湿热，佐以活血。

处方：茵陈蒿汤加血府逐瘀汤加减。茵陈 80g（先煎），炒栀子 6g，生大黄 3g，熟大黄 3g，牡丹皮 15g，丹参 15g，赤芍 15g，白芍 15g，郁金 12g，苦参 15g，水红花子 10g，茺蔚子 12g，猪苓 30g，半边莲 15g。8 剂，1 日 1 剂，水煎服。

5 月 9 日二诊：药后乏力、腹胀、口苦、便干等缓解。尿少，舌略红，苔根白腻，脉弦。继守前法。

处方：茵陈 80g（先煎），炒栀子 6g，生大黄 3g，熟大黄 3g，牡丹皮 15g，丹参 15g，赤芍 15g，白芍 15g，郁金 12g，苦参 15g，水红花子 10g，茺蔚子 12g，猪苓 30g，半边莲 15g，生薏苡仁 20g，滑石 30g，砂仁 6g（后下），苍术 10g。8 剂，1 日 1 剂，水煎服。

5 月 18 日三诊：黄疸较前加深，腹胀，睡眠略差，舌淡红，苔薄白，脉沉细。辨证湿毒未清，正气先衰，脾气大虚。改拟健脾益气、扶正为主。

处方：党参 10g，炒白术 15g，茯苓 15g，炙甘草 15g，陈皮 5g，清半夏 10g，生薏苡仁 30g，当归 10g，赤白芍各 10g，滑石 30g，麦冬 15g，炙五味子 10g，黄连 5g，黄芪 30g，炒栀子 10g，龙胆草 5g。3 剂，1 日 1 剂，水煎服。

5 月 21 日四诊：腹胀大减，尿量增加，睡眠尚可，进食增加，病情较前明显好转，仍以健脾除湿为主。

处方：党参 15g，炒白术 15g，茯苓 15g，炙甘草 15g，陈皮 5g，清半夏 10g，生薏苡仁 30g，滑石 30g，黄芪 30g，干姜 10g，黄芩 5g，黄连 5g。3 剂，

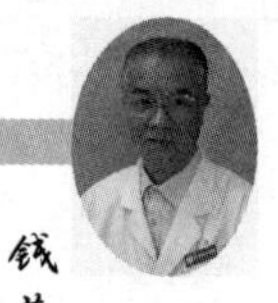

1日1剂，水煎服。

5月24日五诊：患者未诉明显不适，尿量正常，无发热。神清，精神可，面色晦暗，皮肤、巩膜轻度黄染，腹软，无压痛及反跳痛，肝脾肋下未及，肝肾叩击痛（-），腹水征（-），双下肢未见水肿。舌淡红，苔薄白，脉沉细。化验ALT 35U/L，AST 29U/L，TBIL 4.04mg/dL，DBIL 2.67mg/dL，TBA 102.2μmol/L，ALB 33.7g/L，GLO 31.8g/L，PALB 75mg/L，CHO 99mg/dL，CHE 3546U/L，PTA 64.04%，WBC 2.7×10^9/L，RBC 3.12×10^{12}/L，HGB 104g/L，PLT 36×10^9/L。改拟补肾为主。

处方：熟地黄40g，山药20g，山茱萸20g，牡丹皮15g，茯苓15g，泽泻15g，企边桂5g，黑附片5g（先煎），枸杞子15g，菟丝子15g，炙五味子10g，牡蛎10g，菊花20g，怀牛膝15g。7剂，1日1剂，水煎服。

6月2日六诊：未诉明显不适，黄疸明显减轻，无腹水及下肢浮肿。舌淡红，苔薄白，脉沉细。继守前法。

处方：熟地黄40g，山药20g，山茱萸20g，牡丹皮15g，茯苓15g，泽泻15g，企边桂5g，黑附片5g（先煎），枸杞子15g，菟丝子15g，炙五味子10g，牡蛎10g，菊花20g，怀牛膝15g，三七粉3g（冲）。3剂，1日1剂，水煎服。

6月4日七诊：未诉明显不适。舌淡红，苔薄白，脉沉细。复查结果ALT 29U/L，AST 25U/L，TBIL 2.71mg/dL，DBIL 1.76mg/dL，TBA 60.3μmol/L，ALB 28.3g/L，GLO 25.6g/L，PALB 56mg/L，CHO 96mg/dL，CHE 2740U/L，PTA 67.4%，WBC 2.2×10^9/L，RBC 2.86×10^{12}/L，HGB 97g/L，PLT 40×10^9/L。拟健脾补肾并行。

处方：党参25g，炒白术25g，茯苓15g，炙甘草15g，陈皮10g，清半夏10g，薏苡仁30g，滑石30g，黄芪60g，干姜10g，怀牛膝15g，三七粉3g（冲），当归15g，菊花10g，菟丝子15g，泽泻15g，黑附片10g（先煎），企边桂10g。3剂，水煎服。

6月7日八诊：患者无明显不适。舌淡红，苔薄白，脉沉细。继守前法。

处方：红参15g，党参15g，炒白术25g，黄芪60g，山药20g，白扁豆20g，薏苡仁20g，滑石20g，当归15g，菟丝子15g，枸杞子15g，三七粉3g（冲），淫羊藿10g，川续断10g，茯苓15g，炙甘草15g，桂枝10g，白芍10g，鸡内金10g。7剂，1日1剂，水煎服。

6月14日九诊：未诉明显不适。舌淡红，苔薄白，脉沉细。继守前法。处方：红参15g，党参15g，炒白术25g，黄芪90g，山药20g，白扁豆20g，薏苡仁20g，滑石20g，当归15g，菟丝子15g，枸杞子15g，三七粉3g，淫羊藿10g，川续断10g，茯苓15g，炙甘草15g，熟地黄30g，白芍30g，鸡内金10g，山茱萸20g。7剂，1日1剂，水煎服。

6月21日十诊：未诉明显不适。舌淡红，苔薄白，脉沉细。复查结果ALT 29U/L，AST 24U/L，TBIL 1.8mg/dL，DBL 1.12mg/dL，ALB 30.3g/L，CHE 2974U/L，CHO 120mg/dL，PTA 72.18%，WBC 2.8×10^{9}/L，RBC 2.87×10^{12}/L，HGB 104g/L，PLT 37×10^{9}/L。继守前法。

处方：红参15g（另煎），党参15g，炒白术25g，黄芪90g，山药20g，白扁豆20g，薏苡仁20g，当归15g，菟丝子15g，枸杞子15g，三七粉3g（冲），川续断10g，怀牛膝15g，山茱萸20g，茯苓15g，黄连10g，龙胆草5g，滑石30g，炙甘草15g。7剂，1日1剂，水煎服。

【按】 本案初用清热、凉血、利湿等法快速截断，病情反而加剧，黄疸加深，发展为肝衰竭，后用健脾补肾等法治愈。盖病来虽急，脾肾本虚，临证当详查脉证，不可拘于所谓“面黄如橘子色为阳黄，面色晦暗如烟熏为阴黄”之说。阳黄者，病在阳明为主，属热；阴黄者，病在太阴为主，属虚。此为阴黄、阳黄之纲目。以此为准，则误诊较少。

案19　梁某，男，63岁，2004年7月2日初诊。

主诉：肝病史18年，腹胀半个月。

现病史：患者于18年前体检时发现HBsAg（+），肝功异常，未予治疗，素嗜酒。3年前因呕血诊断为肝炎肝硬化，上消化道出血，经住院治疗好转，后间断服用保肝药物治疗。1个月前呕血约200mL，经住院止血治疗好转，后B超检查发现少量腹水，肝功正常。近半个月出现明显腹胀，食欲不振，肝功能异常，舌暗，苔剥脱，脉沉细略滑。体检皮肤、巩膜无黄染，肝掌（+），心肺未见异常，腹膨隆，腹水征（+），肝脾未及，双下肢水肿。

西医诊断：肝炎肝硬化（失代偿期，乙型）；酒精性肝病。

中医诊断：癥积；鼓胀。

辨证：肝郁脾虚。

治法：健脾柔肝。

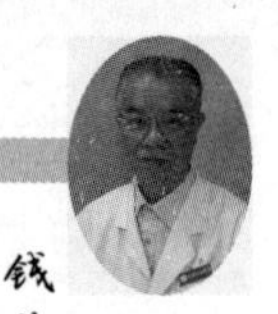

处方：生黄芪20g，炙鳖甲15g，炒穿山甲6g，三七粉3g（冲），郁金10g，莪术10g，水红花子10g，丹参15g，沙参15g，石斛12g，鸡内金10g，苦参15g。14剂，1日1剂，水煎服。

7月16日二诊：无明显不适，舌脉大致同前，前方继服14剂，两日1剂，水煎服。

8月13日三诊：腹水减少，舌暗红，苔薄白，脉沉细。继守前法，前方去石斛、鸡内金，加牡丹皮10g，赤芍12g。14剂，两日1剂，水煎服。

10月8日四诊：夜尿频，舌暗红，苔白少津，脉沉细。

处方：生黄芪20g，炙鳖甲15g，炒穿山甲6g，三七粉3g（冲），郁金10g，莪术10g，水红花子10g，丹参15g，沙参15g，石斛12g，鸡内金10g，苦参15g。14剂，两日1剂，水煎服。

11月5日五诊：时有胃脘不适，舌暗红，脉弦滑稍数。

处方：生黄芪30g，炙鳖甲15g，三七粉3g（冲服），郁金10g，莪术6g，水红花子10g，丹参15g，北沙参15g，牡丹皮12g，莲子心3g，夜交藤30g。14剂，两日1剂，水煎服。

2005年1月10日六诊：患者无特殊不适，体检神志清，皮肤、巩膜无黄染，腹平软，肝脾肋下未及，腹水征（-），双下肢不肿。血常规WBC 2.9×10^{9}/L，RBC 3.67×10^{12}/L，HGB 115g/L。PLT 72×10^{9}/L。凝血检验：PT 17.1 S，PTA 54.6%，APTT 39.4S，FIB-C 1.7g/L，肝功能ALT 42U/L，AST 45U/L，TBIL 1.67mg/dL，DBIL 0.80mg/dL，ALB 29g/L，CHE 2263U/L。

处方：太子参10g，麦冬15g，炙五味子10g，百合20g，生地黄20g，天花粉20g，玉竹15g，葛根20g，赤芍30g，粉甘草10g，生黄芪30g。7剂，1日1剂，水煎服。

1月17日七诊：患者无明显不适。上方继服7剂，两日1剂，水煎服。

【按】此案以柔肝软坚为主。“柔”是指养血柔肝，柔肝有两个含义，一是肝血不足需要濡养。二是肝脏“癥瘕”“积聚”需要软坚。肝木性喜柔恶刚，条达气血，需以柔济刚，必须重视养血柔肝，钱英常用方如四物汤合鳖甲煎等。本例是柔肝法治疗有效的病例。

案20　李某，男，48岁，2004年7月1日初诊。

主诉：乙肝病史两年，尿黄两周。

现病史：因乙肝病史两年，尿黄两周入院，已住院48天。患者未诉明显不适。查体神清，精神可，面色晦暗，皮肤、巩膜中度黄染，慢肝体征（+），心肺未见异常，腹软，无压痛及反跳痛，肝脾肋下未及，肝肾叩击痛（-），腹水征（+），双下肢未见水肿。

西医诊断：肝炎肝硬化（失代偿期，乙型）；腹水；腹腔感染；酒精性肝硬化。

中医诊断：癥积；鼓胀；黄疸。

辨证：血瘀湿阻。

治法：利湿活血。

处方：金钱草100g，海金沙30g，鸡内金30g，郁金15g，川楝子15g，延胡索15g，香附15g，白芍15g，赤芍15g，黄芪60g，枳壳10g，当归15g。7剂，1日1剂，水煎服。

7月12日二诊：患者未诉明显不适。查体神清，精神可，皮肤、巩膜中度黄染，腹水征（-），双下肢未见水肿。化验结果ALT 26U/L，AST 71U/L，TBIL 5.93mg/dL，DBIL 4.65mg/dL，ALB 30.2g/L，CHO 118mg/dL，CHE 1117U/L，PTA 76.58%，WBC 2.8×10^9/L，RBC 2.71×10^{12}/L，HGB 99g/L，PLT 59×10^9/L。

处方：金钱草100g，海金沙30g，鸡内金30g，郁金15g，当归15g，赤芍15g，白芍15g，茵陈60g（先煎），丹参30g，桃仁10g，红花10g，生黄芪100g。14剂，1日1剂，水煎服。

8月6日三诊：皮肤瘙痒，时断时续，时痒时停，搔痒处皮肤色黑，凸起于皮肤，舌淡暗边有瘀斑，脉弦滑略涩。辨为血虚血瘀致痒。治以养血活血，化瘀止痒。

处方：桃红四物汤加减。桃仁6g，红花10g，生地黄15g，白芍18g，当归12g，川芎10g，凌霄花12g，地肤子12g，白鲜皮15g，僵蚕6g，姜黄10g，金钱草30g。7剂，1日1剂，水煎服。

【按】钱英治疗肝病十分重视和血法，包括活血、凉血、止血、补血等。方如血府逐瘀汤、十灰散、四物汤等。药如桃仁、红花、白茅根、玄参、大蓟、小蓟、当归、丹参、阿胶、三七等。钱英运用和血法中常用活血不伤正的丹参和泽兰。急性肝炎多用茜草、紫草；慢性肝炎多用丹参、泽兰；肝硬化有腹水多用桃仁、红花、水蛭、地龙等。本例后期因血虚血瘀致痒，故应

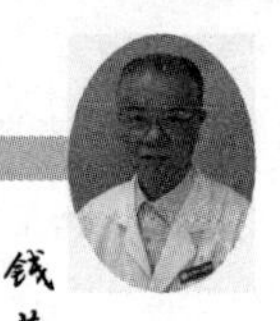

用桃红四物汤加减收效。

案21　田某，男，36岁，2004年7月21日初诊。

主诉：乙肝病史17年，腹胀、尿黄两个月。

现病史：因乙肝病史17年，腹胀、尿黄两个月入院。目前未诉明显不适。查体神清，精神稍弱，面色晦暗，皮肤、巩膜未见明显黄染，慢肝体征（+），心肺未见异常，腹软，无压痛及反跳痛，肝肋下未及，脾肋下3cm，质中，腹水征（+），双下肢未见水肿。舌淡红，苔白腻，脉弦滑。血常规WBC 1.81×10^9/L，RBC 3.83×10^{12}/L，HGB 105g/L，PLT 65×10^9/L。凝血检验PT 16.8s，PTA 55.3%，APTT 51.7s，FIB－C 42.9g/L。肝功能ALT 28U/L，AST 70U/L，TBIL 2.89mg/dL，DBIL 1.14mg/dL，ALB 24.7g/L，CHE 1050U/L。

西医诊断：肝炎肝硬化（失代偿期，乙型）；腹水。

中医诊断：癥积；鼓胀；黄疸。

辨证：湿郁化热。

治法：利湿清热。

处方：茵陈30g（先煎），猪茯苓各20g，泽泻12g，益母草15g，柴胡10g，白芍12g，枳实10g，厚朴10g，焦三仙各10g，生黄芪30g，炒苍术10g，炒白术10g，黄芩10g，杏仁10g，生薏苡仁30g。7剂，1日1剂，水煎服。

7月28日二诊：腹胀、尿黄减轻。神清，精神稍弱，面色晦暗，皮肤、巩膜未见明显黄染，腹水征（+），双下肢未见水肿。舌淡红，苔白腻，脉弦滑。肝功能：ALT 30U/L，AST 55U/L，TBIL 2.33mg/dL，DBIL 1.0mg/dL，ALB 28.1g/L。CHE 1830U/L。辨证肝郁气滞。治以疏肝理气，佐以软坚解毒。

处方：生黄芪15g，郁金10g，槲寄生10g，枳壳10g，苦参15g，叶下珠15g，生甘草6g，蒲公英10g，莪术6g，三七6g，生地黄10g。7剂，1日1剂，水煎服。

8月6日三诊：腹水减少，舌红，苔黄，脉滑数。血常规WBC 3.2×10^9/L，RBC 3.47×10^{12}/L，HGB 95g/L，PLT 35×10^9/L。

处方：生黄芪25g，白芍30g，生甘草10g，鲜姜10g，红枣12g，桂枝6g，青蒿12g，黄芩10g，郁金10g，银柴胡10g，白薇12g。7剂，1日1剂，水煎服。

8 月 17 日四诊：未诉明显不适，腹水消退，双下肢无浮肿。舌淡红，苔白稍腻，脉弦滑。

处方：生黄芪 25g，郁金 10g，槲寄生 10g，茯苓 15g，叶下珠 15g，枳壳 10g，炙首乌 15g，枣仁 10g，莪术 6g，三七 3g，女贞子 15g，丹参 15g。7 剂，1 日 1 剂，水煎服。

8 月 25 日五诊：未诉明显不适。舌淡红，苔白稍腻，脉弦滑。化验结果 ALT 40U/L，AST 66U/L，TBIL 2.63mg/dL，DBIL 1.02mg/dL，ALB 32.8g/L，GLO 31.9g/L，CHE 2325U/L，CHO 96mg/dL，PTA 52.3%，WBC 1.8×10^9/L，RBC 3.29×10^{12}/L，HGB 99g/L，PLT 48×10^9/L。

处方：生黄芪 25g，郁金 10g，槲寄生 10g，苦参 15g，叶下珠 15g，枳壳 10g，炙首乌 15g，枣仁 10g，莪术 6g，三七 3g，女贞子 15g，丹参 15g。7 剂，1 日 1 剂，水煎服。

9 月 7 日六诊：未诉明显不适。舌淡红，苔白稍腻，脉弦滑。

处方：生黄芪 25g，郁金 10g，槲寄生 10g，苦参 15g，叶下珠 15g，枳壳 10g，炙首乌 15g，莪术 6g，三七 3g，女贞子 15g，丹参 15g，赤芍 20g。7 剂，两日 1 剂，水煎服。

【按】中医把腹胀列为单独一症，并把严重的腹胀归为鼓门里的气臌。过去曾认为风、痨、鼓、膈是中医内科的四大难症，但是这里所说的“鼓证”多指水臌、血臌、虫臌而言。另外，腹胀一症还不能与中医常说的“单腹胀”混为一谈，因为“单腹胀”往往是指水臌。肝炎所产生的腹胀如果兼有不定处的疼痛时还与中医“积聚门”里的“聚证”有关，因为中医学认为聚者无形，病在气分，胀痛没有定处，而且聚散无常。腹胀是肝炎常见的症状。按照发生病因，腹胀分为湿困腹胀、食积腹胀、气滞腹胀、脾虚腹胀、脾虚腹胀、停水腹胀六型。

案 22　曲某，男，39 岁，2004 年 7 月 30 日初诊。

主诉：慢性乙肝病史 12 年，肝功能异常 1 年余。

现病史：患者于 12 年前发现 HBsAg（+），ALT 正常，未予系统治疗。4 年前在我院复查时诊断为乙肝肝硬化，曾住院治疗，出院后予保肝药物治疗。两年前开始服用拉米夫定抗病毒治疗 1 年，后自觉无不适症状，化验肝功能

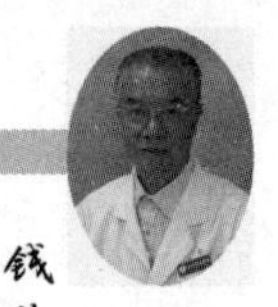

正常，HBV－DNA阴转，遂自行停药。停药后近1年内复查肝功能反复异常，近期化验示PTA 35%，ALT 19U/L，TBIL 37μmol/L，ALB 32.9g/L，CHE 1498U/L，CHO 1.61mg/dL，HBsAg（＋），HBeAg（＋），抗HBc（＋），YMDD变异（＋）。B超：肝硬化，少量腹水。刻下症见乏力，尿黄，食欲正常，大便成形、日两次，尿量3000mL/24h，寐可，舌淡暗，苔白，脉沉细小弦。

西医诊断：肝炎肝硬化（失代偿期，乙型）；腹水。

中医诊断：癥积；鼓胀。

辨证：气阴两虚，瘀毒阻络。

治法：益气柔肝，养阴解毒。

处方：生黄芪30g，槲寄生15g，叶下珠20g，女贞子15g，丹参15g，制鳖甲15g，穿山甲6g，郁金10g，水红花子12g，三七粉3g（冲服），苦参15g，白花蛇舌草20g，当归12g。14剂，两日1剂，水煎服。

8月13日二诊：舌质暗，苔白，脉沉滑数，面色晦暗，脉症同前。前方去当归，加生大黄3g，熟大黄3g，牡丹皮12g。14剂，水煎服。

11月19日三诊：乏力，饮食无味，目前有腹水，每日用氢氯噻嗪两次，每次2片。面色晦暗，大便溏，每日4次，小便1600mL/24h，舌淡边尖暗红，苔白厚，脉弦滑稍数。治以益气健脾，佐以凉肝。

处方：生黄芪45g，炒苍术10g，炒白术10g，茯苓20g，丹参20g，莪术6g，水红花子10g，藿香10g，鸡内金15g，郁金10g，苦参15g，赤芍20g，茵陈20g，干姜6g，黄连3g。14剂，两日1剂，水煎服。

【按】朱丹溪云：“治鼓胀，欲求速效，自取祸耳。”故治疗肝硬化腹水常需缓缓调治，如过用清热解毒，活血化瘀之剂，诛伐太过，则欲速不达，甚至加重病情。同时在选用滋阴药时，注意不要过于腻补，呆补，以防腻膈之弊。

案23　王某，男，50岁，2004年11月19日初诊。

主诉：肝病史21年，左上腹隐痛两周。

现病史：患者21年前在当地医院查HBsAg（＋），肝功能异常，自服保肝药物治疗，19年前在我院诊断慢性乙型肝炎，经住院治疗后好转，此后肝功反复异常，3年前曾服拉米夫定抗病毒治疗，4个月前因乏力、尿黄，在我院诊断为肝炎肝硬化（失代偿期，乙型）；腹水；上消化道出血；脾功能亢进。经治疗后好转。两周前出现左中腹疼痛，乏力，尿黄。查体神志欠清，腹部膨隆，腹水大量，双下肢水肿，扑翼样震颤（+）。化验 WBC $2.3 \times 10^9/L$，PLT $35 \times 10^9/L$，ALT 52U/L，TBIL 1.7mg/dL。刻下头晕、左上腹隐痛，舌质红，苔薄白，脉沉细。

西医诊断：肝炎肝硬化（失代偿期，乙型）；腹水；脾功能亢进；肝性脑病。

中医诊断：癥积；鼓胀。

辨证：肝肾阴虚。

治法：益气，养阴，软坚。

处方：生黄芪 45g，炙鳖甲 15g，丹参 20g，郁金 10g，莪术 6g，水红花子 10g，白花蛇舌草 30g，叶下珠 20g，当归 20g，白芍 15g，三七粉 3g（冲服），苦参 15g。14 剂，1 日 1 剂，水煎服。

12 月 3 日二诊：头晕，大便 1 日 2～3 次，苔薄白。

处方：生黄芪 45g，炙鳖甲 15g，丹参 20g，郁金 10g，莪术 6g，水红花子 10g，白花蛇舌草 30g，叶下珠 20g，当归 20g，白芍 15g，三七粉 3g（冲服），苦参 15g，牡丹皮 15g，赤芍 20g，半边莲 20g。14 剂，1 日 1 剂，水煎服。

12 月 17 日三诊：大便成形、日 1～2 次，头晕，乏力、口苦、肝区隐痛加重，尿黄。舌质红，苔薄白，脉沉细。

处方：生黄芪 45g，炙鳖甲 15g，丹参 20g，郁金 10g，莪术 6g，水红花子 10g，白花蛇舌草 30g，叶下珠 20g，当归 20g，陈皮 10g，清半夏 10g，葛根 15g，三七 3g，苦参 15g，牡丹皮 15g，赤芍 20g，半边莲 20g。14 剂，1 日 1 剂，水煎服。

12 月 31 日四诊：自觉大便不成形，食欲、睡眠可，肝区隐痛。舌质暗、苔厚白。化验检查：ALT 38U/L，AST 51U/L，TBIL 1.32mg/dL，NH_3 104μg/dL，大便常规正常。

处方：白芍 10g，淫羊藿 15g，紫珠草 15g，生黄芪 45g，炙鳖甲 15g，丹参 20g，郁金 10g，苦参 15g，莪术 6g，水红花子 10g，白花蛇舌草 30g，叶下珠 10g，当归 10g，三七粉 3g（冲服）。14 剂，1 日 1 剂，水煎服。

【按】肝性脑病多表现为神志不清，计算力差、定向力差、睡眠颠倒等，若病情较重者，可出现谵语、躁扰如狂等，其病机为湿热之邪窜入经络，蒙

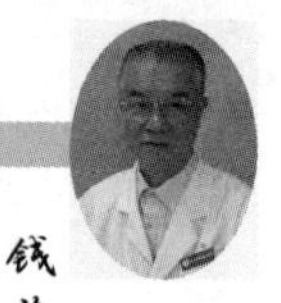

蔽心包等。薛生白所谓“湿邪夹风。风为木之气，风动则木张”。病在厥阴，寒热错杂，治法实则清利湿热，佐以开窍；虚则以滋阴为主。

案24　张某，女，54岁，2004年12月31日初诊。

主诉：肝病史23年，头晕3周。

现病史：肝病史23年，近3周头晕，乏力，大便溏，尿急，双下肢不肿，反复口周疱疹。舌暗，苔薄白，脉沉细、右沉滑。化验WBC 2×10^9/L，ALT 32U/L，TBIL 1.36mg/dL，ALB 42g/L，HBsAg（+），HBeAg（+），抗HBc（+），HBV－DNA 2.3×10^6copies/mL。

西医诊断：肝炎肝硬化（代偿期，乙型）。

中医诊断：癥积。

辨证：脾失健运。

治法：益气，健脾，软坚。

处方：生黄芪30g，白术10g，葛根15g，炒山药10g，炒白术10g，炒苍术10g，干姜6g，炒黄连3g，半夏曲10g，炙鳖甲15g，莪术6g，菟丝子15g，三七粉3g（冲服）。14剂，1日1剂，水煎服。

2005年1月28日二诊：头晕，乏力、腹胀好转，大便每日两次、成形，口周疱疹未复发。舌红，苔薄白，脉沉细。

处方：生黄芪45g，白术10g，葛根15g，炒山药15g，炒白术10g，炒苍术10g，干姜8g，炒黄连6g，半夏曲15g，炙鳖甲15g，莪术6g，菟丝子15g，三七粉3g（冲服）。14剂，1日1剂，水煎服。

3月18日三诊：头晕，乏力、腹胀好转。舌暗，苔白厚、有齿痕，脉沉细。

处方：生黄芪45g，白术10g，葛根15g，炒山药15g，炒白术10g，炒苍术10g，干姜8g，炒黄连6g，半夏曲15g，炙鳖甲15g，莪术6g，菟丝子15g，三七粉3g（冲服），煅瓦楞子10g（先煎），乌贼骨30g。14剂，1日1剂，水煎服。

4月22日四诊：反酸，尿少色黄，口周疱疹减少，偶尔头晕。舌暗，苔薄白，脉滑数。

处方：生黄芪50g，葛根15g，炒山药15g，干姜8g，炒川黄连6g，半夏曲12g，炙鳖甲15g，三七粉3g（冲服），瓦楞子30g（先煎），白芷3g，刀豆子30g，吴茱萸3g。14剂，1日1剂，水煎服。

【按】肝病传脾，古来有训，理肝实脾是指调理好脾胃，保护好胃气。中医历来重视脾胃功能，所谓“有胃气则生，无胃气则死”就是这个道理。对慢性肝炎来说，脾胃之气尤为重要。这是因为：①肝病首先会损伤脾脏。②脾是运化水湿的枢纽，脾强则湿邪可以很快地消除。③脾强不必忧虑“痰郁”的发生。④脾为后天之本，气血生化之源，脾强则不致过早地产生“气血虚”。理肝实脾法具体用于肝胃不和、肝脾不和证型，分别给予理肝和胃、理肝健脾治疗。口周疱疹结合患者症状，辨证在肝脾胃，治疗有效。

案25　赵某，男，57岁，2005年1月25日初诊。

主诉：慢性乙肝病史8年，双下肢水肿10天。

现病史：8年前体检时发现HBsAg（+），肝功能正常，未予治疗，11个月前出现乏力，食欲不振，肝功能异常，诊断为肝硬化，予以保肝治疗，效果不佳，两个月前在我院住院治疗，诊断为肝炎肝硬化（失代偿期，乙型），腹水，腹腔感染，予以保肝利尿等治疗好转。10天前出现双下肢水肿，查体：神志清，皮肤、巩膜轻度黄染，心肺（-），肝掌（+），腹膨隆，腹水征（+），双下肢水肿。化验PTA 57%，AFP 57ng/mL，WBC 3.5×10^9/L，PLT 46×10^9/L，ALT 159U/L，AST 162U/L，TBIL 2.39mg/dL，DBIL 0.91mg/dL，CHE 2472U/L，HBV-DNA 2.3×10^6copies/mL，HBsAg（+），抗HBc（+）。刻下口干口苦，能食而不欲食，双下肢浮肿，二便尚可，舌暗红、可见多处裂纹，苔少，脉弦细。

西医诊断：肝炎肝硬化（失代偿期，乙型）；腹水腹腔感染；酒精性肝病。

中医诊断：癥积；鼓胀；黄疸。

辨证：肝胆蕴热，脾胃阴伤。

治法：清肝胆郁热，益气养阴。

处方：茵陈30g（先煎），虎杖12g，沙参30g，天花粉30g，太子参15g，石斛30g，连皮苓30g，车前子15g，猪苓20g，泽兰30g，柴胡10g，郁金12g，焦三仙各10g，麦冬30g。7剂，两日1剂，水煎服。

4月15日二诊：口干，腿软，气短，食欲尚可，大便成形，双下肢浮肿，舌红略暗、有裂纹，脉沉弦、右脉沉细略数。辨证肝胆蕴热，脾胃气阴两伤。

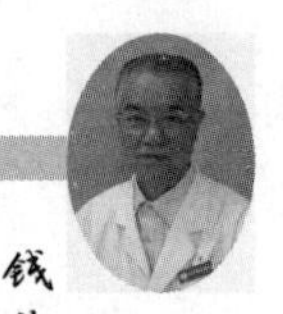

治以清肝胆热，补气养阴。

处方：沙参30g，麦冬15g，天冬15g，玉竹15g，石斛15g，水牛角10g，生黄芪100g，升麻10g，葛根15g，山茱萸12g，连翘15g。7剂，两日1剂，水煎服。

4月29日三诊：尿频，舌暗、少津液、有裂纹，苔薄白，脉滑数。化验ALT 51U/L，AST 62U/L，TB 2.1mg/dL，DB 0.77mg/dL，CHE 3076U/L，PTA 67%，WBC 3.3×10^9/L，PLT 41×10^9/L，HBV－DNA（－）。B超示肝硬化，脾大。辨证膀胱湿热阻滞，肾虚不固。治以补肾降火，除热利尿。

处方：川牛膝15g，冬葵子30g，炒知母10g，炒黄柏10g，熟地黄30g，山药12g，山茱萸12g，泽泻10g，茯苓10g，牡丹皮6g。7剂，两日1剂，水煎服。

【按】肝胆蕴热需用清肝凉血法。清肝是指肝脏有热需要清除。肝热有两种，一种是实热，即指湿热之热；一种是虚热，即指阴虚之热。湿热伤肝宜苦寒泻火，清肝凉血；虚热伤肝宜甘寒养阴，清肝凉血。实热多出现在疾病的早期，虚热多发生在病程的晚期，治疗用药截然不同，临床要详查细辨。该患者为肝胆蕴热属实热，但又有脾胃气阴两伤，苦寒药不能过用。其辨证思路清晰，理法方药明确。

原发性肝癌

原发性肝癌（HCC）是常见的恶性肿瘤，多发生在慢性肝炎或肝硬化基础上，由于我国是慢性乙型肝炎的高发区，所以在此基础上发生的HCC近年来发病率有逐渐增高的趋势。HCC是恶性程度极高，预后极差的恶性肿瘤，全世界约半数HCC患者集中在我国，居恶性肿瘤病死率的第二位。中医药在HCC的治疗中可以发挥很大的作用。

HCC目前以西医治疗为主，分析西医治疗的优势和存在的问题可以为HCC的中医治疗准确定位，并能充分发挥中西医结合治疗的最大效益。现代医学对HCC的诊断治疗近年取得了较大的进展，但总体发病率和病死率尚无明显改观，进一步提高疗效仍面临严峻挑战。肝癌的早期诊断和治疗是提高疗效的关键，通过对高危人群的定期筛查，及时发现和诊断早期病例至关重要。早期肝癌切除术是目前肝癌治疗最有效的根治性手段。肝癌的手术治疗包括肝癌切除术及肝移植术，非手术治疗包括肝动脉化疗栓塞、瘤内注射、射频消融、微波固化、激光热疗、高强度聚焦超声、氩氦刀冷冻治疗等微创治疗，主要用于不能手术切除的肝癌。

中医药治疗 HCC 的优势有以下几方面：①费用低：中药价格低廉，费用远远低于手术及微创治疗，特别适合中低收入人群。②辨证论治：中医的辨证论治能够最大限度地发挥个体化治疗优势。中医药治疗可以改善患者的肝功能，减少介入治疗的副作用，为患者耐受多次介入治疗创造条件和机会，减少转移，提高生命质量。肝癌晚期患者往往已合并肝外转移，丧失各种治疗机会，中医药治疗可以起到消退腹水、提高食欲、增强体力、提高免疫力、减少并发症、改善生活质量和延长生存时间的作用。

肝癌相当于中医学的“癥积”“鼓胀”范畴。钱英认为，肝癌的病因病机多因久病正虚，脾虚失于运化，致元气亏虚，络脉不通，痰浊瘀血邪毒结聚不散，进一步阻塞经络气血运行，影响脏腑运化，导致郁而化热。病机特点是虚寒为本，郁热为标。脏腑以脾肾为主，可影响到其余三脏的病变。从临床上看，早期肝癌基本无明显不适，这是因为脾肾阳虚，元气亏虚，邪气初结，此时的重点在于正虚。肝癌中期，肿瘤体积逐渐增大，消化症状、压迫症状逐渐突出，再加上各种治疗对人体正气的损伤，正虚邪实明显，所以症状比较突出。肝癌后期肿瘤体积逐渐增大，压迫症状逐渐增多，气血郁而不行，化热较多，正虚也较甚。

典型病案

案1　李某，女，50岁，2008年10月10日初诊。

主诉：肝病史20余年，发现肝癌两年余。

现病史：患者于20余年前体检发现乙肝，肝功能正常，未予系统治疗。后间断复查肝功能大致正常，故未予系统治疗。两年多前复查诊断为原发性肝癌，于上海某医院行肝癌切除术，术后病情尚平稳，后因肝癌复发，近两年内反复行化疗栓塞术（TACE）治疗5次，射频治疗两次。近期化验肝功能正常，目前服用恩替卡韦抗乙肝病毒治疗。刻下诉偶尔口干，大便稍干，舌暗，苔薄黄，舌下静脉呈结节状，脉沉细无力。

西医诊断：原发性肝癌。

中医诊断：癥积。

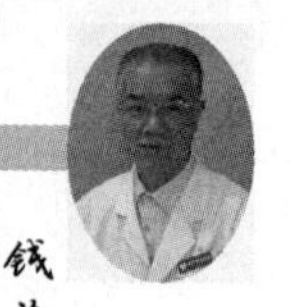

辨证：肝郁血瘀，兼有郁热。

治法：温阳活血，兼清郁热。

处方：柴胡桂枝干姜汤合升降散加减。柴胡15g，桂枝6g，干姜10g，天花粉15g，黄芩6g，生牡蛎30g（先煎），炙甘草10g，当归20g，生地黄20g，北沙参15g，鬼箭羽15g。14剂，1日1剂，水煎服。

10月24日二诊：诉夜寐差，舌苔根部厚，舌下静脉结节状，脉沉细。血常规检查白细胞较前略有下降。治以交通心肾。前方去沙参，加枣仁20g，黄连3g，肉桂6g。14剂，服法同前。

11月21日三诊：尿频，小便清长，夜尿3次，大便隔日1次，舌质暗，舌根薄黄，脉沉细。空腹血糖6.82mmol/L。

处方：槲寄生30g，鬼箭羽15g，大黄6g，姜黄10g，僵蚕6g，生黄芪30g，蝉蜕3g，郁金10g，丹参15g，莪术6g。14剂，1日1剂，水煎服。

12月19日四诊：自诉腿痛，大便急迫，先干后溏，肝癌复查影像同6月15日结果。前方加狗脊15g，枸杞子12g，菟丝子15g，仙茅6g。14剂，1日1剂，水煎服。

患者依法调治近两年，迄今肿瘤无复发，肝功能正常，HBV－DNA化验阴性，患者亦无明显不适。期间治法总于健脾、补肾、疏肝、解毒、清郁热、通络等加减出入。

【按】钱英治疗原发性肝癌强调健脾补肾以治其本，盖因癥积多起于虚损，即所谓“虚损生积”。肝癌患者多反复接受介入栓塞及射频等治疗，其多损伤正气，故钱英治疗肝癌首重扶正治本。人患肝癌后，无不情绪抑郁，肝郁则易生郁热，故疏肝及清透郁热之法虽为治标之法，不可不重视。肝癌病程较久，伤风外感、饮食积聚等症在所难免，轻则随症治之，重则如仲景所言，“先治其卒病，后乃治其痼疾”。总之，肝癌的治疗要尽量避免过度治疗，即徐灵胎所谓“重药伤正，速之死耳”。

案2　刘某，女，63岁，2008年10月10日初诊。

主诉：肝病史10余年，发现肝癌1年半。

现病史：患者于10余年前因腹胀、乏力等不适在我院就诊，诊断为肝硬化，并住院治疗，后病情反复加重，多次在我院住院并长期门诊治疗。1年半前住院时诊断为原发性肝癌，已无外科切除机会，遂接受介入治疗，迄今共行 TACE 治疗 7 次，射频治疗 3 次。刻下诉头晕，胃脘痛，舌痛，手脚小关节僵硬，舌暗红，苔薄白，舌下静脉结节，脉沉弦数。血压 140/90mmHg。

西医诊断：原发性肝癌。

中医诊断：癥积。

辨证：肝气虚损，毒瘀阻络。

治法：益气解毒。

处方：桑枝 15g，野菊花 12g，生杜仲 15g，生黄芪 15g，槲寄生 30g，女贞子 15g，金樱子 10g，苦参 6g，白花蛇舌草 30g，莪术 6g，丹参 15g，郁金 10g，赤芍 15g，水红花子 6g。14 剂，1 日 1 剂，水煎服。

10 月 24 日二诊：近日患外感，刻下鼻塞，喷嚏，口干，舌暗红，脉沉细数。治以加强凉血活血。前方去水红花子、桑枝，丹参、赤芍均改为 30g，加忍冬藤 30g。14 剂，两日 1 剂，水煎服。

11 月 21 日三诊：周身关节痛，晨起浮肿，乏力，脉弦数。近日复查示 AFP 49ng/mL，TB 25.8μmol/L，WBC 3.7×10^9/L。上方去金樱子、女贞子，加牡丹皮 10g，刘寄奴 12g。14 剂，两日 1 剂，水煎服。

12 月 19 日四诊：无明显不适，大便 1 日两次，略口干，舌暗红，苔薄白，舌下静脉结节，脉沉细弦数。化验示 WBC 3.0×10^9/L，PLT 93×10^9/L。

处方：生黄芪 20g，槲寄生 20g，叶下珠 20g，丹参 20g，莪术 6g，苦参 8g，郁金 10g，白花蛇舌草 20g，白英 10g，龙葵 12g，马鞭草 15g，赤芍 20g，三七粉 6g（冲服）。14 剂，两日 1 剂，水煎服。

2009 年 2 月 20 日五诊：口干而黏，晨起颜面浮肿，大便先干后溏，舌红，舌下络脉粗，脉弦滑数。化验示 AFP 49.86μg/mL，AST 44.5U/L，TBIL 22μmol/L，WBC 3.8×10^9/L。前方去马鞭草、龙葵，加生薏苡仁 30g。14 剂，两日 1 剂，水煎服。

3 月 20 日六诊：舌暗红，脉弦滑。化验示 WBC 3.4×10^9/L，AFP 31ng/mL。前方加牡丹皮 15g，栀子 6g。14 剂，两日 1 剂，水煎服。

4 月 17 日七诊：诉劳累后腿肿，手胀，乏力，矢气频频，时欲大便，口干不思饮，眼涩。复查示 AST 52.3U/L，TBIL 26.3μmol/L，AFP 28μg/mL。此乃脾失运化，清气下陷。治法宗李东垣补中益气、泻阴火、升阳气之法。

处方：生黄芪 30g，升麻 10g，柴胡 10g，党参 15g，白术 15g，陈皮 10g，当归 12g，防风 10g，葛根 15g，黄连 6g，姜黄 10g，熟大黄 6g，僵蚕 6g，蝉

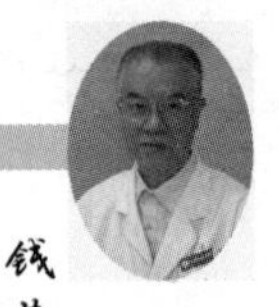

蜕 3g。14 剂，两日 1 剂，水煎服。

药后诸症好转，后加减调治至 2010 年 6 月，病情尚稳定，肝癌无复发。

【按】 该患者性情抑郁，每次复查化验检查指标有轻度异常便心情抑郁。肝郁化热，亦多犯脾，故肝火兼脾虚为主要病机，此案治疗 1 年余，在清肝解毒与健脾益气之间权衡，病情稳定。

案 3　刘某，男，55 岁，2009 年 11 月 6 日初诊。

主诉：乙肝病史 30 余年，腹胀、下肢浮肿 3 个多月。

现病史：患者发现慢性乙型肝炎 30 余年，未系统治疗，1 年前因肝功能异常就诊，门诊检查乙肝病毒复制活跃，开始给予替比夫定抗病毒治疗。近 3 个多月出现明显腹胀、伴双下肢重度浮肿，遂入住我院。经检查诊断为巨块型肝癌，已丧失外科手术及介入治疗机会，给予保肝、利尿、抗病毒及对症治疗。刻下腹胀如鼓，腿肿如泥，乏力，盗汗，难以入睡。舌暗红，苔根灰腻，舌下静脉长，脉沉弦数。化验 AST 86U/L，TBIL 27.9μmol/L，BUN 10.4mmol/L，24 小时尿量约 1600mL，ALP 25.8U/L，AFP 298.3μg/mL。

西医诊断：原发性肝癌（硬化型，乙型）；腹水；腹腔感染；肝肾综合征。

中医诊断：鼓胀。

辨证：气阴两虚，毒瘀阻络。

治法：益气柔肝解毒，佐以通络。

处方：生黄芪 30g，女贞子 15g，炙鳖甲 15g，穿山甲 6g，槲寄生 20g，莪术 6g，苦参 6g，水红花子 5g，焦四仙各 10g，炒枳实 10g，莱菔子 15g，丹参 20g，三七粉 6g（冲服）。14 剂，1 日 1 剂，水煎服。另予木香槟榔丸 6g，每日两次口服。

11 月 20 日二诊：腹胀缓解，腿肿同前，入睡可，盗汗减，大便日 1 次，舌暗红，舌下静脉结节，脉弦滑数。腹腔穿刺示血性腹水，复查血 BUN 10.52mmol/L。上方去鳖甲、苦参，加紫菀 15g，桔梗 15g，仙鹤草 15g，西洋参 15g。14 剂，1 日 1 剂，水煎服。

【按】 患者病史较久，未予重视且失于调摄，故确诊为原发性肝癌晚期。癥积阻塞脉络，血瘀水停，郁而化热成毒，势成关格，救治颇难，只可治其标而已。

鼓胀重症，气化失司，肝脏已坚硬如石，收效颇难。但前方已见小效，出自意外。加紫菀、桔梗为宣肺利水法，因肺为水之上源，且肺主一身之气机，故肃肺可助水气下行。苦参虽能解毒，但恐伤肾，故去之。鳖甲虽能软坚，但肝癌坚硬如石，非鳖甲所能治，故减去。加西洋参以益气，仙鹤草又名脱力草，能治劳力伤损之病，此药颇平和，正合肝癌晚期虚损之体。

案4　张某，男，70岁，2009年10月9日初诊。

主诉：乙肝病史10年余。

现病史：乙肝病史10年余，诊断肝硬化腹水近1年，酒精性肝病，多囊肝，多囊肾，目前诊断原发性肝癌，已丧失外科手术及介入治疗机会。且患者有冠心病，病窦综合征，因心动过缓，故头晕、喘憋，心悸。2009年9月7日查AFP 43.84μg/mL，WBC 2.15×10^9/L，PLT 30×10^9/L，HB 83g/L，ALT 12.4U/L，AST 40.3U/L，TBIL 34.4μmol/L，ALB 35.9g/L，CHE 2960U/L，PTA 64%。刻下诉头晕，乏力，大便不畅，便意频频，唯排矢气，下肢浮肿，肌肤甲错，舌质红，少苔，舌下静脉可。2009年5月开始服用恩替卡韦抗病毒治疗。

西医诊断：原发性肝癌；腹水；冠心病；病态窦房结综合征。

中医诊断：鼓胀。

辨证：肝阳虚损，经络淤滞。

治法：益气通阳柔肝。

处方：当归四逆汤加味。生黄芪30g，桂枝10g，白芍20g，炙甘草10g，细辛3g，通草6g，附子10g（先煎），红景天15g，当归12g，莪术6g。14剂，1日1剂，水煎服。另予大黄䗪虫丸，10粒，每日3次口服。

11月20日二诊：药后腹胀减，仍头晕、心慌，大便日3～4次，便溏，口渴，寐可，脉弦细结代。

处方：炙甘草汤。桂枝15g，西洋参10g，干姜15g，麦冬40g，生地黄30g，阿胶珠15g，大枣15g，火麻仁10g，炙甘草15g。14剂，1日1剂，水煎服。

12月14日三诊：药后诸症大减，无明显不适，继守前方。

【按】 初诊用当归四逆汤与黄芪建中汤合方加减，均为桂枝汤类方，正合《难经》“损其心者调其营卫之意”。《金匮要略》曰：“五劳虚极羸瘦，腹满

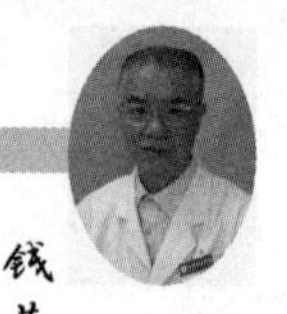

不能饮食，食伤、忧伤、饮伤、房室伤、饥伤、劳伤、经络营卫气伤，内有干血，肌肤甲错，两目黯黑。缓中补虚，大黄䗪虫丸主之。”本案病情与方证相合，故予大黄䗪虫丸治疗。《金匮要略》方后注“炼蜜和丸小豆大，酒饮服五丸，日三服”。目前，大黄䗪虫丸为治疗肝纤维化常用之药，标准用量为每次6g，每日3次。若大于原方用量数十倍，则变缓调之方为攻下之剂，疗效不明显，且可增加副作用。治疗肝硬化仍以遵原量为是。

《伤寒论》云“脉结代，心动悸，炙甘草汤主之”。方证相合，故用原方而收显效。仲景之言，信不诬也。患者年逾古稀，患原发性肝癌晚期，合并大量腹水，且有冠心病，病窦综合征，预后极差，治疗非常困难，钱英用经方炙甘草汤原方，不但病窦综合征得以控制，腹水也明显好转。

案5　英某，男，48岁，2009年9月11日初诊。

主诉：乙肝病史20余年，反复呕血5年余。

现病史：患者20多年前体检发现乙肝，间断中药治疗，效果欠佳，病情进行性加重，5年前诊断为肝硬化，失代偿期，反复住院治疗，其间多次发生上消化道出血。两年前诊断为原发性肝癌，经介入治疗5次，近两年仍反复上消化道出血，为求中药降低门脉高压就诊。近期化验示TBIL 34μmol/L，WBC 3.47×10^9/L。刻下诉肝区隐痛，夜寐多梦，余无明显不适，舌暗胖大，苔白，脉滑数。

西医诊断：肝炎肝硬化。

中医诊断：癥瘕。

辨证：热入营血。

治法：凉血柔肝解毒。

处方：犀角地黄汤加减。生地黄20g，牡丹皮15g，大黄炭10g，赤芍20g，丹参15g，莪术6g，水红花子5g，炙鳖甲15g，穿山甲6g，仙鹤草30g，藕节12g，半枝莲15g。14剂，1日1剂，水煎服。

10月9日二诊：无明显不适，大便日两次，尚成形，近日感腹胀，昨夜胃脘痛。舌质暗，苔心黄腻，脉沉小滑略数。

处方：泻心汤合三仁汤加减。炙鳖甲15g，穿山甲6g，大黄炭10g，黄连6g，生薏苡仁30g，炒薏苡仁30g，杏仁10g，白豆蔻6g，焦四仙各10g，半夏曲12g，甘草6g，三七粉6g（冲服），仙鹤草30g。14剂，1日1剂，水煎服。

11月6日三诊：无明显不适，面色暗黄，心忧惧不安，舌胖，苔根黄厚腻，脉沉滑数。复查TBIL 38μmol/L，ALT 40.8U/L，WBC $3.9\times10^9/L$，PLT $90\times10^9/L$。

处方：大黄炭改生大黄6g，加瓦楞子30g（先煎）。14剂，1日1剂，水煎服。

12月18日四诊：口干苦，后半夜尤甚，舌暗胖，苔薄白，脉滑偏数。胃镜示食管静脉中度曲张，化验WBC $3.23\times10^9/L$，PLT $98\times10^9/L$，TBIL 32.5μmol/L，GLU 6.4mmol/L。加强清肝热，养胃阴。上方加生熟大黄各6g，石斛20g，知母10g，胆草炭8g。14剂，1日1剂，水煎服。

2010年1月22日五诊：诉口干苦，眼涩，手热，腹部拘急不适，两胁胀痛，舌胖大而暗，苔薄白腻，脉沉细弦。半月前复查WBC $3.18\times10^9/L$，PLT $87\times10^9/L$，TB 34.4μmol/L。治以升阳，散火，化瘀。

处方：生黄芪30g，党参15g，粉甘草10g，炒白术12g，陈皮10g，升麻9g，柴胡10g，羌活9g，防风9g，藏红花1g，黄连6g，当归12g。14剂，1日1剂，水煎服。

2月26日六诊：面色暗黑，鼻柱色夭，肝区隐痛，大小鱼际暗红，舌胖大色红，苔黄腻，脉沉弦缓。上方加牡丹皮15g，白芍18g，川芎10g。14剂，1日1剂，水煎服。

肝癌为难治之病，迁延至此，半年余未发生上消化道出血等并发症，也未住院治疗，为数年来最佳状态，但仍需缓缓调治。后随访病情稳定。

【按】初诊用犀角地黄汤加减凉血解毒为治本之法，犀角目前禁用，多用水牛角代替。水牛角味劣，又需长时间煎煮，颇为不便。症轻者加大黄通下，仿仲景大黄黄连泻心汤法。犀角地黄汤方虽对证，但略显寒凉，易伤中焦阳气，故二诊增胃痛、腹胀，改大黄黄连泻心汤，加三仁汤化湿兼消导，较前方更为平和。经云："寒之而热者取之阴"，前方屡用清热凉血而脉仍滑数，乃阴不制阳也。故四诊加知母、石斛以养阴，加龙胆草者，实则泻其子也，心火亢盛则泻肝火，用炭则平和而不败胃，且有止血之效。五诊时屡经清热凉血等法而热象已大减，但太阴虚寒之象渐露，手热、腹部拘急不适、脉沉细弦等为小建中汤证，舌胖大而暗等为寒湿之象，故拟升阳散火汤以复中气。加牡丹皮、白芍、川芎等和血入升阳散火汤中，亦仿小建中汤法。患者脾败之象已显，故远期预后不佳。

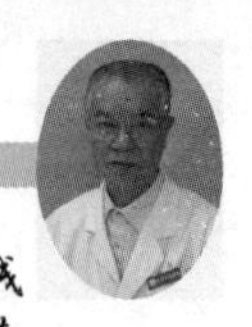

案6　陈某，男，56岁，2009年3月6日初诊。

主诉：发现肝癌两年余。

现病史：患者两年前发现肝癌，已丧失外科手术切除机会，遂行介入治疗，曾行TACE治疗7次，射频治疗10余次，目前肝功能正常。刻下面色萎黄，口干思饮，肝区不适，二便可，舌暗红胖大，苔白干，舌下静脉增粗，脉沉弦滑。

西医诊断：原发性肝癌。

中医诊断：肝积。

辨证：肝火湿毒。

治法：清肝凉血，利湿解毒。

处方：丹参20g，莪术6g，苦参10g，生黄芪30g，土茯苓30g，郁金10g，槲寄生30g，水红花子10g，白花蛇舌草30g，半枝莲30g，叶下珠30g。14剂，两日1剂，水煎服。

4月3日二诊：诉身痒，舌干红少津液，苔薄白，脉沉小滑数。治仿王孟英清解法。前方加瓜蒌30g，炒栀子10g。14剂，两日1剂，水煎服。

5月8日三诊：诉口干，身痒，皮肤多处搔痕，不耐疲劳，便略溏，尿黄，舌紫暗、胖大、有裂纹，苔干白，舌下静脉粗长，脉小滑略数。化验TBIL 28.1μmol/L，尿酸（UA）465.1μmol/L，GLU 7.63mmol/L，AFP 12ng/mL，HBV－DNA（－）。上方去叶下珠，加白鲜皮15g，地肤子12g，凌霄花15g。14剂，两日1剂，水煎服。

药后皮肤瘙痒症状有所缓解，但未能根除。

【按】临床所见，部分肝癌患者可出现皮肤瘙痒，甚至导致坐立不安，寝食难宁，一般属肝癌晚期的表现。中医学认为，瘙痒大多因湿热蕴于肌肤，或血虚肝旺，生风化燥，肌肤失养或肝胆湿热下注等所致。西医学认为，肝胆疾病可引起皮肤中胆盐、胆汁、尿素或其他代谢产物增多，从而引起皮肤瘙痒。部分患者因黄疸导致，但无黄疸者也可出现皮肤瘙痒，此时为正虚邪实，很难根治，若对症或可缓解。

案7　王某，男，60岁，2009年3月20日初诊。

主诉：肝病史10余年，肝癌病史两年余。

现病史：患者10余年前发现乙肝，但未予重视，且患者素嗜酒，于两年多前复查诊断为肝癌，间断行TACE治疗8次。刻下瘙痒难以入寐，大便不畅，尿黄，纳差，面色晦暗，舌质暗红，苔少，脉弦滑。3月19日化验ALT 50.1U/L，AST 153.6U/L，TB 54.8μmol/L，GGT 273.7U/L，GLU 6.21mmol/L，CHE 1080U/L。

西医诊断：原发性肝癌。

中医诊断：癥积。

辨证：肝经郁热，血虚风动。

治法：养血息风，清透郁热。

处方：地肤子20g，白鲜皮15g，蝉蜕10g，僵蚕10g，赤芍20g，白芍20g，川芎10g，大黄6g，当归15g，姜黄10g，生地黄30g，凌霄花15g，白蒺藜15g。14剂，1日1剂，水煎服。

4月3日二诊：仍诉身痒，不寐。复查ALT 166.7U/L，AST 388.3U/L，TB 35.1μmol/L，γ-GT 412.6U/L，WBC 9.86×10^9/L，PLT 331×10^9/L，CHE 1506U/L。上方去白蒺藜、白芍、地肤子、白鲜皮，加生地黄30g，连翘15g，败酱草20g，草河车30g，栀子10g。14剂，1日1剂，水煎服。

4月17日三诊：仍瘙痒难以入寐，纳可，夜间大便2～3次、便畅，舌暗紫，苔白，脉弦缓。化验示WBC 9.6×10^9/L，N 26%，ALT 130.4U/L，AST 266.7U/L，TB 40.7μmol/L。治以养心安神。

处方：生白术30g，生黄芪30g，当归15g，党参20g，炙甘草15g，茯苓15g，枣仁30g，五味子15g，远志10g，刘寄奴30g，乌梅15g，白芍30g，夏枯草15g。14剂，1日1剂，水煎服。

5月8日四诊：药后诸症略减，复查AFP 3446μg/mL，ALT 88.6U/L，AST 259.4U/L，TB 40.5μmol/L，γ-GT 377.2U/L，CHE 2386U/L。

处方：生地黄20g，元参20g，牡丹皮15g，栀子10g，大黄6g，姜黄10g，蝉蜕6g，僵蚕6g，赤芍30g，水牛角片30g，连翘15g，莲子心6g。14剂，1日1剂，水煎服。

【按】经云“诸痛痒疮，皆属于心”。肝癌晚期可出现胁痛、腹痛、身痒等症，辨证多以热象为主。大抵皆为癥积阻塞脉络，气血运行不畅，蕴而化热，兼有肝肾阴虚。肝经郁热再与湿浊、食积等相夹杂，则如油入面，治疗诚难。李东垣曰“火与元气不两立，一胜则一负”，故热邪除灼伤肝肾之阴

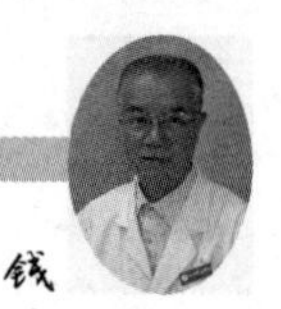

外，更可伤及元气，致周身困乏等症。病机复杂，但若能着眼于“诸痛痒疮，皆属于心”，从火热论治，则或可减轻症状，尚需兼顾湿浊、宿食等因素，王孟英最善治疗火热证，其“清解之法”颇可参。

案 8　陈某，男，54 岁，2009 年 3 月 20 日初诊。

主诉：乙肝病史 30 年，肝癌病史两年。

现病史：30 年前献血时发现乙肝，未予重视，未系统治疗。两年前复查诊断为原发性肝癌，目前行 TACE 6 次及射频治疗两次，AFP 持续低水平，肝功能尚可。目前服用恩替卡韦抗病毒治疗，并注射白介素－2 调节免疫。射频术后肝区疼痛 3 月余，刻下兼有乏力，纳呆，大便干，睡眠可。舌胖，苔薄白，舌下静脉结节，脉滑数。

西医诊断：原发性肝癌。

中医诊断：癥积。

辨证：脾失健运，毒瘀阻络。

治法：健脾消食，解毒通络。

处方：槲寄生 30g，生黄芪 30g，生稻芽 15g，白梅花 6g，水红花子 12g，苦参 6g，莪术 6g，生地黄 30g，白花蛇舌草 30g。14 剂，1 日 1 剂，水煎服。

4 月 3 日二诊：仍肝区隐痛，唇色暗红，眼干，纳差，乏力，大便畅，舌暗红，较胖大，苔薄白，舌下静脉结节，脉滑数。前方加生蒲黄 10g，五灵脂 10g，没药 6g，菊花 10g，女贞子 15g，血竭 3g，大黄 6g。14 剂，两日 1 剂，水煎服。

5 月 8 日三诊：腿软乏力，胁痛连背胀痛，腹胀脘痞，尿黄，大便溏，舌质胖大紫暗。上方去白梅花、生稻芽、菊花、没药，加云茯苓 20g，白芍 15g，当归 10g，泽泻 15g，延胡索 10g。14 剂，服法同前。

6 月 12 日四诊：肝区刺痛，其余诸症好转。复查 TBIL 32μmol/L，AFP（－）。血 NH_3 166μmol/L，PLT 80×10^9/L。前方去泽泻，加石菖蒲 10g，郁金 10g，茵陈 60g。14 剂，服法同前。

7 月 10 日五诊：复查 CT 发现肝癌新发病灶，肝区疼痛，偶有针刺样疼痛，右背部胀痛，大便日 1 次，腿软。血氨 160μmol/L，舌暗红胖大，苔薄黄，脉沉滑。前方去大黄炭、云茯苓、当归，加水红花子 5g，生大黄 10g，丹参 20g，半枝莲 30g。14 剂，两日 1 剂，水煎服。

8 月 7 日六诊：乏力，大便两日一行、不畅，舌苔薄黄，脉弦滑。复查血常规 WBC $3.5\times10^9/L$，PLT $75\times10^9/L$。前方去五灵脂、蒲黄，加三七 6g。14 剂，两日 1 剂水煎服。

9 月 11 日七诊：肝区胀痛，乏力，自觉“上火”，两目干涩，视物欠清 1 年余，舌暗红胖大，苔白略黄，脉滑数。前方去茵陈，加延胡索 10g，没药 10g。14 剂，两日 1 剂，水煎服。

10 月 9 日八诊：肝区仍痛，偶有乏力，自觉记忆力差，脉滑数有力。

处方：生黄芪 20g，槲寄生 20g，郁金 10g，莪术 6g，水红花子 5g，丹参 20g，白花蛇舌草 20g，苦参 6g。14 剂，两日 1 剂，水煎服。

2010 年 1 月 22 日九诊：诉口苦，口臭，腿外侧瘙痒，大便 1～2 日一行，尿黄，舌边紫暗，舌下静脉结节，脉滑大。空腹 GLU 7.56mmol/L。

处方：柴胡 10g，大黄 10g，枳实 10g，黄芩 12g，清半夏 10g，赤芍 15g，白芍 15g，知母 10g，生石膏 30g，粉甘草 10g，丹参 20g。14 剂，两日 1 剂，水煎服。

【按】少阳、阳明合病，口苦、口臭为湿热阻于中焦，枢机不利，腑气不畅，腿外侧为少阳经皮部，故予大柴胡汤、白虎汤合方。患者服后诸症缓解，后加减调治，病情平稳，未复发。《金匮要略》曰：“血不利则为水。”又云：“妇人腹中诸疾痛，当归芍药散主之。”故取法当归芍药散之意，虽为男子，病机相同。用药后患者症状改善，病情稳定。

案 9　李某，男，47 岁，2009 年 3 月 20 日初诊。

主诉：乙肝病史 30 余年，肝癌病史 4 年余。

现病史：患者有乙肝病史 30 余年，既往未予系统治疗，发现肝癌 4 年余，之后行射频治疗，1 年余前复发后行肝癌切除术，半年前开始服用索拉非尼，前后共行 TACE 治疗 9 次，射频治疗两次。目前肝癌有复发趋势，化验示 AFP 1659.73ng/mL，WBC $2.68\times10^9/L$，PLT $84\times10^9/L$，PTA 104%，ALT 79.6U/L，AST 61.6U/L，GGT 153U/L，CHE 8061U/L，CHOL 3.48mmol/L。刻下诉大便溏、日 2～3 次，面赤，舌质暗，苔薄白，脉滑数。

西医诊断：原发性肝癌。

中医诊断：癥积。

辨证：毒瘀阻络。

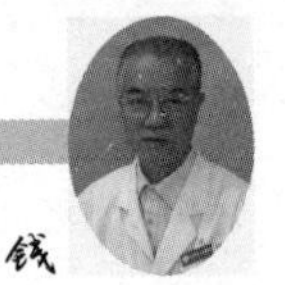

治法：凉血化瘀，解毒助阳。

处方：参苓白术散合槲芪散加减。生黄芪20g，槲寄生30g，女贞子15g，莪术6g，丹参15g，赤芍15g，牡丹皮15g，白花蛇舌草30g，半枝莲20g，白英15g，炒山药15g，炒白扁豆15g，龙葵10g，蛇莓15g。14剂，1日1剂，水煎服。

4月7日二诊：腹泻1日3次，水样便，嗳腐吞酸，AFP 1497ng/mL，HBV－DNA（－），白细胞少，血小板低，舌质紫，苔白，脉弦略滑。

处方：香砂六君子汤加味。清半夏15g，陈皮10g，茯苓30g，广木香6g，砂仁6g，党参15g，炒白术15g，炙甘草15g，黄连3g，公丁香6g。14剂，两日1剂，水煎服。

【按】 腹泻为服用索拉菲尼之副作用。患者服前方后腹泻略好转，体力略增。索拉菲尼具有抑制肿瘤细胞增生和抑制血管生成的作用机制，临床研究表明，索拉菲尼能够一定程度上预防肝癌的复发和转移。因此术后或射频消融后3~5周的肝癌患者可以接受索拉菲尼的治疗。但此药具有一定的副作用，索拉非尼引起的常见不良反应有皮疹、腹泻、血压升高，以及手掌或足底部发红、疼痛、肿胀或出现水疱。临床最常见与治疗有关的不良反应有腹泻、皮疹、脱屑、疲劳、手足部皮肤反应、脱发、恶心、呕吐、瘙痒、高血压和食欲减退。故此案为病药，非病病也。

案10　张某，男，56岁，2009年1月9日初诊。

主诉：乙肝病史10余年，肝癌切除术后1年余。

现病史：患者10多年前发现乙肝，未系统治疗。1年多前发现肝癌，行肝癌切除术，目前肝功能正常，血常规正常。刻下诉午后腹胀，肝区胀痛，二便调，舌质红，苔薄白。

西医诊断：原发性肝癌。

中医诊断：癥积。

辨证：毒瘀阻络。

治法：化瘀清热解毒。

处方：丹参15g，莪术6g，生黄芪20g，槲寄生30g，莲子心3g，白花蛇舌草20g，半枝莲15g，灯心草3g，叶下珠20g，龙葵15g，通草3g，沉香面3g（兑入）。14剂，两日1剂，水煎服。

2月6日二诊：睡眠较前好转，午后腹胀，劳累后肝区胀痛，手抖，瞤动。舌暗红，脉弦滑。B超示肝右叶11mm×11mm强光团，边界清，周围回声增强，性质待定。上方去灯心草、通草，白花蛇舌草加至30g，叶下珠加至30g，加苦参6g，郁金10g。14剂，两日1剂，水煎服。

3月6日三诊：近期行射频治疗，肝区疼痛。舌苔薄白，舌下静脉分支，脉弦滑。上方去半枝莲，加半边莲15g，土茯苓20g，赤芍15g。14剂，两日1剂，水煎服。

4月3日四诊：近期介入术后腹胀，矢气频，寐差，大便1日两次，舌暗，苔白，舌下静脉结节，脉沉细弦。上方加川厚朴10g，大腹皮10g，焦槟榔10g。14剂。两日1剂，水煎服。

5月8日五诊：腹胀，矢气，夜寐欠佳，口疮，纳可，舌暗红，苔根白，舌下静脉粗，脉沉细。

处方：生黄芪30g，槲寄生20g，丹参20g，莪术6g，叶下珠20g，枣仁20g，郁金10g，苦参6g，乌药10g，沉香3g，水红花子10g。14剂，两日1剂，水煎服。

6月26日六诊：面色萎黄，腹胀，矢气，口疮已愈。舌暗，苔薄水滑，舌下静脉根部有结节，脉弦滑。前方加丹参15g，枣仁20g。14剂，两日1剂，水煎服。

10月9日七诊：1个月前再次行介入治疗，刻下午后略腹胀，晨起便溏，日1次。舌暗，舌下静脉粗黑，脉沉细弱。前方加莪术6g。14剂，水煎服。两日1剂，水煎服。

11月6日八诊：脘腹胀满，午后为甚，二便可，便略溏，寐可，舌质暗，苔薄白水滑，脉沉滑。前方去甘草、枣仁、党参，加龙葵10g，水红花子5g，马鞭草15g。14剂，两日1剂，水煎服。

12月18日九诊：刻下无明显不适，复查示血常规正常，HBV-DNA正常，肝功能正常，GLU 6.23 mmol/L。舌暗红，苔薄白，脉滑数。前方去龙葵、马鞭草，加半枝莲15g，白花蛇舌草30g。

2010年1月22日十诊：无明显不适，病情稳定，下午三点后体力略差，舌质暗水滑，舌下静脉分叉，脉沉滑。

处方：炒白术20g，丹参15g，莪术6g，法半夏15g，干姜15g，附子15g（先煎），郁金10g，陈皮10g，水红花子5g，白花蛇舌草30g，半枝莲15g，

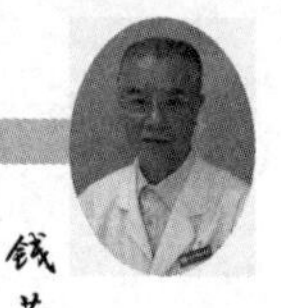

肉桂10g，云茯苓30g，生牡蛎30g（先煎）。14剂，两日1剂，水煎服。

2月26日十一诊：刻下肝区不适，便溏，舌下静脉粗，延长，舌质暗，脉小滑。2月3日复查肝功能、血常规正常。治以扶正为主，温阳健脾，佐以消痞。

处方：白术20g，干姜15g，附子15g（先煎），陈皮10g，法半夏15g，莪术6g，水红花子5g，云茯苓30g，肉桂10g，生牡蛎30g，红参5g，泽兰15g。14剂，两日1剂，水煎服。

【按】患者肝癌手术切除术后，多次复发，经多次介入治疗并长期结合中药治疗，后肿瘤复发得以控制，自觉亦无明显不适，体力明显好转。虽不能尽属中药之功，但中药治疗之作用亦不能忽视。始以清热、化瘀、解毒为主，后以温阳、健脾、化痰收功。半夏配伍附子，历来属于“十八反”之列，但钱英临床并不禁忌，并称其“重用辛温化痰有殊功”。半夏、附子配伍最早见于《金匮要略》附子粳米汤，在《金匮要略》赤丸方中甚至半夏与乌头配伍，可见“十八反”不可尽信，临证不可拘泥，临床多次使用也证明了半夏、附子配伍的安全性和有效性。

案11　邵某，男，54岁，2008年12月8日初诊。

主诉：肝癌切除术后两年余。

现病史：患者于两年前诊断为原发性肝癌，在我院行外科手术切除，术后服用恩替卡韦抗病毒治疗，各项检查均正常，术后无复发。刻下诉尿黄有异味，尿中有泡沫，舌淡胖有齿痕、有瘀斑，苔根白厚腻，脉沉滑数。

西医诊断：原发性肝癌。

中医诊断：癥积。

辨证：正气不足，湿毒瘀滞。

治法：补益肝肾，解毒化湿。

处方：槲寄生30g，苦参10g，瓜蒌30g，白花蛇舌草30g，叶下珠30g，生黄芪30g，郁金10g，丹参30g，穿山甲10g，炙鳖甲15g，决明子15g，金钱草30g，赤芍20g，茵陈20g，生大黄3g，熟大黄3g，西红花1g。30剂，3日1剂，水煎服。

2009年3月20日二诊：大便畅，睡眠质量可，舌淡，舌下静脉粗，脉右沉细、左弦滑。B超检查未见复发。上方去决明子、苦参、熟大黄，加野菊花30g。30剂，3日1剂，水煎服。随访4年未复发。

【按】患者自两年前肝癌切除术后，一直由钱英中药治疗调理，所用方药大致未做明显变化，患者各项检查均正常，3日1剂服法，盖取小量调养之意，不以重药伤正也。

案12　王某，男，50岁，2004年2月13日初诊。

主诉：乙肝病史20年，肝区隐痛1年余。

现病史：患者20年前体检时发现慢性乙型肝炎，未系统诊治。5年前复查时诊断为肝硬化，未予重视。近1年余自觉明显乏力，肝区隐痛，经系统检查诊断为原发性肝癌伴肝外广泛转移，已失去手术治疗机会。近1年曾行TACE治疗两次，并于外院门诊服中药治疗。目前化验AFP（－），ALT 64U/L，AST 42U/L，GGT 67U/L。刻下肝区隐痛，大便1日4次、成形。舌暗，苔黄厚，脉沉滑。

西医诊断：原发性肝癌。

中医诊断：癥积。

辨证：气虚湿阻。

治法：健脾化湿。

处方：生黄芪20g，莪术6g，丹参15g，白花舌蛇草20g，槲寄生15g，水红花子10g，黄芩10g，郁金10g，升麻10g，葛根15g，黄连3g，干姜3g。14剂，1日1剂，水煎服。

2月27日二诊：乏力，腹胀，纳可，二便正常。舌质暗，苔白滑，脉沉滑数。

前方去升麻、葛根，加厚朴15g，大腹皮10g。14剂，1日1剂，水煎服。

3月12日三诊：无明显不适。舌质暗，苔根部干黄，脉左沉滑、右弦数。治以软肝散结解毒。

处方：北沙参20g，百合20g，女贞子12g，五味子6g，丹参15g，牡丹皮10g，炙龟甲12g，穿山甲6g，鸡内金10g，白花蛇舌草20g，熟大黄3g，三七粉3g（冲服）。14剂，两日1剂，水煎服。

3月26日四诊：腹胀，大便日3次、略溏。舌质暗，苔黄，脉沉滑。继续软坚散结。前方去五味子、熟大黄，加莪术10g，郁金10g。14剂，1日1剂，水煎服。

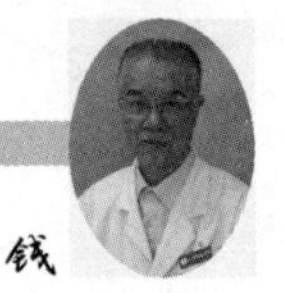

4月9日五诊：乏力，大便日3次、略溏。舌质暗，苔白，脉滑数。

处方：葛根12g，川黄连6g，苦参15g，莪术6g，北沙参20g，百合20g，女贞子12g，丹参15g，穿山甲6g，白花蛇舌草20g，水红花子10g。14剂，1日1剂，水煎服。

4月23日六诊：无明显不适，舌红，苔薄白，脉弦滑数。前方去葛根，加牡丹皮12g，4剂，1日1剂，水煎服。

5月14日七诊：无明显不适，舌红，苔白，脉沉滑。

处方：北沙参15g，女贞子12g，丹参15g，牡丹皮10g，郁金10g，白花蛇舌草20g，熟大黄3g，麦冬10g，枸杞子12g，赤芍15g，苦参15g，半枝莲15g。14剂，1日1剂，水煎服。

6月18日八诊：无明显不适，舌红，苔白，脉沉滑。

处方：北沙参15g，丹参20g，郁金10g，莪术6g，水红花子10g，茵陈15g（先煎），白英15g，白花舌蛇草30g，麦冬10g，苦参15g，半枝莲15g。14剂，1日1剂，水煎服。

7月16日九诊：无明显不适，舌暗，苔黄，脉沉滑数。前方加炙鳖甲12g，穿山甲6g。14剂，1日1剂，水煎服。

【按】该患者为原发性肝癌，曾经做过介入治疗，后中医治疗两年余，病情尚稳定。治疗前患者已属肝癌晚期、多脏器转移。经中药治疗使患者带瘤生存2.5年时间，对肝癌来说是非常不容易的，因为肝癌是肿瘤中恶性程度高，转移机会多，无论手术还是介入治疗复发率均高的肿瘤。因此，原发性肝癌的治疗应是个体化多模式综合治疗，使多种疗法优势互补，以提高疗效。抗病毒治疗、生物治疗、中医中药相得益彰。钱英治疗原发性肝癌，强调“存津液，保胃气”“有胃气则生，无胃气则死”。晚期肝癌的治疗以扶正为主，兼顾驱邪，所谓“留人治病”也。

慢性重型肝炎

慢性重型肝炎（以下简称慢重肝）是慢性肝病中死亡率最高、病情进展最快、病机最复杂的类型，治疗颇为棘手。临床经验表明，中西医结合治疗较单纯西医治疗能明显提高疗效，缩短病程，降低死亡率。中医在治疗慢重肝方面具有很大的优势，而提高疗效的关键是正确把握慢重肝的病机演变规律，及时采取正确的治疗。

1. 辨病辨证相结合，明确疾病归属

慢重肝的病理学基础是发生在慢性肝炎或肝硬化基础上的亚大块肝坏死，临床表现以黄疸、腹水、肝性脑病、感染、出血等为主，各种临床表现先后或同时间夹杂出现，本病可归属与“黄疸”“鼓胀”“昏迷”“血证”等范畴。慢重肝是一个独立的疾病，一源多歧，只有抓住根本才能兼及其余。慢重肝最突出、最典型的症状是快速发生、急速进展的黄疸，古人称之为“急黄”。《诸病源候论·急黄候》云：“脾胃有热，谷气郁蒸，因为热毒所加，故卒然发黄，心满气喘，命在顷刻，故云急黄也。”巢氏所论在病机、预后、症状方面均较符合慢重肝的临床表现，慢重肝属于中医学黄疸病中的急黄。临床可根据具体兼证灵活处理，但不应把鼓胀、昏迷等阶段性变化作为主要矛盾，必须在急黄的前提下辨证论治，才能抓住根本。

当代名医金寿山提出：中医辨证首先要辨病，每一个病有一定的发展过程，有一定规律性，必须认识它的发展过程，掌握它的规律性，辨证才有原则性，才能辨证施治。中医治疗慢重肝必须明确其属于急黄病，掌握其普遍性的规律，在此基础上随证治之，才能达到最好的疗效。

2. 辨阴黄阳黄，明传变规律

叶天士曾说：疾病有见证，有变证，有转证，必灼见其初终传变，胸有成竹，而后施之以方。治疗慢重肝必须掌握它的传变规律，才有可能防微杜渐，截断病势，有一定之规而不至于慌乱。如果仅将本病机械地分为几型，不明传变规律，只见到某种证型出现才施以对证之方，这等同于西医的对症治疗。头痛医头，必穷于应对，这是辨证分型治疗的弊端，不符合传统的中医学思想，也不可能达到最好的疗效。

慢重肝的传变规律是什么呢？按照《诸病源候论·急黄候》“脾胃有热，谷气郁蒸，因为热毒所加”的病机，符合热毒证的传变规律，应以清热解毒、滋阴凉血、通腑等法治疗，证之临床则不然，有有效的，有无效的，故而应一切从临床实际出发。《诸病源候论·急黄候》云：“有得病即身体面目发黄者，有初不知是黄，死后乃身面黄者，其候得病但发热心战者，是急黄也。”从原文可以看出，急黄的临床表现更符合急性重型肝炎的表现，而慢重肝是发生在慢性肝病的基础上，即所谓“慢加急性肝衰竭”，故既有“急”的一面，又有“慢”的一面；既符合急黄，又不完全等同于急黄；既有热毒证的

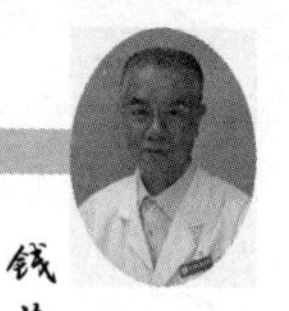

表现，又有正虚的方面；既有急黄的特点，又有黄疸的一般特点。

《素问·阴阳应象大论》曰："善诊者，察色按脉，先别阴阳。"中医治疗黄疸，有多种不同的分类方法，最关键的是要分别阳黄和阴黄。慢重肝具有急黄进展迅速的特点，但并非都属阳黄，阴黄证并不少见。《临证指南病案》曰："黄疸，身黄目黄溺黄之谓也，病以湿得之，有阴有阳，在腑在脏。阳黄之作，湿从火化，瘀热在里，胆热液泄，与胃之浊气共并，上不得越，下不得泄，熏蒸遏郁，侵于肺则身目俱黄，热流膀胱，溺色为之变赤，黄如橘子色，阳主明，治在胃。阴黄之作，湿从寒水，脾阳不能化热，胆液为湿所阻，渍于脾，浸淫肌肉，溢于皮肤，色如熏黄，阴主晦，治在脾。"其明确了黄疸病的病机、病位及治法，也是临床治疗慢重肝的基本原则。

3. 慢重肝的病位在脾胃

中医学认为，慢重肝属于黄疸病之急黄，病位在脾胃。与西医解剖学的"肝"不同。西医学认为，其病位在肝胆，病因为湿热毒邪。《金匮要略》用"脾色必黄，瘀热以行"概括了黄疸的病机；《诸病源候论·急黄候》认为，急黄的病机为"脾胃有热，谷气郁蒸，因为热毒所加"。《临证指南病案》认为，阳黄治在胃，阴黄治在脾，均从脾胃论治黄疸。近代以来，受西医的影响，人们开始怀疑黄疸病在脾胃的正确性，纷纷附会西医肝胆主黄疸的说法。张锡纯学贯中西，对黄疸病的病因病机认识较为明确。《医学衷中参西录》云："黄疸之证，中说谓脾受湿热，西说谓胆汁滥行，究之二说原可沟通也。黄疸之载于方书者，原有内伤、外感两种，试先以内伤着言之。内伤黄疸……乃脾土伤湿（不必有热）而累及胆与小肠也。盖人身之气化由中焦而升降，脾土受湿，升降不能自如以敷布其气化，而肝胆之气化遂因之而湮瘀（黄坤载谓肝胆之升降由于脾胃确有至理），胆囊所藏之汁亦因之湮瘀而蓄极妄行，不注于小肠以化食，转溢于血中而周身发黄。至外感黄疸，约皆身有大热。乃寒温之热，传入阳明之府，其热旁烁，累及胆脾，或脾中素有积湿，热入于脾与湿合，其湿热蕴而生黄，外透肌肤而成疸……黄疸之证又有先受外感未即病，迨酿成内伤而后发现者。"张锡纯对黄疸的论述，融合了中西医对黄疸病位的认识，从中医学角度，黄疸包括急黄，主要病位在脾胃，但在病情发展过程中可以涉及肝肾等脏器。

明确了黄疸的病位，则慢重肝的传变规律也较为明确，病位在脾胃。脾胃为人体升降之枢，湿热之邪蕴于脾胃，则脾胃升降受阻，影响了肝胆的疏泄，为慢重肝传变的第一步；虚则下及于肾，实则上及心肺为传变的第二步。瘀血、痰浊等皆为病理产物。

4. 慢重肝的传变规律

慢重肝的病位在脾胃。脾胃一脏一腑，二者互为表里，相辅相成，原不可分。但临证仍有所偏，或偏于脾，或偏于胃。脾为阴土，喜燥恶湿，主升，主运化水谷精微。脾的运化功能又赖于肝之疏泄与肾阳之温煦。慢性肝病患者情志久郁，木不疏土，可导致脾虚，饮食生冷、居处寒凉潮湿或肾阳素虚等皆可导致脾阳虚。脾阳虚则生内湿，易感寒湿之邪，肾阳不足，感受外邪则易从寒化。病久易伤肾阳。脾虚之人，阳气素虚，若有劳累，阳气者烦劳则张，易生阴火。脾不升则胃不降。胃为阳土，喜润而恶燥，主降，以通为用。胃腑通降与胆的通降有重要关系，互为因果，另外与肺的肃降有关。饮食不节，食滞胃肠，或饮酒、食辛辣等皆可损伤胃阴，有碍通降，脾不升亦可导致胃不降。胃肠有积滞，阳明为多气多血之脏，易于化热。

《素问·太阴阳明论》曰：“太阴阳明为表里，脾胃脉也，生病而异者何也，故阳道实，阴道虚。故犯贼风虚邪者，阳受之；食饮不节，起居不时者，阴受之。阳受之，则入六腑，阴受之，则入五脏。入六腑，则身热不时卧，上为喘呼；入五脏，则䐜满闭塞，下为飧泄，久为肠澼。故喉主天气，咽主地气。故阳受风气，阴受湿气。”慢重肝的传变规律根据体质、基础病变和诱因的不同，可向寒化或热化两个不同的方向发展，传变的结果即《内经》所说的“阳道实，阴道虚”。

脾胃升降相因，脾不升则胃不降，胃不降则脾不升。脾虚则生湿，湿郁则化热。黄疸的病因有内因和外因，内因即脾胃升降失调，外因有劳累、情志不遂、饮食不节、外感六淫等。劳累则伤脾，情志不遂、饮食不节则进一步导致脾胃升降紊乱，外感六淫后可以热化，也可以寒化，脾肾阳虚则易于寒化，胃热素盛则易于热化。然临床多数情况是虚实夹杂、寒热错杂、湿热互结于中焦脾胃，气机壅滞，痞塞不通。

（1）热化：若患者发病前无明显脾肾阳虚，而偏于湿热证，多为慢性肝炎基础，在感受风寒或饮酒、劳累等刺激后往往出现阳明胃腑和少阳胆腑受邪，即“阳受之，则入六腑”。临床表现为黄疸、脘闷、纳差、口苦咽干、大便不通等症。根据六经辨证多属于三阳，以少阳、阳明合病居多。病情进展迅速，由气分及于血分，热邪较重，火性炎上则及于心肺，出现心烦、躁扰

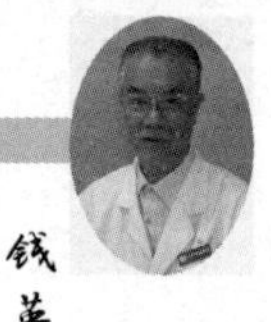

等肝性脑病症状，热迫血行则表现为凝血功能障碍。热邪久羁又容易伤及肝肾之阴，导致肝肾阴虚等下焦证。病情发展基本符合湿温病的传变规律。早期出现气分证可予茵陈蒿汤、大柴胡汤，湿邪偏重则合三仁汤、甘露消毒饮等；出现血分证则给予千金犀角散、犀角地黄汤等方；后期出现下焦肝肾阴虚用一贯煎、三甲复脉汤等。总的原则是清热、通腑、解毒、凉血、滋阴。

（2）寒化：患者发病前多有脾肾阳虚表现，肝硬化基础者较多，多由长期劳累、饮食不节等因素诱发，临床表现以脾虚不运之顽固腹胀、纳差、下利、极度乏力为主，兼有肝虚不主疏泄、肾阳不能温煦等见证。按六经辨证多属三阴证。脾肾阳虚不能运化水谷，则内湿外湿相合，湿壅气滞，饮食不进，气血衰少，由太阴病的“腹满而吐食不下，自利益甚”逐渐向少阴病的“脉微细、但欲寐”发展。寒化证的根本病机是脾肾阳虚，临床又多兼有一定程度的热象，呈现寒热错杂的厥阴病表现。慢重肝寒化证的热象可分为客邪和假热。脾肾阳虚导致的湿邪壅滞可以郁而化热或同时兼有外邪束表，也可郁而化热，都属于客邪。假热之象包括脾虚出现的“阴火”和肾阳虚出现的“龙雷之火”，临床不可误认为实火而给予苦寒直折，也不可滥用滋阴，应根据具体情况采用李东垣的升阳散火之法或赵献可等人的引火归原之法。

5. 慢重肝的治疗原则

慢重肝具有起病急、进展迅速、传变复杂的特点，治疗的关键在于分清内伤外感，辨清阳黄阴黄，截断病势传变。

（1）把握病势，既病防变：治疗慢重肝的关键在于早期截断病势发展。患者已有明显的向重肝发展的倾向，或慢重肝早期，应及早采用中医治疗。早期治疗的重点在于辨清阴黄、阳黄。阴黄朝着寒化的方向发展，应及早采取温补脾肾或益气升阳；阳黄朝着热化的方向发展，应及早采取清热通腑或凉血解毒。由于对寒化的阴黄认识不足，部分病例错误地采用清热解毒等法，从而导致病情加重。正如喻嘉言所说：“阴疸病，误从阳治，袭用苦寒，倒行逆施，以至极重不返者，医杀之也。”

（2）主次分明，保护胃气：由于慢重肝的病机复杂，临床治法多兼用诸法。由于本病的主要病位在脾胃，临床表现虽然错综复杂，但以脾胃见证为主，治疗应时刻注意固护脾胃之气。所谓固护脾胃就是维护脾胃的正常升降功能。慢性重型肝炎患者的纳呆主要由于湿滞胃脘、热壅胃肠所致，治疗上宜采用化湿和胃、清热通腑等法。腹胀主要由于湿阻气滞、脾虚不运所致。

前者可理气利湿，后者当温补脾肾。治疗慢重肝切忌过于苦寒或盲目攻下。如果出现水谷不入等胃气绝表现，或大气下陷等脾虚表现，则很难治疗成功。

典型病案

案1　平某，男，47岁，2004年9月10日初诊。

主诉：乙肝病史4年，乏力、恶心、尿黄两周。

现病史：4年前体检发现HsBAg（+），肝功能正常，未予治疗。3年前复查发现肝功能异常，自服护肝宁片等药物半年后肝功能恢复正常后停药。两年前劳累后出现乏力，肝功能异常于我院住院治疗，开始口服贺普丁抗病毒治疗，后定期复查，肝功能间断异常。近两周无明显诱因出现乏力、恶心、尿黄等症状，故来住院治疗。查体神志清，精神可，面色暗，皮肤、巩膜重度黄染，肝掌、蜘蛛痣（+），心肺未见异常，腹软，压痛（-），反跳痛（-），肝脾肋下未及，腹水征（+），腹水少量，双下肢未见水肿。目前仍继续服用贺普丁，化验结果HBsAg（+），HBeAg（+），HBcAb（+），HBV-DNA 6.18 $\times 10^6$ copies/mL，ALT 225U/L，AST 227U/L，TBIL 13.33mg/dL，DBIL 9.76mg/dL，TBA 381.5μmol/L，ALB 26.7g/L，GLO 36.9g/L，PALB 19mg/L，CHO 47mmol/L，CHE 2348U/L，PTA 28.8%，WBC 6.2 $\times 10^9$/L，RBC 3.49 $\times 10^{12}$/L，HGB 107g/L，PLT 74 $\times 10^9$/L。刻下感乏力，大便灰白，腹胀，尿少，乏力，尿黄如浓茶水样，舌稍暗，苔薄黄，脉弦细。

西医诊断：病毒性肝炎（乙型，慢性，重型）；胆囊炎。

中医诊断：黄疸；鼓胀；癥积。

辨证：湿毒瘀内蕴。

治法：扶正祛瘀，虚实兼顾。

处方：生黄芪30g，太子参15g，麦冬20g，炙五味子6g，柴胡10g，郁金12g，法半夏12g，茯苓20g，大黄10g，生薏苡仁30g，山药30g，赤芍15g，茵陈30g（先煎），生地黄15g。7剂，1日1剂，水煎服。

9月17日二诊：乏力，尿黄，腹胀。面色暗，皮肤、巩膜重度黄染，腹水征（+），腹水少量，双下肢未见水肿。舌稍暗，苔薄黄，脉弦细。复查ALT 157U/L，AST 148U/L，TBIL 10.87mg/dL，DBIL 8.94mg/dL，TBA 347.8μmol/L，ALB 33.29g/L，GLO 35g/L，PALB 49mg/L，CHE 2901U/L，CHO 65mg/dL，PTA 44.84%，WBC 6.0 $\times 10^9$/L，RBC 3.11 $\times 10^{12}$/L，HGB 92g/L，PLT 65 $\times 10^9$/L。辨

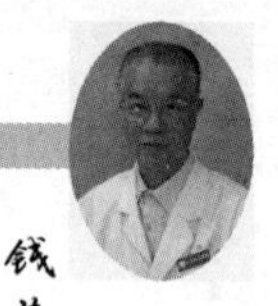

证属气阴两虚，瘀血阻络，予益气养阴，活血通络。

处方：沙参30g，百合30g，当归15g，赤芍20g，白芍10g，茵陈30g（先煎），郁金12g，丹参20g，鸡内金20g，金钱草30g，益母草12g。7剂，1日1剂，水煎服。

9月28日三诊：稍感乏力。皮肤、巩膜重度黄染，腹水征（±），双下肢未见水肿。舌稍暗，苔薄黄，脉弦细。复查ALT 95U/L，AST 74U/L，TBIL 7.12mg/dL，DBIL 5.56mg/dL，ALB 30.9g/L，GLO 35g/L，PALB 30mg/L，TBA 277.5μmol/L，CHE 2689U/L，CHO 59mg/dL，PTA 48.01%，WBC 8.0×10^{9}/L，RBC 3.51×10^{12}/L，HGB 93g/L，PLT 197×10^{9}/L。继守前法。

处方：沙参30g，百合30g，当归15g，赤芍20g，白芍10g，茵陈30g（先煎），郁金12g，丹参20g，鸡内金20g，金钱草30g，益母草12g，秦艽12g。7剂，1日1剂，水煎服。

10月10日四诊：未诉明显不适。面色暗，黄疸较前明显减轻。舌稍暗，苔薄黄，脉弦细。复查结果ALT 50U/L，AST 54U/L，TBIL5.87mg/dL，DBIL 4.36mg/dL，ALB 42.1g/L，GLO 35.4g/L，PALB 79mg/L，TBA 253.1μmol/L，CHE 6173U/L，CHO 119mg/dL，PTA 63.3 %，WBC 4.1×10^{9}/L，RBC 3.1×10^{12}/L，HGB 89g/L，PLT 96×10^{9}/L。继守前法。

处方：沙参20g，百合20g，当归15g，赤芍20g，白芍10g，茵陈30g（先煎），郁金12g，丹参20g，鸡内金20g，金钱草30g，益母草12g，秦艽12g，鳖甲30g。7剂，1日1剂，水煎服。

10月18日五诊：未诉明显不适。面色暗，皮肤、巩膜中度黄染，舌稍暗，苔薄黄，脉弦细。继守前法。

处方：沙参30g，百合30g，当归15g，赤芍20g，白芍10g，茵陈30g（先煎），郁金12g，丹参20g，鸡内金20g，金钱草30g，益母草12g，生黄芪30g，姜黄12g。7剂，1日1剂，水煎服。

10月26日六诊：未诉明显不适。面色暗，皮肤、巩膜轻度黄染，舌稍暗，苔薄黄，脉弦细。继守前法。

处方：沙参30g，百合30g，当归15g，赤芍20g，白芍10g，茵陈30g（先煎），郁金12g，丹参20g，鸡内金20g，金钱草30g，益母草12g，生黄芪30g，姜黄12g。7剂，1日1剂，水煎服。

11月2日七诊：未诉明显不适，面色暗，皮肤、巩膜轻度黄染，舌稍暗，苔薄黄，脉弦细。继守前法。

处方：沙参 30g，百合 30g，当归 15g，赤芍 20g，白芍 10g，茵陈 30g（先煎），郁金 12g，丹参 20g，鸡内金 20g，金钱草 30g，益母草 12g，生黄芪 30g，姜黄 12g。7 剂，1 日 1 剂，水煎服。

11 月 11 日八诊：未诉明显不适。舌稍暗，苔薄黄，脉弦细。继守前法。

处方：沙参 20g，百合 20g，当归 12g，赤芍 15g，郁金 12g，姜黄 12g，丹参 20g，桃仁 10g，金钱草 15g，海金沙 15g，王不留行 15g，生黄芪 30g，砂仁 6g（后下）。7 剂，1 日 1 剂，水煎服。

11 月 18 日九诊：未诉明显不适。面色暗，皮肤、巩膜轻度黄染，腹水征（-）。舌稍暗，苔薄黄，脉弦细。复查 ALT 20U/L，AST 30U/L，TBIL 2.87mg/dL，DBIL 1.99mg/dL，ALB 40.1g/L，GLO 31.2g/L，PALB 62mg/L，TBA 331.7μmol/L，CHE 5094U/L，CHO 141mg/dL，PTA 60.1%，WBC 5.0×10^9/L，RBC 2.4×10^{12}/L，HGB 91g/L，PLT 46×10^9/L。继守前法。

处方：沙参 20g，百合 20g，当归 12g，赤芍 15g，郁金 12g，姜黄 12g，丹参 20g，桃仁 10g，金钱草 15g，海金沙 15g，王不留行 15g，生黄芪 30g，砂仁 6g（后下）。7 剂，1 日 1 剂，水煎服。

11 月 24 日十诊：未诉明显不适。舌稍暗，苔薄黄，脉弦细。复查 ALT 20U/L，AST 30U/L，TBIL 3.2mg/dL，DBIL 2.15mg/dL，ALB 37.4g/L，GLO 34.1g/L，PALB 66mg/L，TBA 277.3μmol/L，CHE 5258U/L，CHO 143mg/dL，PTA 65.7%，WBC 4.9×10^9/L，RBC 2.67×10^{12}/L，HGB 101g/L，PLT 48×10^9/L。

处方：沙参 20g，百合 20g，当归 12g，赤芍 20g，郁金 12g，姜黄 12g，丹参 30g，桃仁 10g，金钱草 30g，海金沙 30g，王不留行 15g，威灵仙 12g，秦艽 12g。7 剂，1 日 1 剂，水煎服。

12 月 2 日十一诊：未诉明显不适。面色暗，皮肤、巩膜轻度黄染，腹水征（-），双下肢未见水肿。舌稍暗，苔薄黄，脉弦细。复查示 ALT 18U/L，AST 32U/L，TBIL 2.64mg/dL，DBIL 1.82mg/dL，ALB 40g/L，GLO 32.5g/L，PALB 72mg/L，TBA 319.7μmol/L，CHE 4843U/L，CHO 152mg/dL，PTA 69.3%，WBC 4.9×10^9/L，RBC 2.58×10^{12}/L，HGB 97g/L，PLT 50×10^9/L。继守前法。

处方：沙参 20g，百合 20g，当归 12g，赤芍 20g，郁金 12g，姜黄 12g，丹参 30g，桃仁 10g，金钱草 30g，海金沙 30g，王不留行 15g，威灵仙 12g，秦艽 12g。7 剂，1 日 1 剂，水煎服。

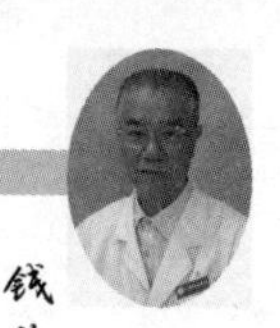

12月8日十二诊：未诉明显不适。舌稍暗，苔薄黄，脉弦细。继守前法。

处方：沙参20g，百合20g，当归12g，赤芍20g，郁金12g，姜黄12g，丹参30g，桃仁10g，金钱草30g，海金沙30g，王不留行15g，威灵仙12g，秦艽12g。7剂，1日1剂，水煎服。

12月14日十三诊：未诉明显不适。舌稍暗红，苔薄白，脉沉细。继守前法。

处方：沙参20g，百合20g，当归12g，赤芍15g，白芍15g，郁金12g，姜黄12g，丹参30g，桃仁10g，金钱草30g，海金沙30g，王不留行15g，威灵仙12g，秦艽12g。7剂，1日1剂，水煎服。

12月21日十四诊：肝区不适，尿黄，舌暗，苔薄黄，脉沉细。

处方：沙参20g，百合20g，当归12g，赤芍15g，白芍15g，郁金12g，姜黄12g，丹参30g，桃仁10g，金钱草30g，海金沙30g，王不留行15g，威灵仙12g，秦艽12g，川续断30g。7剂，1日1剂，水煎服。

12月30日十五诊：肝区不适，尿黄。舌暗，苔薄黄，脉沉细。化验ALT 26U/L，AST 30U/L，TBIL 2.74mg/dL，DBIL 1.38mg/dL，ALB 37.6g/L，GLO 32.4g/L，PALB 110mg/L，TBA 267.89μmol/L，CHE 3215U/L，CHO 186mg/dL，PTA 66.4%，WBC 4.6×10^{9}/L，RBC 3.47×10^{12}/L，HGB 128g/L，PLT 62×10^{9}/L。上方继服7剂，1日1剂，水煎服。

2005年1月4日十六诊：未诉明显不适。舌稍暗，苔薄黄，脉弦细。

处方：沙参20g，百合20g，当归12g，赤芍15g，白芍15g，郁金12g，姜黄12g，丹参30g，桃仁10g，威灵仙10g，秦艽10g，川续断30g，生地黄15g，熟地黄15g，牡丹皮12g，桑寄生30g。7剂，1日1剂，水煎服。

至1月13日，痊愈出院。出院后即上班工作，一直服用中药，每日半剂，水煎服。2006年7月复诊肝功能正常，HBV-DNA（-），HBeAg转阴。

【按】本患者为服用拉米夫定抗病毒治疗过程中出现的重型肝炎，重度黄疸，腹水，PTA 28.8%，ALB 26.7g/L，病情发展很快，急需截断凶险病势。患者有湿、毒、瘀内蕴，也有正气不足，治以扶正祛瘀，虚实兼顾。二诊症状稍好，黄疸开始消退至TBIL 10.87mg/dL，白蛋白（ALB）上升至33.29g/L，PTA上升至44.84%，病情出现好的转机，辨证为气阴两虚，瘀血阻络。治疗上加强逆流挽舟，重用益气养阴；继续截断病势，活血通络。四诊腹水征消失，双下肢未见水肿。此方加减服用3个月，患者症状基本消失，肝功能基本正常，而且 HBV－DNA 阴转。此为“逆流挽舟法”的成功范例，在病情急重之时，并不被黄疸、腹水，湿、毒、瘀实邪所迷惑，一味用清利逐瘀之药，注意扶正，逆流挽舟，使截断药物能在肝体充盛基础上最大限度地发挥了肝用功能。滋阴则肝体得养，通络则湿毒易祛。钱英治重肝以固肝体为主，不致灭绝。经络通则邪无遁藏之地矣，慢重肝治疗颇难，故须守方而假以时日。

案 2　王某，男，37 岁，2004 年 6 月 29 日初诊。

主诉：乙肝病史两年，乏力、腹胀、尿黄 1 个月。

现病史：患者发现乙肝病史两年，近 1 个月因劳累后出现乏力、腹胀、尿黄、纳差等症状，在外院予以保肝对症治疗，效果欠佳。近 1 周来腹胀加重，并伴双下肢浮肿，遂入院治疗。目前住院 7 天，查体神志清，精神弱，面色晦暗，皮肤、巩膜重度黄染，慢肝体征（＋），心肺未见异常，腹部饱满，腹水征（＋），腹水大量压痛（－），反跳痛（－），肝脾肋下未及，双下肢明显浮肿。化验结果 ALT 218U/L，AST 78U/L，TBIL 17.03mg/dL，DBIL 11.94mg/dL，TBA 229.1μmol/L，ALB 27.8g/L，GLO 26.7g/L，PALB 59mg/L，CHO 60mg/dL，CHE 2550U/L，PTA 35.8%，WBC 11.2×10^9/L，RBC 4.1×10^{12}/L，HGB 124g/L，PLT 85×10^9/L。刻下腹胀，乏力明显、纳呆，不欲进食。舌红，苔黄，脉弦滑数。

西医诊断：病毒性肝炎（乙型，慢性，重型）；腹水。

中医诊断：黄疸；鼓胀。

辨证：热入血分，气阴大伤。

治法：清热凉血，滋阴解毒。

处方：增液承气汤、生脉散、犀角地黄汤合方加减。大黄 10g，元参 30g，麦冬 30g，太子参 15g，五味子 15g，黄芩 10g，黄连 10g，生地黄 30g，羚羊角 1.8g，赤芍 30g，牡丹皮 15g，水牛角 12g（先煎），防风 10g。3 剂，1 日 1 剂，水煎服。

7 月 2 日二诊：主诉乏力，尿量多，睡眠尚可。皮肤、巩膜重度黄染，双下肢不肿。化验 WBC 6.0×10^9/L，RBC 4.57×10^{12}/L，HGB 127g/L，PLT 76×10^9/L，PTA 55.8 %，APTT 40.90s，FIB－C 32.80g/L，ALT 123U/L，AST 101U/L，TBIL 15.88mg/dL，DBIL 11.72mg/dL，TP 59.30g/L，ALB 32.8g/L，

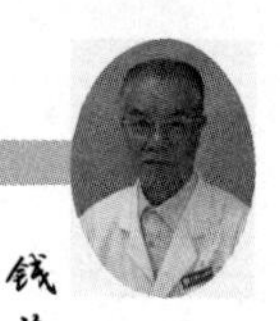

CHE 2640U/L。患者极度乏力，少言懒语，语声低微，难于听清，问诊时患者需用力努挣方能回答问题，纳呆，腹胀，便意频频，日登厕10余次，每次大便量少，大便不溏。舌淡苔薄，脉沉细无力。辨为大气下陷，予李东垣补中益气和张锡纯升提大气之法。

处方：炙甘草10g，炒白术10g，炮姜炭10g，茯苓15g，党参15g，陈皮5g，生黄芪30g，红参10g（另煎），苍术15g，防风5g，葛根30g，升麻15g，柴胡15g，山茱萸15g，秦艽10g，三七粉6g（冲），黄连10g，3剂，1日1剂，水煎服。

7月5日三诊：可进少量流食，尿量可，色黄。皮肤黏膜重度黄染，腹水征（+），双下肢不肿。服前方症已稍减，体力略增，患者已能进食，舌淡苔薄，脉沉细无力。拟加大升提力量，兼以消导。

处方：生黄芪60g，葛根30g，升麻15g，柴胡15g，山茱萸15g，苍术15g，黄柏10g，薏苡仁30g，陈皮10g，当归15g，红参10g，苦参10g（另煎），炒麦芽10g，砂仁6g（后下），川贝母6g，炒栀子15g。3剂，1日1剂，频服。

7月8日四诊：乏力好转，进食明显增加，尿量多，腹水明显减少。复查WBC 6.4×10^9/L，RBC 3.24×10^{12}/L，HGB 123g/L，PLT 56×10^9/L，ALT 112U/L，AST 132U/L，TBIL 12.31mg/dL，DBIL 9.23mg/dL，TP 60.5g/L，ALB 33.5g/L，CHE 2713U/L。诸症缓解，黄疸渐退，拟再加大生黄芪用量。

处方：生黄芪100g，葛根30g，升麻20g，醋柴胡15g，山茱萸25g，苍术10g，黄柏10g，薏苡仁30g，陈皮10g，当归15g，红参15g（另煎），苦参15g，炒麦芽10g，砂仁6g（后下），川贝母6g，炒栀子15g，肉豆蔻6g，黄连6g，天花粉20g，金钱草30g。5剂，1日1剂，频服。

7月13日五诊：进食正常，睡眠可，黄疸减轻，腹水全消。舌淡苔薄白，脉沉细。守方继进。

处方：生黄芪100g，葛根30g，升麻20g，柴胡15g，苍术10g，薏苡仁30g，陈皮10g，当归15g，苦参15g，秦艽15g，炒栀子15g，丹参30g，赤芍30g，金钱草30g，益智仁15g，粉甘草10g。7剂，1日1剂，频服。

7月20日六诊：一般情况良好，皮肤、巩膜中度黄染。复查结果WBC 3.9×10^9/L，RBC 3.59×10^{12}/L，HGB 10^9g/L，PLT 72×10^9/L，PTA 72.2%，APTT 41.2 S，FIB－C 64.9g/L。

处方：生黄芪 100g，葛根 30g，升麻 20g，柴胡 15g，苍术 10g，薏苡仁 30g，陈皮 10g，当归 15g，苦参 15g，秦艽 15g，炒栀子 15g，丹参 30g，赤芍 30g，金钱草 30g，益智仁 15g，粉甘草 10g，黄芩 5g，黄连 6g，滑石 20g。7 剂，1 日 1 剂，频服。

7 月 28 日七诊：尿稍黄，皮肤、巩膜中度黄染，舌淡，苔白，脉弦细。

处方：生黄芪 100g，葛根 30g，升麻 20g，柴胡 15g，苍术 10g，薏苡仁 30g，陈皮 10g，当归 15g，苦参 15g，秦艽 15g，炒栀子 15g，丹参 30g，赤芍 30g，金钱草 30g，粉甘草 10g，黄芩 5g，黄连 6g，滑石 20g，白芍 15g。7 剂，1 日 1 剂，水煎服。

8 月 6 日八诊：诸症好转，黄疸明显消退，舌淡，苔薄白，脉弦细无力。复查肝功能 ALT 58U/L，AST 50U/L，TBIL 4.72mg/dL，DBIL 3.72mg/dL，TP 55.9g/L，ALB 27g/L，CHE 2318U/L。血常规 WBC 4.3×10^9/L，RBC 3.24×10^{12}/L，HGB 120g/L，PLT 76×10^9/L。病已向愈，患者经济困难，欲出院回家调养。

处方：生黄芪 100g，葛根 30g，升麻 20g，柴胡 15g，苍术 10g，生薏苡仁 30g，陈皮 10g，当归 15g，苦参 15g，秦艽 15g，炒栀子 15g，丹参 30g，赤芍 30g，金钱草 30g，益智仁 15g，粉甘草 10g，土茯苓 15g，白花蛇舌草 15g。14 剂，每日 1 剂 。

【按】 患者为进京务工人员，时当盛夏，于烈日下劳动强度过大，诱发慢性乙型肝炎急性发作。经曰“炅则气泄”，故患者起病因于外感暑邪，劳累过度，大汗伤心，为因虚致病。经云“阳气者，烦劳则张”。暑为阳邪，故患者出现气阴大伤之症，兼有脉滑、舌红等。初诊辨为热入营血之“急黄”，用犀角地黄汤、增液承气汤凉血滋阴，然虽有生脉散，却不足以顾护气机之下陷，势欲成脱证。二诊后患者现一派虚证，大气下陷，语声低微，每说话则须鼓足全身气力，即张锡纯所谓“大气下陷”证之典型表现。故法张锡纯升提大气之法兼李东垣升阳除湿之法，杂以苦寒除热。药后患者元气渐复，黄疸渐退，此法类似喻嘉言所谓“逆流挽舟”法也。若误用寒凉攻伐，必致偾事。

案 3　董某，男，52 岁，2004 年 11 月 2 日初诊。

主诉：肝病史 10 年，腹胀 5 天。

现病史：慢性乙型肝炎病史 10 年，间断复查肝功能基本正常，未予治疗。

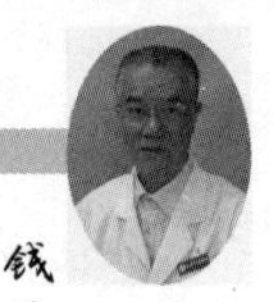

近1月来出现腹胀、乏力、低热、尿量减少至1000mL/d。体检皮肤、巩膜重度黄染，腹部膨隆，肝脾触及不满意，腹水大量，双下肢不肿。化验结果血常规 WBC 6.3×10^9/L，RBC 2.32 $\times10^{12}$/L，HGB 82g/L，PLT 149 $\times10^9$/L，PT 29.6s，PTA 27.2%，ALT 28U/L，AST 93U/L，TBIL 16.85mg/dL，DBIL 10.06mg/dL，ALB 30.8g/L，CHE 4194U/L。

西医诊断：肝炎肝硬化（代偿期，乙型）；腹水；慢性肝衰竭。

中医诊断：鼓胀；黄疸；癥积。

辨证：肝肾阴虚，湿热阻滞。

治法：补益肝肾，化湿退黄。

处方：砂仁12g（后下），白蔻仁6g，法半夏12g，云茯苓15g，浙贝母12g，白及10g，蒲公英15g，黄芩10g，紫花地丁15g，旋覆花12g，生大黄8g，青蒿12g，炙鳖甲30g，牡丹皮12g，知母12g，生地黄20g，板蓝根15g。7剂，1日1剂，水煎服。

11月8日二诊：轻度腹胀，精神、食欲好转，尿量2000mL/24h。复查 WBC 5.9×10^9/L，RBC 2.43×10^{12}/L，HGB 86g/L，PLT 187×10^9/L，PT 29.5s，PTA 27.3%，APTT 71.95s，FIB－C 0.71g/L，ALT 21U/L，AST 70U/L，TBIL 16.1mg/dL，DBIL 8.61mg/dL，TP 55.5g/L，ALB 32.79g/L，CHE 2920U/L。

处方：砂仁12g（后下），白蔻仁6g，法半夏12g，云茯苓15g，浙贝母12g，白及10g，蒲公英15g，黄芩10g，泽泻12g，猪苓20g，茯苓20g，桂枝6g，苍术10g，白术10g，大腹皮10g。7剂，1日1剂，水煎服。

11月23日三诊：主诉发热，体温38℃，伴乏力、腹胀。皮肤、巩膜重度黄染，腹水大量，双下肢不肿。复查PT 24.9s，PTA 34.1%，APTT 73s，FIB－C 0.815g/L；ALT 17U/L，AST 51U/L，TBIL 12.72mg/dL，DBIL 7.01mg/dL，ALB 35.1g/L，CHE 2385U/L。

处方：砂仁6g（后下），白蔻仁6g，法半夏12g，云茯苓20g，茵陈30g（先煎），炒栀子10g，生大黄8g，青蒿12g，牡丹皮12g，白薇12g，虎杖12g，生黄芪20g，丹参15g，生地黄15g。4剂，1日1剂，水煎服。

11月26日四诊：目前住院53天，患者仍午后热甚，稍感乏力，手足心热，大便不畅。舌暗红，苔白，两侧厚，寸关脉弦滑数、尺略弱。

处方：沙参30g，麦冬15g，秦艽30g，青蒿15g，炙鳖甲15g，炒薏苡仁30g，败酱草15g，丝瓜络15g，忍冬藤30g，猪苓30g，莱菔子15g，神曲20g，通草 10g，草豆蔻 6g。14 剂，1 日 1 剂，水煎服。

12 月 10 日五诊：黄疸，腹水，稍有低热。大便霉菌培养（+），舌苔白厚而干，脉弦细数。继守前法。

处方：沙参 30g，麦冬 15g，秦艽 30g，青蒿 15g，炙鳖甲 15g，炒薏苡仁 30g，败酱草 15g，丝瓜络 15g，忍冬藤 30g，猪苓 30g，莱菔子 15g，神曲 20g，通草 10g，草豆蔻 6g，半枝莲 20g，土茯苓 30g。7 剂，1 日 1 剂，水煎服。

12 月 16 日六诊：稍感乏力，纳差。舌苔白厚而干，脉弦细数。继守前法。

处方：沙参 30g，麦冬 15g，秦艽 30g，青蒿 15g，炙鳖甲 15g，炒薏苡仁 30g，败酱草 15g，丝瓜络 15g，忍冬藤 30g，猪苓 30g，莱菔子 15g，神曲 20g，通草 10g，草豆蔻 6g，砂仁 6g（后下），赤芍 15g，桃仁 10g。14 剂，1 日 1 剂，水煎服。

【按】肝硬化从肾论治，以温、滋为主。温包括温肾阳，补肾气，方如金匮肾气丸等，药如淫羊藿、仙茅、补骨脂、鹿角胶、肉桂、附子、干姜等。滋即滋养肾阴，方如六味地黄丸，药如熟地黄、山药、女贞子、覆盆子、黄精、枣皮、五味子等。本例开始兼有湿热阻滞，所以加用砂仁、白蔻仁、法半夏、云茯苓、蒲公英、黄芩、地丁、旋覆花、生大黄治疗。住院 53 天时，患者午后热甚，稍感乏力，手足心热，反映阴损加重，故积极养肝肾之阴，固摄元气，方药宜随机而变，终而奏效。

案 4　赫某，男，45 岁，2005 年 11 月 11 日初诊。

主诉：肝病 10 年，乏力、纳差、身目发黄 5 天。

现病史：患者 10 年前曾因黄疸型肝炎住院，诊断为乙型肝炎，肝功能正常后出院，未继续复查及治疗。近 5 日无明显诱因感乏力、纳差、身目发黄，黄疸迅速升高，肝功能重度异常，为进一步治疗而住院。查体神清，精神可，面色暗，皮肤、巩膜重度黄染，慢肝体征（+），心肺未见异常，腹软，无压痛及反跳痛，肝脾肋下未及，腹水征（-），双下肢无水肿。化验 ALT 1243U/L，TBIL 10.53mg/dL，PTA 29%，WBC 2.6×10^9/L，HGB 141g/L，PLT 57×10^9/L。B 超示弥漫性肝病表现，脾大，胆囊炎，胸腔积液少量。刻下乏力，纳差，面色晦暗，身目发黄，舌暗红，边有齿痕，苔白厚腻并罩以黄苔，舌下静脉增粗，脉沉细无力。

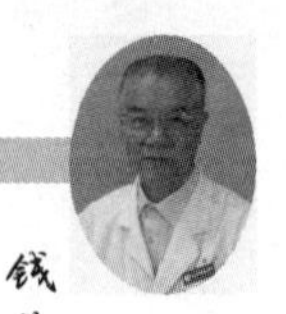

西医诊断：病毒性肝炎（乙型，慢性，重型）；胸腔积液；脾大；脾功能亢进；胆囊炎。

中医诊断：黄疸；水饮（支饮）；癥积。

辨证：脾虚湿热，瘀血发黄。

治法：益气升阳，健脾化湿，兼以清热凉血，化瘀退黄，快速截断病势。

处方：生黄芪 30g，升麻 15g，葛根 15g，薏苡仁 30g，佩兰 12g，杏仁 10g，茵陈 80g（先煎），栀子 6g，生大黄 10g，赤芍 30g，丹参 20g，桃仁 10g。14 剂，1 日 1 剂，水煎服。

11 月 21 日二诊：纳差消失，尿黄、乏力好转，舌质暗，苔黄厚，脉滑数。复查 ALT 166U/L，TBIL 7.24mg/dL，PTA 84%，WBC 4.4 $\times 10^9$，HGB 147g/L，PLT 112g $\times 10^9$/L。治以清热凉血解毒为主。

处方：生大黄 10g，茵陈 80g（先煎），生栀子 10g，生薏苡仁 30g，桃仁 10g，杏仁 10g，赤芍 30g，草河车 20g，升麻 15g，牡丹皮 15g，丹参 20g，生黄芪 30g，连翘 20g。14 剂，1 日 1 剂，水煎服。

12 月 5 日三诊：黄疸消退，体力好转，乏力消失，尿色正常。舌尖红，舌根苔黄厚腻，舌下脉络增粗，右沉滑偏数、左沉滑略数。化验 ALT 41U/L，TBIL 1.77mg/dL，PTA 94%，ALB 39g/L，WBC 4.7 $\times 10^9$/L，HGB 137g，PLT 112 $\times 10^9$/L，治以化痰除湿，保胃气以善其后。

处方：薏苡仁 30g，杏仁 10g，白蔻仁 6g，桃仁 10g，赤芍 30g，草河车 20g，升麻 15g，牡丹皮 15g，丹参 20g，生黄芪 15g，连翘 20g。14 剂，1 日 1 剂，水煎服。

【按】此例属疫毒而发“瘟黄”，亦称“急黄”。因患者舌质暗红，苔黄厚腻，舌下静脉增粗，投茵陈蒿汤，清热凉血，化瘀解毒，以期快速截断扭转病势；因患者乏力，脉弱无力，舌边有齿痕，投黄芪、升麻、葛根益气升阳，以期逆流挽舟；兼投薏苡仁、杏仁化湿畅中，使脾升胃降，运化有权。此属“治肝当先实脾”，以开气血生化之源，使血充肝体得补，气足肝用得益，“体用同调”而收效。

案 5　姚某，男，36 岁，2005 年 10 月 28 日初诊。

主诉：乏力，食欲不振半月。

现病史：半月前无诱因出现胃痛，恶心、呕吐伴乏力，食欲不振，上腹饱胀不适，外院化验示 ALT 92U/L，AST 42U/L，HBsAg（+），HBeAg（+），HBcAb（+），B 超提示脾大。体检神志清，面色晦暗，皮肤、巩膜无黄染，心肺（-），腹平坦，肝脾肋下未及，脾肋下 4cm，腹水征（+）。刻下疲乏，纳差，恶心，小便黄少，上腹饱胀不适，面色晦暗如烟熏。舌暗红近绛，苔黄，舌下脉络增粗，左脉弱、右脉弦滑、尺脉略数。

西医诊断：病毒性肝炎（乙型，慢性，重型）。

中医诊断：黄疸。

辨证：毒热入血，气阴大伤。

治法：益气养阴、凉血退黄

处方：西洋参 10g（单煎，浓煎），北沙参 30g，升麻 15g，葛根 15g，太子参 30g，茵陈 30g（先煎），炒栀子 6g，赤芍 20g，丹参 15g，绿萼梅 10g，藿香 10g，秦艽 15g，姜黄 8g，生地黄 20g，麦冬 20g。7 剂，1 日 1 剂，频服。

11 月 4 日二诊：仍重度乏力，纳差，睡眠欠佳，心烦躁扰，舌尖红，脉弦滑有力，辨为阴虚火旺，治以滋肾阴、清心火为主。

处方：西洋参 10g（单煎，浓煎），五味子 8g，麦冬 20g，生栀子 10g，黄连 6g，连翘 15g，升麻 15g，葛根 15g，姜黄 8g，秦艽 15g，丹参 15g，赤芍 20g。7 剂，1 日 1 剂，频服。

【按】本例患者采用益气养阴、凉血退黄法治疗。凉血选赤芍、牡丹皮；通下用大黄、虎杖；解毒选草河车、蒲公英、板蓝根。方中清心火用黄连、连翘、栀子，取小儿心火导赤丹之意。安神也可加用莲子心，茵陈有利湿退黄作用，但阴虚患者不能过用。

《备急千金要方》曰：“急黄者命在顷刻之间，治疗最急。”本患者左脉弱，右脉弦滑，尺脉略数，病邪久羁，气阴大伤，阴虚血热，为本虚标实之候。本虚表现为极度乏力，舌红近绛属阴伤，标实表现为疫毒阻滞脉络。当用快速截断法，阴阳气血同调，补肝肾之阴。凉血退黄之中兼顾中焦胃气。正如关幼波所说“调理脾肾肝、中州要当先”即是此意。

案 6　姚某，男，46 岁，2005 年 12 月 23 日初诊。

主诉：发热、尿黄 10 天。

现病史：患者 10 天前无明显诱因出现发热、尿黄、皮肤瘙痒、大便发白，到当地医院就诊疑似肝炎，给予保肝药物治疗疗效不明显，尿黄加深如

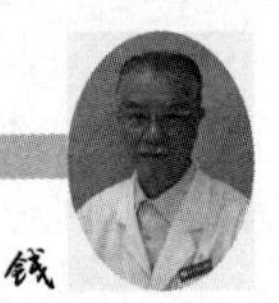

酱油色，头颈强痛，遂来我院。刻下发热，皮肤瘙痒，大便发白，尿黄如酱油色，头项强痛，舌暗红有瘀斑，苔白厚腻，唇黑，脉弦细略数。

西医诊断：病毒性肝炎（戊型，急性，重型）。

中医诊断：黄疸。

辨证：血瘀湿阻。

治法：活血化湿。

处方：茵陈60g（先煎），浙贝母12g，瓜蒌30g，栀子8g，大黄10g，赤芍20g，红花10g，丹参30g，姜黄10g，秦艽15g，生薏苡仁30g。7剂，1日1剂，水煎服。

12月30日二诊：药后食欲好转，肝区仍不适，大便色渐黄。体温已转正常。舌暗，苔白厚，瘀斑减轻，唇黑依旧，脉沉细。化验PTA 76%，ALT 122U/L，TBIL 15mg/dL，ALB 31g/L。脉由数转至沉细，治疗需加强扶正、柔肝、补气、活血。

处方：黄芪30g，升麻15g，葛根15g，柴胡10g，茯苓30g，秦艽15g，姜黄10g，炒水蛭6g。7剂，1日1剂，水煎服。

2006年1月6日三诊：药后胃脘嘈杂，偶尔反酸，舌暗，苔白，舌下静脉延长，唇黑，右脉沉小滑、左脉沉细、偏弱。

处方：黄芪45g，茵陈45g（先煎），桃仁10g，泽兰15g，桃仁10g，瓦楞子30g（先煎），炒水蛭6g，升麻15g，葛根15g，柴胡10g，茯苓30g，秦艽15g，姜黄10g。7剂，1日1剂，水煎服。

【按】患者形体肥胖，素嗜酒肉，故痰湿壅盛。西医诊为瘀胆型肝炎，属痰瘀互阻，治以活血化瘀，祛痰利湿。宗关幼波“治黄先活血，血行黄自祛”之意。钱英治疗重型肝炎，实则用快速截断，用“急下存阴”之茵陈蒿汤，救炎上之势；虚则用逆流挽舟，亟固元气，防正气大衰。缓急攻补总以元气盛衰为准，此钱英治疗肝病精髓之所在。二诊患者由脉滑大转为脉细弱，故急用逆流挽舟法，用黄芪、升麻、葛根、柴胡等。

案7　陈某，男40岁，2003年3月29日初诊。

主诉：慢性乙肝病史10余年，尿黄两个月。

现病史：患者于10余年前诊断为慢性乙型肝炎，有乙肝家族史，未予重视。两个月前劳累、饮酒后出现乏力、尿黄、纳呆等症状，赴当地医院就诊，化验示 ALT >1000U/L，TBIL 约 200μmol/L，诊为黄疸型肝炎，予静脉点滴保肝药物治疗 12 天，ALT 及 TBIL 基本正常而出院。

两周后黄疸又升至 TBIL 200μmol/L。1 个月前赴当地某大医院，诊断为乙肝合并戊肝，淤胆型肝炎。住院予中西药物治疗，但黄疸继续上升，TBIL >1000μmol/L，加用血浆、白蛋白、甘利欣等，并行人工肝治疗，同时给服中药（处方茵陈 30g，栀子 20g，大黄 15g，龙胆草 30g）汤剂，均无明显疗效。TBIL 在 780 ~900μmol/L 之间，故赴我院住院治疗。刻下乏力，恶心，腹泻日行 3 ~5 次，畏冷，面晦黄，唇暗黑，舌淡，苔白腻，舌下静脉增粗，脉沉细弱缓。

西医诊断：病毒性肝炎（慢性，重型，乙型重叠感染戊型）。

中医诊断：黄疸。

辨证：阴黄兼瘀血发黄。

治法：温阳和胃，散寒活血。

处方：茵陈 100g，制附片 10g（前两味先煎 30 分钟），干姜 10g，桂枝 10g，苍术 10g，白术 10g，茯苓 15g，赤芍 30g，丹参 15g，西红花 10g，郁金 10g，枳壳 10g，厚朴 10g，法半夏 12g，甘草 6g。两剂，1 日 1 剂，水煎服。另煎西洋参 10g，冬虫夏草 6g，代茶频服。

4 月 1 日二诊：乏力减，食欲增，舌质淡，苔白微褐，脉较前有力。

前方制附片减为 6g，茵陈加至 120g（前两味先煎 30 分钟），另加川黄连 6g，鸡内金 15g，焦三仙各 10g。5 剂，1 日 1 剂，水煎服。

4 月 9 日三诊：症状减轻，TBIL 降至 600μmol/L。

前方加桃仁 10g，炒水蛭 6g。

4 月 16 日四诊：症状减轻，但血清胆红素仍高。脉舌较前无明显变化。改拟益气和血兼行气活血法。

处方：生黄芪 30g，当归 15g，葛根 10g，赤芍 30g，莪术 6g，红花 6g，秦艽 15g，豨莶草 15g。1 日 1 剂，水煎服。

前方加减出入治疗 1 月余，并停用人工肝治疗。于 5 月 20 日复检 TBIL 140μmol/L。患者饮食、二便、睡眠均正常，已能下楼散步，继续服药 1 周，TBIL 降至 85.5μmol/L，出院继续服用中药调养。

【按】 患者本属阴黄，外院误用大苦大寒之重剂，故黄疸加深。钱英用温阳化湿、活血退黄法病情逐步好转。治疗疑难重症，贵在坚持，效不更法。

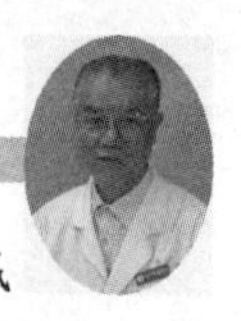

关于“十八反”，清初安徽医家吴楚撰著《兰从十戒》《医验录》。他说：“药性相反而相为用（即相反相成）以奏奇功，如甘草、甘遂同行之类。”附子与半夏不仅用于阴黄寒湿上逆证，也可用于关格寒浊上逆证。

案8　谭某，女，27岁，2004年5月24日初诊。

主诉：乏力、尿黄、食欲不振、恶心呕吐3天。

现病史：患者于入院前3天因发热而自服百服宁、感立克等退热药，服药后发热减轻，但出现乏力、尿黄、食欲不振、恶心呕吐等症状，呕吐物为胃内容物。无呕血及黑便、无腹痛腹泻，无皮肤瘙痒及白陶土样便。查体：皮肤巩膜轻度黄染。经住院治疗3大后，患者自觉恶心较前减轻，食欲一般，小便色黄。神志清，皮肤巩膜中至重度黄染。西医治疗：给予HGF、凯时、佛迪、支链氨基酸、乳果糖、法莫替丁、维生素K_1、白蛋白、甲强龙80mg静点等。化验ALT 2415U/L，AST 247U/L，TBIL 7.76mg/dL，DBIL 5.39mg/dL，ALB 29.5g/L，AFP 261.12ng/mL，PTA 22.29%，HBV-DNA 1.37×10^7copies/mL。症见恶心，呕吐胃内容物1次、非喷射性，小便色黄，大便正常。热病面容，舌绛红，苔薄黄，脉滑数。

西医诊断：病毒性肝炎（乙型，急性，重型）。

中医诊断：黄疸；急黄。

辨证：热邪深入营分，病有进展之势。

治法：急当清营活血，解毒退黄。

处方：茵陈90g（先煎），栀子25g，大黄15g，赤芍30g，牡丹皮30g，法半夏15g，黄芩15g，黄连15g，生地黄30g，紫草30g，生甘草15g，滑石60g，生薏苡仁30g。3剂，1日1剂，水煎服。

5月27日二诊：自觉食欲好转，无恶心呕吐，无腹胀。化验示肝脏合成指标明显下降。西医治疗26日将甲强龙减为40mg/d。前方继续服用7剂，水煎服。另用大黄15g，枳壳15g，厚朴15g，蒲公英15g，生地黄30g。3剂，水煎，灌肠。

5月30三诊：食欲明显好转，无恶心呕吐，化验示HBV前C区变异(+)。肝功能：ALT 715U/L，AST 49U/L，TBIL 6.25mg/dL，DBIL 4.63mg/dL，PTA 60%。上药继服4剂，1日1剂，水煎服。

6月3日四诊：食欲好转，乏力均明显改善。化验示TBIL7.88mg/dL，

DBIL 5.52mg/dL，ALT 297U/L，AST 55U/L。前方去法半夏，加川芎10g，桂枝5g。4剂，1日1剂，水煎服。

6月14日五诊：患者发热，体温38～39℃，无恶心呕吐，热病面容，皮肤巩膜轻度黄染，咽部充血，扁桃体Ⅱ度肿大，表面有脓苔，浅表淋巴结无肿大，余正常，考虑上呼吸道感染，予羚羊角粉1.8g/d，冲服。中医辨证为热邪由营分转出气分，以清气分湿热为主，用三仁汤加味。

处方：生石膏20g，知母20g，薏苡仁30g，生甘草15g，杏仁10g，砂仁6g（后下），木通5g，滑石30g，法半夏15g，竹叶10g，厚朴10g，赤芍30g，丹参60g。3剂，1日1剂，水煎服。同时给予西药凯地欣抗感染。

两天后体温正常，血培养无细菌生长。化验示TBIL 1.99mg/dL，黄疸明显消退。

肝穿结果肝细胞肿胀，胞浆疏松化，气球样变及凋亡小体，部分肝细胞及毛细胆管瘀胆，肝实质内可见较多点灶性坏死及桥形坏死，窦内单个核细胞浸润，汇管区轻度淋巴细胞浸润，未见明显纤维化。病理诊断：伴桥形坏死的急性黄疸型肝炎。

6月18日六诊：患者无明显不适，热邪已退，正气尚未复原，中焦湿热尚存，治以健脾除湿、兼清余热为主。

处方：党参15g，茯苓15g，苍术10g，炒白术10g，厚朴10g，黄连5g，黄芩5g，薏苡仁30g，柴胡15g，炒麦芽10g。7剂，1日1剂，水煎服。

6月23日七诊：患者自觉体力恢复，无任何不适，舌脉亦正常。化验肝功：TBIL 1.51mg/dL，DBIL 0.89mg/dL，PTA正常，抗HBs（+），抗HBc（+）。临床痊愈，仍有残黄，患者出院，继续以上方调理，两周后复查肝功能全部正常。

【按】本例患者为青年女性，素体强壮，既往无肝病史，西医诊断为亚急性重型肝炎，入院后病情进展迅速，预后较差。中医辨证为热毒深入营血，在西医治疗的基础上辨证使用清营凉血、活血解毒退黄治疗，疗效较好。急性或亚急性重型肝炎以热毒表现较多，如辨证准确，早期使用中药透热转气符合中医学温病理论，确能收到理想效果。

案9　白某，男，39岁，2003年7月6日初诊。

主诉：HBsAg（+）20年，间断乏力3年，加重30天。

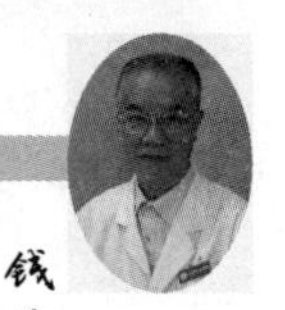

现病史：患者于20年前体检发现HBsAg（+），自觉无不适症状，未予治疗，可正常工作。近3年来自觉乏力，劳累后明显加重，间断服用保肝药物，近30天来，乏力症状持续加重，伴腹胀，尿少，尿黄如浓茶色，食欲不振。查体：皮肤、巩膜重度黄染，肝掌（+），腹水大量。ALT 22U/L，AST 79U/L，TBIL 308.7μmol/L，DBIL 65.1μmol/L，PTA 11.9%，CHE 1821U/L。刻下明显乏力，精神差，舌深红、两侧紫暗，苔白，脉虚无力。

西医诊断：病毒性肝炎（慢性重型，乙型）。

中医诊断：黄疸；鼓胀。

辨证：气阴两虚，瘀血发黄。

立法：益气养阴，活血退黄。

处方：茵陈180g（先煎30分钟），西洋参30g（另煎），麦冬20g，五味子10g，冬虫夏草10g，丹参20g，赤芍20g，牡丹皮15g，三七10g。7剂，1日1剂，少量频服。

7月14日二诊：诸症减轻，效不更方，服前方21剂，1日1剂，水煎服。9月13日复查TBIL 73μmol/L，PTA 30%，HBeAg（-），黄疸明显消退，出院继续中药治疗，效不更方。

【按】生脉散加大剂虫草，可滋养心肺肾之阴。金水相生，滋水涵木以养肝阴。三七大补肝血，肝阴与肝血共荣，使肝体得以柔养且不滋腻。瘀毒化热入于血分损及肝用，故用赤芍、丹参凉血化瘀，以截断热入营血之势且益肝用。“体用同调”共助茵陈退黄，顿挫急黄之势。

酒精性肝病

酒精性肝病包括酒精性脂肪肝、酒精性肝炎、肝纤维化、肝硬化和肝细胞癌等。乙醇进入肝细胞后，经肝乙醇脱氢酶、过氧化氢物分解酶和肝微粒体乙醇氧化酶氧化，形成乙醛。乙醛对肝细胞有明显的毒副作用，使其代谢发生阻碍，导致肝细胞的变性和坏死。酒精性肝病的发病及肝损害的严重程度与酗酒的时间长短和剂量都存在线性正相关。近年来，我国严重酒精性肝损害有明显增加的趋势。钱英诊治病人以酒精性肝硬化为主，患者早期无症状，中后期可出现体重减轻、食欲不振、腹痛、乏力、发热、齿衄等症状。肝硬化失代偿期可出现黄疸、腹水、浮肿、上消化道出血等症状，实验室检查可有贫血、白细胞和血小板下降、血清白蛋白降低、球蛋白增高表现。如继续饮酒常可发展至肝功能衰竭，病情急剧恶化，临床表现与重症肝炎相似，常并发肝昏迷、上消化道出血、肾功能衰竭和继发感染而死亡。本病患者宜摄取高维生素、高蛋白和富含热量及镁和锌的营养膳食。由于酒精性肝病患者肝糖原贮备降低，进食减少可导致蛋白质分解代谢增强。

饮酒可导致多种疾病的发生，而尤其以伤害肝脏为甚，是酒精性肝病的根本原因，故而在疾病的治疗过程中及疾病康复后，必须绝对禁止饮酒。在临床上，因不能戒酒使疾病复发以及病情恶化的情况，也不少见。若能彻底戒酒，消除病因，则可提高治疗效果，促进疾病康复，防止疾病的复发、恶化。中医学历来重视酒精对人体健康的危害，《内经》第一篇《素问·上古天真论》说："今时之人不然也，以酒为浆，以妄为常，以欲竭其精。"《金匮要略》对酒精性肝病所表现的"酒疸"有详细的描述和治疗方药。《金匮要略·黄疸病脉证并治》曰："心中懊侬而热，不能食，时欲吐，名曰酒疸。夫病酒黄疸，必小便不利，其候心中热，足下热，是其证也。酒黄疸者，或无热，靖言了了，腹满欲吐，鼻燥，其脉浮者先吐之，沉弦者先下之。酒疸，心中热，欲呕者，吐之愈。酒疸下之，久久为黑疸，目青面黑，心中如啖蒜荠状，大便正黑，皮肤爪之不仁，其脉浮弱，虽黑微黄，故知之。酒黄疸，心中懊侬或热痛，栀子大黄汤主之。"张仲景对酒精性肝病的临床表现，包括消化道症状、精神症状、上消化道出血、肝性脑病等并发症的表现、治疗方法等都进行了系统描述。后世李东垣创立著名的葛花解酲汤，采用益气健脾为主治疗。中医学认为，酒为湿热之品，嗜酒者多会造成湿热中阻之病，酒精性肝病若能早期戒酒，并给予积极治疗，一般预后较好。酒精性肝病患者难在戒酒，或酒精成瘾，至死不戒者；或已发展至肝功能衰竭，虽然戒酒但为时已晚者，虽有金丹亦不能回天。

典型病案

案1　杨某，男，47岁，2009年11月20日初诊。

主诉：肝病史8年余，周身瞤动伴头晕、恶心4天。

现病史：8年前发现酒精性肝硬化，门静脉高压，曾反复上消化道出血，外院诊断脑萎缩，近4天感周身"抽筋"，身瞤动，恶心，头晕，胸闷，大便时秘时溏。舌红绛，苔白，脉弦滑。

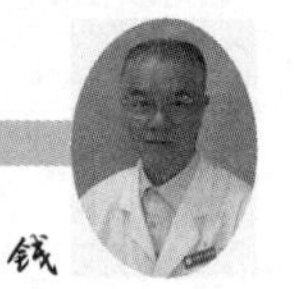

西医诊断：酒精性肝硬化（失代偿期）；脑萎缩。

中医诊断：肝风。

辨证：肝阴不足，血虚生风。

治法：滋阴，凉血，息风。

处方：生甘草10g，生代赭石15g，旋覆花10g，生地黄20g，元参15g，麦冬12g，钩藤15g（后下），牡丹皮12g，炒栀子6g，豆豉10g，白芍18g，木瓜12g，羚羊粉0.6g。14剂，1日1剂，水煎服。嘱其戒酒。

12月4日二诊：患者未能戒酒，诉左半身麻木，步态不稳，恶心，纳呆，舌暗胖，苔白，脉弦滑。治以滋补肝肾。上方去旋覆花、代赭石，加女贞子15g，山茱萸15g，川续断15g，菟丝子15g。14剂，1日1剂，水煎服。

12月18日三诊：头晕，恶心，腹胀，身瞤动，间断午后发热，大便日行3～4次，黑而带血，舌暗红，苔薄。

处方：生地黄30g，水牛角30g（先煎），血余炭15g，黄连6g，青蒿12g，酒黄芩10g，生甘草10g，槐花炭15g，石菖蒲10g，郁金10g。14剂，1日1剂，水煎服。

嘱其住院治疗。

【按】 酒为湿热之品，患者长期嗜酒无度，耗伤阴血，遂致阴虚风动。此案为肝肾阴虚风动、阴虚火旺之证，故初诊以增液汤滋阴；羚羊粉、钩藤以息风；栀子豉汤以清透郁热；白芍、木瓜以敛阴；尤妙在用旋覆花、代赭石以降胃气，肝经夹胃上行，肝气逆则胃气亦上逆，降胃气亦能降肝火。二诊时服前方滋阴兼清透郁热，热象已大减，但肝虚风动之证不减，故加女贞子以滋阴，菟丝子、川续断以补肝肾，尤妙在用山茱萸以敛肝，俾风气不能妄动。然患者嗜酒成癖，不能戒除，故难治。嗜酒伤阴助热动血，血热妄行，故三诊用方化裁自犀角地黄汤与大黄黄连泻心汤，兼用石菖蒲、郁金以开窍，防成热郁神昏之证。肝硬化上消化道出血为凶险之症，口服中药未必能十全，故嘱其住院治疗。瘀血蓄积肠道，易导致肝性脑病，预先以石菖蒲、郁金开窍，乃治未病之法，正合《金匮要略》“上工治未病”之意。

案2　刘某，男，50岁，2008年11月21日初诊。

主诉：间断性腹胀、尿少两年。

现病史：患者近两年反复出现间断性腹胀、尿少，曾在我院住院3次，诊断为酒精性肝硬化（失代偿期），腹水。经保肝、利尿、补充白蛋白等治疗症状可缓解，但时有复发。患者既往有长期、大量饮酒史，近两年已戒酒。目前顽固性腹水不消退半年余，腹胀不明显，刻下诉食后即如厕大便，肌肤甲错，舌质胖，苔根略白，脉沉缓。

西医诊断：酒精性肝硬化（失代偿期）；腹水。

中医诊断：鼓胀。

辨证：脾肾阳虚，气滞水停。

治法：温补脾胃，软坚通络。

处方：云茯苓30g，白芍15g，附子15g（先煎半小时），肉桂10g，桂枝15g，川牛膝15g，车前子30g，生白术30g，干姜20g，泽泻15g，山药20g，山茱萸20g，熟地黄40g，莪术6g，大腹皮10g。14剂，1日1剂，水煎服。

12月5日二诊：尿量增加，腹水减少，大便可。舌质胖大，苔白，脉沉细数，上方加炒二丑各6g，葶苈子10g，茯苓皮30g，桑皮10g，大腹皮15g，枳实10g。14剂，1日1剂，水煎服。

12月26日三诊：腹水基本消退，尿量正常，舌质暗、尖略红，苔薄白，左脉滑、右略浮、右寸无力。

处方：川椒目10g，汉防己20g，大黄10g，葶苈子10g，茯苓30g，大腹皮20g，陈皮10g，桑皮10g，生黄芪30g，丹参30g，莪术6g，生白术20g。14剂，两日1剂，水煎服。

后经用真武汤、济生肾气丸、五皮饮、己椒苈黄丸等加减出入1月余获效。

【按】本例患者辨证为脾肾阳虚、气滞水停，腹水顽固不消退。《素问·腹中论》云："帝曰：其时有复发者何也。岐伯曰：此饮食不节，故时有病也。虽然其病且已，时故当病，气聚于腹也。"酒精性肝硬化治疗的难点在于患者往往不能戒酒，饮食不节。若患者谨于调摄，则治疗难度较小。

案3　魏某，男，46岁，2008年10月10日初诊。

主诉：腹胀、尿少、喘憋两月余。

现病史：患者于两个月前因腹胀、尿少进行性加重，伴喘憋来我院就诊，诊断为酒精性肝硬化，腹水、胸腔积液，经住院给予保肝、利尿、补充白蛋白等综合治疗效果欠佳，为进一步治疗而求中医会诊。刻下患者形体消瘦，

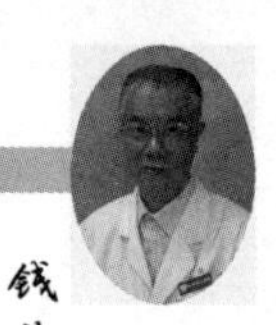

腹大青筋暴露，脐凸，下肢轻度浮肿，乏力、腹胀、喘憋、尿少、纳呆，大便日行两次，舌质红，苔薄白，脉弦滑数、右沉细。

西医诊断：酒精性肝硬化（失代偿期）；胸腔积液；腹水。

中医诊断：鼓胀。

辨证：水热互结，阴虚火旺。

治法：滋阴清热，和血通络。

处方：川椒目10g，鹿角胶15g（烊化兑服），龟甲胶15g（烊化兑服），水牛角浓缩粉4g（冲），葶苈子10g，野生赤灵芝3g，防己15g，附子10g（先煎），党参15g，丹参20g，牛稻芽30g，白梅花10g，莲子心6g，连翘15g，生地黄30g，仙鹤草15g，当归15g，三七6g，白芍20g。14剂，1日1剂，水煎服。

10月24日二诊：入睡困难，易醒，乳房有硬节，舌暗红，苔薄白，舌下静脉结节状，脉沉滑数，拟育阴利水。予猪苓汤加味。

上方去党参、仙鹤草，加猪苓30g，阿胶珠12g，枣仁30g。20剂，1日1剂，水煎服。

11月21日三诊：脐疝疼痛，尿略黄，腓肠肌涩痛如针刺，下肢发黑浮肿，舌质暗红，苔薄黄，舌下静脉正常，脉弦数。辨证为阴虚脉络不通，兼有水停，拟养阴通络。前方去白芍、白梅花、生稻芽、莲子心，加赤芍20g，川牛膝12g，忍冬藤20g，葶苈子10g。14剂，1日1剂，水煎服。

12月19日四诊：易怒，腿痛如刺，抽筋，舌质红，苔黄中腻，脉沉细数。B超：腹水大量，胸腔积液少量。前方去防己，加紫草6g，茜草6g，土鳖虫10g。14剂，1日1剂，水煎服。

2009年1月9日五诊：腿痒钻心，不寐，舌暗红，苔白，脉弦滑稍数。前方去当归、附子，加莲子心6g，黄连6g，灯心草3g。14剂，1日1剂，水煎服。

5月8日六诊：胸闷，喘憋，二便尚可，下肢浮肿，腹壁静脉曲张，舌绛红，苔薄白，脉弦滑数。化验示TBIL 94μmol/L，AFP 3.7ng/mL，治以益气养阴，柔肝退黄。

处方：生黄芪20g，石斛15g，生地黄15g，天冬10g，麦冬10g，元参12g，沙参15g，栀子10g，大黄6g，炙鳖甲12g，穿山甲6g，牡丹皮12g，三七6g，茵陈60g（先煎），丹参15g。14剂，1日1剂，水煎服。

【按】患者性多怒，嗜酒，病情稍减即嗜酒如命。《史记·扁鹊仓公列传》曰："人之所病，病疾多；而医之所病，病道少。故病有六不治：骄恣不论于理，一不治也；轻身重财，二不治也；衣食不能适，三不治也；阴阳并，脏气不定，四不治也；形羸不能服药，五不治也；信巫不信医，六不治也。"本患者即所谓骄恣不论于理、轻身重财而又嗜酒不改，故属不治之证。患者脐凸，为脾气已绝，而又兼阴虚，更为难治。清代名医陈莲舫曰"鼓胀伤气易治，耗阴者最不易调"，诚为经验之谈也。

案4　郑某，男，46岁，2005年11月11日初诊。

主诉：肝病史10年，腹胀、目黄9个月。

现病史：有长期大量饮酒史20年，肝硬化病史10年，近9个月以来腹胀，目黄，服用利尿药有所减轻，但饮酒不停，病情反复。近14天上述症状明显加重。饥而不欲食，食后腹胀，舌绛红而暗，苔黄，右脉沉细无力、左脉沉弦细。B超示肝硬化，脾大，腹水。

西医诊断：酒精性肝硬化（失代偿期）；腹水；2型糖尿病。

中医诊断：癥积；鼓胀；黄疸；消渴。

辨证：气血郁滞，痰湿阻络。

治法：健脾和胃。

处方：沙参麦冬汤合桂附地黄丸。南沙参15g，北沙参15g，麦冬15g，苏梗10g，绿萼梅10g，石斛15g，肉桂3g，鸡血藤20g，生地黄15g，山茱萸15g，炒山药15g，牡丹皮12g，泽泻12g，凌霄花15g。7剂，1日1剂，水煎服。

11月18日二诊：患者有酒精性心肌病、二尖瓣反流、顽固性腹水，临床症状反映其正虚较重，以心肺两虚、气阴两虚为主。目前腹水有所消退，复查示TBIL 2mg/dL，ALB 32g/L。治以滋肾通关。

处方：沙参30g，麦冬15g，五味子10g，栀子6g，连翘15g，苏梗10g，绿萼梅10g，肉桂6g，炒知母10g，炒黄柏10g，山茱萸10g，牡丹皮12g，生地黄20g。10剂，1日1剂，水煎服。

11月28日三诊：胸闷、喘憋、腹胀，消谷善饥，口渴不明显，四肢逆冷。舌暗红，苔白，根有褐色染苔，脉弦数、尺脉弱。治以清热养阴活血，补益心肺。

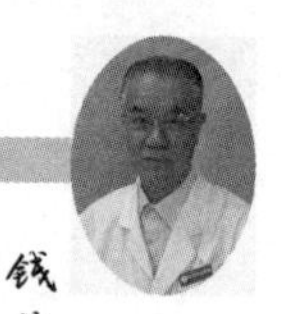

处方：沙参 30g，麦冬 15g，五味子 10g，栀子 6g，苏梗 10g，绿萼梅 10g，炒知母 10g，炒黄柏 10g，山茱萸 10g，牡丹皮 12g，生地黄 20g。10 剂，1 日 1 剂，水煎服。西洋参 15g，单煎频服。

【按】鼓胀有上热下寒的特点，下寒表现为两脚冰凉、脉沉细无力，乃下焦虚寒，中焦脾虚运化失职；上热表现为舌红、薄黄苔、脉数，乃阴虚血热。由于脾肾阳虚日久，使黄疸的发展从阳黄向着湿热发黄、阴黄、寒湿发黄转化。此患者脉数乃消渴引起。消渴的本质是阴虚血燥，上、中消症见口干、唇裂、善饥。脾胃为后天之本，“调整脾胃肝、中州应当先”，所以治疗首先要调理脾胃，共济阴阳，健脾和胃。该患者赤缕红斑，故用凌霄花、牡丹皮、生地黄凉血祛瘀。朱丹溪曰“不可求速效”。治疗腹水比较快的方法是补命门火以助膀胱气化，治用大量附子、干姜、肉桂，此患者阴虚有热，故不可纯用温通。

案 5　陈某，男，46 岁，2006 年 1 月 6 日初诊。

主诉：肝病史 10 年，腹胀、目黄加重半个月。

现病史：患者有大量饮酒史 30 年，肝硬化病史 10 年，近半个月来腹胀、尿黄加重，服用利尿药后，腹胀尿少有所减轻，但患者不能戒酒。刻下肝区胀痛，乏力，手指色黑，四末冷凉，小便晨起如啤酒色，腹胀食后明显，舌暗红，舌有瘀斑，舌下静脉增粗，迂曲延长暗黑，根有苔。右脉沉细、左脉沉小滑，关尺脉弱。

西医诊断：酒精性肝硬化（失代偿期）；腹水。

中医诊断：癥积；鼓胀；黄疸（阴黄）。

辨证：水湿停滞，瘀血阻络。

治法：益气养阴，柔肝化湿。

处方：秦艽 10g，姜黄 10g，郁金 10g，丹参 20g，百合 30g，鸡血藤 20g，楮实子 10g，佩兰 10g，黑豆 10g。赤芍 10g。7 剂，1 日 1 剂，水煎服。

1 月 13 日二诊：乏力减轻，肝区胀痛减轻，四肢踝腕关节温度正常。舌淡红，舌根白苔，舌下静脉正常，脉沉细无力。治以健脾通脉温阳，活血退黄。

处方：姜黄 10g，黄芪 45g，葛根 15g，柴胡 15g，茯苓 15g，鸡血藤 30g，桂枝 10g，淫羊藿 12g，升麻 15g，炮附片 6g（先煎），白鲜皮 30g，秦艽 15g。

7 剂，1 日 1 剂，水煎服。

1 月 20 日三诊：黄疸明显消退，食后腹胀，午后气短，尿黄，手足末端冷凉，大便可，舌质红，苔薄白，脉沉细。

处方：姜黄 10g，黄芪 45g，葛根 15g，柴胡 15g，茯苓 15g，鸡血藤 30g，桂枝 10g，淫羊藿 12g，升麻 15g，炮附片 6g（先煎），白鲜皮 30g，秦艽 30g。7 剂，1 日 1 剂，水煎服。

1 月 27 日四诊：四末仍凉，舌淡，苔薄白，脉沉细微。此乃阳虚表现，治以温阳化湿。前方加干姜 6g，郁金 10g。14 剂，1 日 1 剂，水煎服。

【按语】酒精性肝硬化所致腹水，一般用楮实子活血利水，也可加佩兰、黑豆，不可用大量渗利伤阴之品。方中丹参入血分，为肝病要药。秦艽散风通络退黄；姜黄、郁金化瘀退黄；鸡血藤通络。患者用药后黄疸消退明显，食欲好转，腹胀、肝区胀痛、乏力减轻。用淫羊藿、升麻、炮附片、干姜温阳之品，患者四末不温也有好转。

案 6　张某，男，55 岁，2004 年 6 月 7 日初诊。

主诉：肝病史 1～2 年，腹胀、尿黄加重 1 个月。

现病史：患者既往有长期大量饮酒史 30 年，1～2 年前因腹胀、尿黄等症状就诊于我院，诊断为酒精性肝硬化，经住院治疗后好转。出院后未完全戒酒，但饮酒量较前减少。近 1 个月因大量饮酒后再次出现腹胀、尿黄等不适，再次住院治疗。查体神清，精神可，面色晦暗，皮肤、巩膜轻度黄染，慢肝体征（+），心脏未见异常，右肺中下部呼吸音弱，腹稍膨隆，无压痛及反跳痛，肝脾触诊不满意，腹水征（+），腹水中量。双下肢未见水肿。化验 WBC 1.5×10^{9}/L，RBC 3.49×10^{12}/L，HGB 88g/L，PLT 38×10^{9}/L。刻下腹胀，乏力，眼黄，尿黄。

西医诊断：酒精性肝硬化（失代偿期）；腹水；胸腔积液。

中医诊断：癥积；鼓胀；黄疸（阴黄）。

辨证：气虚血瘀，脾虚水停。

治法：益气活血，健脾利水。

处方：麻黄 3g，葶苈子 15g，生黄芪 120g，苍术 20g，白术 10g，淫羊藿 15g，太子参 30g，连皮苓 30g，白芍 15g，川芎 6g，当归 10g。14 剂，1 日 1 剂，水煎服。

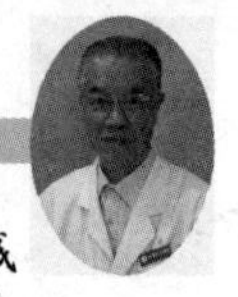

6月21日二诊：腹胀减轻，尿黄，舌暗有瘀斑，苔白，脉滑。前方继服5剂，1日1剂，水煎服。

6月25日三诊：腹泻，每日3次，黄疸未退，舌暗有瘀斑，苔白，脉滑。治以升阳止泻。

处方：葛根30g，升麻15g，麻黄3g，葶苈子15g，生黄芪120g，苍术20g，白术10g，太子参30g，连皮苓30g，白芍15g，川芎6g，当归10g，三七6g，黄连5g，黄芩5g。7剂，1日1剂，水煎服。

8月5日四诊：胸腔积液、腹水无明显消退，舌暗有瘀斑，苔白，脉滑。辨证痰瘀交阻，治以补肺脾肾，化瘀利水。

处方：炙麻黄3g，葶苈子30g，白芥子10g，大腹皮15g，厚朴12g，干姜10g，肉桂10g，知母10g，黄柏10g，川牛膝15g，鸡血藤30g，红花10g。7剂，1日1剂，水煎服。另生黄芪180g，浓煎1～2小时，取汁200mL；鲜玉米须60g（或干玉米须30g）浓煎取汁200mL，频服代茶饮。

9月17日五诊：胸腔积液、腹水明显消退，舌暗有瘀斑，苔白，脉滑。三焦水道不通，气化不利。治以疏利三焦，滋肾通关。

处方：炙麻黄3g，葶苈子30g，白芥子10g，大腹皮15g，厚朴12g，干姜10g，肉桂10g，知母10g，黄柏10g，川牛膝15g，鸡血藤30g，红花10g，车前子30g（包），生黄芪30g。7剂，1日1剂，水煎服。

【按】腹水、胸腔积液是肝硬化最常见并发症，顽固性腹水、胸腔积液治疗非常棘手。水饮之邪弥漫三焦，水道不通，气化不利，兼有肺、脾、肾俱虚，非一般“开鬼门、洁净府”所能奏效，必须缓缓疏通三焦之壅滞，守法调治，俾水到渠成。本例为癥积、鼓胀、黄疸（阴黄），辨证为气虚血瘀，脾虚水停。先治以益气活血、健脾利水微效，更治以补肺脾肾，化瘀利水，加用干姜、肉桂、川牛膝、鸡血藤30g，配生黄芪180g，鲜玉米须60g，浓煎频服代茶饮，五诊后患者胸腔积液、腹水明显消退，病情稳定。

药物性肝损害

药物性肝损伤是指药物和（或）化学物质经呼吸道、消化道和静脉等途径进入人体而导致的肝脏损伤。随着人口老龄化社会的到来和现代疾病谱的变化，老年人器官功能减退、多种疾病并发、新药的不断开发和临床广泛应用，越来越多的患者面临发生药物性肝损伤的危险。目前，已发现近1000种药物与肝损伤有关。在美国，一半以上的急性肝功能衰竭由药物引起，最常见的药物是扑热息痛。

药物性肝损伤的易感性受年龄、性别、合并用药、环境因素、基础疾病及遗传易感性等诸多因素影响。通常年龄较大是发生药物性肝损伤的危险因素，妇女对药物性肝损伤更易感。某些情况下多种药物的联合应用可使药物性肝损伤的风险增加。环境危险因素如饮酒及营养不良等可消耗体内谷胱甘肽，易诱发对乙酰氨基酚肝毒性。每日饮酒超过3次的患者应慎用对乙酰氨基酚。遗传易感性是药物性肝损伤最重要的决定因素。

临床报道，可致肝损伤的常用中药有黄药子、菊三七、苍耳子、何首乌、雷公藤、艾叶、望江南、苍术、天花粉、桑寄生、贯众、蒲黄、麻黄、柴胡、番泻叶、合欢皮、丁香、川楝子、鸦胆子、毛冬青、蓖麻子、藜芦、丹参、罂粟、桑寄生、姜半夏、泽泻、大黄、虎杖、千里光、防己、土荆芥、肉豆蔻、商陆、常山、大枫子、朱砂、斑蝥、穿山甲、缬草、乌头、白果等。值得关注的是，日本学者经生药分析发现，常用药郁金可导致肝损害。川楝子的肝损害有一定蓄积性，常规剂量应用3个月左右发病。可引起肝损伤的中药复方制剂有壮骨关节丸、复方青黛胶囊、克银丸、消银片（丸）、消核片、白癜风胶囊、白复康冲剂、白蚀丸、六神丸、疳积散、葛根汤、防风通圣散、湿毒清、血毒丸、追风透骨丸、消咳喘、壮骨伸筋胶囊、骨仙片、增生平、牛黄解毒片、天麻丸、地奥心血康、昆明山海棠片、雷公藤片、蛇毒制剂等。小柴胡制剂售后调查，其肝损害发生率为0.64%，柴苓汤、大柴胡汤、半夏泻心汤、柴胡桂枝汤、柴胡桂枝干姜汤和温清饮等亦有引起肝损害的报道。同时，服用减肥茶后出现的药物性肝损伤也很常见。

药物性肝损伤分为急性肝损伤和慢性肝损伤，其中急性肝损伤占大多数。药物性肝损伤的诊断为排除性诊断，用药过程中或停药后患者出现厌食、恶心、乏力、黄疸应考虑药物性肝损伤的可能。研究表明，94%的患者停用可疑药物后肝脏损伤可恢复。肝细胞损伤型药物性肝损伤患者在无胆道疾病的基础上出现黄疸提示其预后不良，约10%的患者最终死亡。大型临床研究证实，肝细胞损伤型患者中，总胆红素超过两倍正常值上限是最重要的预后指标，其余指标如AST/ALT > 1、年龄过大等也预示预后不良。无胆道梗阻和肝细胞转运蛋白障碍却有肝内胆汁淤积时，胆红素持续升高意味着肝细胞坏死

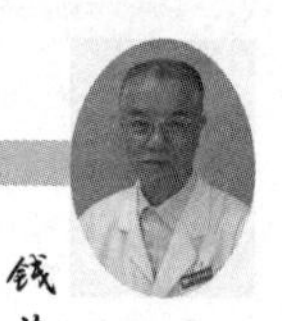

严重，以至阻碍胆汁排出途径，提示预后不良。

临床近千种药物均可导致肝损害，特别是众多的常用中药也可造成肝损害。钱英对中药的肝损害非常重视，专门撰写了《肝病中医治疗合理用药与常用中药肝损伤》一书。钱英认为，对于中药的肝毒性要科学看待，既要给予足够的重视，临床尽量避免出现中药肝损害，又不能扩大化。中药肝毒性产生的原因有很多方面，既有药物自身的因素，也包括中药的农药残留、重金属污染等。患者的体质因素，特别是临床用药不对证等也是造成肝损害的重要原因。对于药物性肝损害造成的严重疾病可运用中药治疗。由于各种药物性肝病的病因不同，故中医治疗无一定之规，只能是观其脉证，知犯何逆，随证治之。

典型病案

案1　邵某，男，70岁，2004年2月20日初诊。

主诉：食欲不振、尿黄两周，加重5天。

现病史：患者两周前因服用多种中药治疗皮肤病而出现食欲不振，食量较前明显减少，无明显恶心呕吐及厌油腻，稍乏力，无腹痛腹泻，稍腹胀，尿色进行性加深，尿色如浓茶色。5日前自觉上述不适明显加重，尿色加深，食量减半，伴有全身黄染，赴当地医院查肝功能ALT 988U/L，TBIL 328μmol/L，给予胸腺素、促肝细胞生长因子、谷胱甘肽、强力宁注射液等治疗5天。复查肝功能ALT 1088U/L ，AST 1194U/L，TBIL 424μmmol/L，诊为“黄疸原因待查”，为进一步治疗来我院，门诊于2004年2月3日以黄疸原因待查收入我区。患者自发病以来神志清楚，精神可，睡眠可，无鼻衄、齿衄，无尿频、尿急，无柏油样便及陶土样便，无皮肤瘙痒，体重下降5kg。复查ALT 84U/L，AST 61U/L，TBIL 22. 65mg/dL，DBIL 16. 73mg/dL，TP 50. 4g/L，ALB 29g/L，CHE 4152U/L，PTA 93. 6%。刻下纳呆，尿黄，稍有乏力，腹胀，入睡困难，有时鼻衄，面色晦暗，腹水大量，周身皮疹、脱屑，嘴唇肿裂，口腔溃疡，进食困难。大腿内侧紫癜，时有手颤。舌暗红，无苔，中间有裂纹，脉沉细、寸脉极无力。

西医诊断：黄疸原因待查，药物性肝病可能性大。

中医诊断：黄疸；鼓胀。

辨证：肝肾阴虚。

治法：滋补肝肾。

处方：一贯煎合归芍地黄丸加减。生地黄 20g，沙参 15g，麦冬 12g，枸杞子 12g，白芍 15g，当归 10g，三七 3g，羚羊粉 1.5g（冲服），钩藤 15g（后下），天麻 10g。7 剂，1 日 1 剂，水煎服。

2 月 27 日二诊：药后诸症好转，手颤减轻。处方稍事调整。

处方：生地黄 20g，沙参 15g，麦冬 12g，白芍 15g，石斛 20g，玉竹 15g，白花蛇舌草 15g，龙葵 15g，生黄芪 60g，五味子 8g，升麻 12g，柴胡 6g。7 剂，1 日 1 剂，水煎服。

3 月 5 日三诊：诸症好转，嘴唇肿裂减轻，口腔溃疡消失，腹水消退，纳食增加，大腿内侧紫癜消退，手抖减轻。刻下大便日行 10 余次，便成形，行走则有便意、卧床时稍好，伴痔疮、脱肛。舌暗红，苔薄白，中间裂纹消失，左脉沉细无力、右脉滑数。复查 ALT 25U/L，AST41U/L，TBIL 9.21mg/dL，DBIL 7.5mg/dL，ALB 28.2g/L，CHE 3570U/L，PTA 73.55%。肝肾之阴暂复，脾胃不调。脾气不升，胃气不降，则膜胀泄泻。急当顾护脾胃。方用茵陈术附汤加黄芪建中汤。

处方：生黄芪 30g，桂枝 6g，白芍 20g，干姜 3g，大枣 20g，生姜 6g，厚朴 10g，大腹皮 10g，姜黄 10g，猪苓 20g，茯苓 20g，茵陈 30g（先煎）。7 剂，1 日 1 剂，水煎服。

外洗药物：枯矾 10g，明矾 10g，黄柏 30g，苦参 30g，五倍子 20g，石榴皮 20g，水煎，便后外洗，肛门局部涂抹九华膏。

3 月 12 日四诊：大便正常，痔疮缓解，黄疸明显减轻，近 3 日无大便，复查 ALT 19U/L，AST 23U/L，TBIL 3.67mg/dL，DBIL 2.98mg/dL，TP 47.2g/L，ALB 26.2g/L，CHE 3570U/L，PTA 73.55%。舌淡红，苔白。病情基本痊愈。拟养血润肠。

处方：肉苁蓉 30g，当归 30g，火麻仁 10g，桃仁 10g，郁李仁 10g，杏仁 10g，生白术 30g，生何首乌 30g，生代赭石 30g。7 剂，1 日 1 剂，水煎服。

药后大便自调，黄疸消退，出院回家继续调养。

【按】患者已届古稀之年，正气虚衰，服用中药治疗皮肤病导致药物性肝损害，既往体弱，气血不足。此次病后更使阴血大伤，肝阴枯竭。肝体阴而用阳，肝体失养，损及脾肾，阴阳、气血俱虚。钱英首用滋补肝肾以息风救阴；次用建中汤调和脾胃，药用生地黄、沙参、麦冬、枸杞子、白芍、当归、

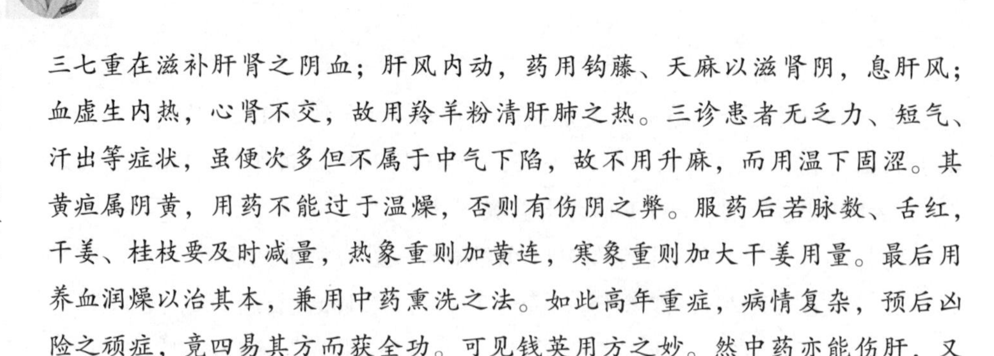

三七重在滋补肝肾之阴血；肝风内动，药用钩藤、天麻以滋肾阴，息肝风；血虚生内热，心肾不交，故用羚羊粉清肝肺之热。三诊患者无乏力、短气、汗出等症状，虽便次多但不属于中气下陷，故不用升麻，而用温下固涩。其黄疸属阴黄，用药不能过于温燥，否则有伤阴之弊。服药后若脉数、舌红，干姜、桂枝要及时减量，热象重则加黄连，寒象重则加大干姜用量。最后用养血润燥以治其本，兼用中药熏洗之法。如此高年重症，病情复杂，预后凶险之顽症，竟四易其方而获全功。可见钱英用方之妙。然中药亦能伤肝，又不能不慎重。

案2　郭某，女，35岁，2004年4月6日初诊。

主诉：乏力、尿黄伴皮肤瘙痒半月余。

现病史：患者因服用抗抑郁西药治疗抑郁症半年余，近半月余出现乏力，尿黄，恶心，皮肤瘙痒，失眠。赴当地医院就诊，诊为“黄疸原因待查”，经治疗10天，无明显好转，为进一步治疗而来我院。查体神清，精神可，皮肤、巩膜重度黄染，全身皮肤可见多处搔痕。无腹水，双下肢未见水肿。化验ALT 31U/L，AST 36U/L，TBIL 15.13mg/dL，DBIL 11.56mg/dL，ALB 50g/L，GLO 32.79g/L，TBA 361.4μmol/L，PALB 220mg/L，CHE 9236U/L，CHO 210mg/dL，PTA 120.4%，WBC 8.7×10^9/L，RBC 4.35×10^{12}/L，HGB 130g/L，PLT 313×10^9/L。刻下诉纳呆，恶心，干呕，乏力，尿黄，皮肤瘙痒难以入睡，大便尚可。舌暗有瘀斑，苔薄白，脉弦细。

西医诊断：药物性肝损害；抑郁症。

中医诊断：黄疸。

辨证；气虚血瘀。

治法：益气活血。

处方：生黄芪40g，太子参15g，茯苓20g，丹参15g，桃仁10g，柴胡10g，白芍12g，枳壳12g，秦艽12g，威灵仙12g，赤芍20g，牡丹皮12g，砂仁6g（后下）。7剂，1日1剂，水煎服。

4月12日二诊：仍皮肤瘙痒，睡眠欠佳。皮肤、巩膜重度黄染，全身皮肤可见多处搔痕。腹水征（－），双下肢未见水肿。舌暗红有瘀斑，苔薄白，脉弦细。

处方：红花10g，白芍12g，丹参20g，威灵仙12g，王不留行15g，牡丹皮12g，赤芍20g，地肤子10g，凌霄花12g，柴胡12g，海风藤30g。7剂，1日1剂，水煎服。

4月19日三诊：睡眠较差，皮肤瘙痒重，进食尚可，有时恶心，皮肤、巩膜重度黄染。舌暗红有瘀斑，苔薄白，脉弦细。

处方：黄芪120g，当归20g，炙何首乌20g，熟地黄30g，白芍30g，赤芍15g，玉竹15g，麦冬15g，火麻仁10g，桃仁15g，草红花15g，枣仁30g，炙甘草15g，丹参30g。7剂，1日1剂，水煎服。

4月26日四诊：仍皮肤瘙痒，时而恶心。舌暗红有瘀斑，苔薄白，脉弦细。

处方：桃仁12g，草红花10g，丹参20g，白芍12g，生黄芪60g，党参20g，威灵仙15g，王不留行10g，地肤子12g，凌霄花12g，紫草10g，海风藤30g。7剂，1日1剂，水煎服。

5月2日五诊：皮肤瘙痒好转，仍恶心、进食时较明显。舌暗红有瘀斑，苔薄白，脉弦细。

处方：桃仁12g，草红花10g，丹参20g，白芍12g，生黄芪60g，党参20g，威灵仙15g，王不留行10g，地肤子12g，凌霄花12g，紫草10g，海风藤30g。7剂，1日1剂，水煎服。

5月9日六诊：皮肤瘙痒有好转，恶心减轻。舌暗红有瘀斑，苔薄白，脉弦细。拟凉血退黄，益气通络。

处方：桃仁12g，草红花10g，丹参20g，白芍12g，生黄芪60g，党参20g，威灵仙15g，王不留行10g，地肤子12g，凌霄花10g，紫草10g，秦艽12g，豨莶草12g。5剂，1日1剂，水煎服。

【按】患者经中西医治疗1月余诸症稍减，但疗效不甚明显。张仲景曰“观其脉证，知犯何逆，随证治之”。患者因服用抗抑郁药物后出现黄疸不退，本病西医属胆汁淤积型肝病，为药物性肝病常见类型。脉弦细、舌暗有瘀斑为气虚血瘀之证，因应用益气活血、通络退黄之法效果不明显，为病重药轻，未能中病之故也。若投大黄附子汤、桃核承气汤等温通之法，则瘀血自大便而出，常能迅速解除淤胆症状。

案3　昝某，男，14岁，2004年3月12日初诊。

主诉：恶心、厌油1个月。

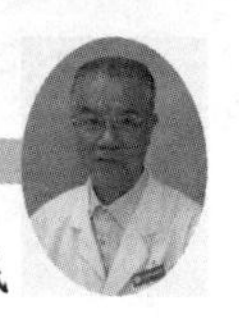

现病史：患者3年前因垂体瘤行脑垂体摘除术，术后应用多种激素维持治疗。后发现肝功能异常，B超提示脂肪肝。诊断为药物性肝损害；脂肪肝。给予保肝药物治疗，定期复查肝功能反复异常。近1个月来恶心，厌油，食欲不振，轻度乏力。目前每日服用泼尼松龙1/3片。症见睾丸萎缩，舌根黄厚腻，脉沉弦。

西医诊断：药物性肝损害；脂肪肝；脑垂体瘤术后。

中医诊断：虚劳。

辨证：湿浊阻络。

治法：芳香和胃。

处方：藿香10g，白术10g，黄连6g，瓜蒌10g，桂枝10g，半夏曲12g，茯苓15g，厚朴10g，生姜3片，绿萼梅10g，生稻芽20g，丹参10g，生黄芪15g，荔枝核10g。10剂，两日1剂，水煎服。

4月8日二诊：咳白痰1周，尿黄，量约3000mL/d。大便日3次、成形。纳少，恶心，乏力。舌暗，苔薄白，脉沉细。化验ALT 156U/L，AST 103U/L，GGT 99U/L。B超示中度脂肪肝。

处方：天冬10g，麦冬10g，枇杷叶10g，浙贝母10g，黄芩8g，橘红8g，清半夏8g，生黄芪12g，丹参15g，泽泻10g，荷叶6g，绿萼梅10g，生稻芽20g，淫羊藿6g，牡丹皮6g。10剂，两日1剂，水煎服。

5月28日三诊：症状、舌脉同前，拟化痰活血固肾法。

处方：生地黄20g，炒知母6g，炒黄柏6g，金樱子15g，枸杞子12g，山茱萸10g，杜仲10g，覆盆子15g，五味子6g，牡丹皮12g，丹参15g，牛膝12g，垂盆草30g，明矾1g，女贞子15g，桑螵蛸15g。14剂，两日1剂，水煎服。

6月22日四诊：药后诸症好转，舌根苔黄厚，脉沉滑。辨证属气虚血滞，痰浊阻络。治以益气活血，化痰通络。

处方：生黄芪15g，北沙参15g，丹参12g，红花6g，决明子10g，瓜蒌20g，浙贝母10g，郁金10g，鸡血藤15g，莪术6g，水红花子12g，牡丹皮10g，青蒿10g，白花舌蛇草30g。14剂，两日1剂，水煎服，连服3个月。

9月26日五诊：多饮多尿，男性特征发育不全。舌淡胖，苔薄白，脉沉细。拟补肾之丸药缓缓调治。

处方：干地黄30g，山茱萸30g，枸杞子30g，胡芦巴20g，仙茅15g，五味子 15g，金樱子 30g，覆盆子 30g，菟丝子 30g，川续断 60g，知母 20g，生石膏 30g，鹿角霜 15g，海马 10g。共研细面，炼蜜为丸，每次 1 丸，每日两次。

药后收效尚可。

【按】患者因垂体瘤术后，导致内分泌紊乱，每日需服用多种激素，导致药物性肝损害、脂肪肝，此为药病。中医治疗“观其脉证，知犯何逆，随证治之”，但总以肾虚不主气化为关键病机，因脑为髓海，肾主骨生髓故也。患者就诊时虽为虚劳，但确见湿浊阻络之候，故先用芳香和胃化湿之品，处以藿香、白术、黄连、桂枝、半夏曲、茯苓、生姜等。四诊药后诸症好转，用生黄芪、北沙参、丹参、红花、鸡血藤、莪术、水红花子、牡丹皮益气活血，化痰通络。后以补肾之丸药缓调，患者恶心、厌油、食欲不振、乏力咳痰等症改善，病情平稳。

案 4　郑某，男，15 岁，2001 年 7 月 13 日初诊。

主诉：腹痛、腹泻 1 月余。

现病史：患者因腹痛、腹泻于 2001 年 4 月 24 日至 5 月 18 日在某医院住院治疗，经查腹水抗酸染色（+），外周血 WBC $7.6 \times 10^{9}/L$，RBC $4.65 \times 10^{12}/L$，HB 138g/L，PLT $99 \times 10^{9}/L$。诊断：①幼年强直性脊柱炎。②结核感染。③乙型肝炎。给予口服扶他林 37.5mg、柳氮磺胺吡啶、异烟肼等治疗后病情有好转，出院后继续服用。患者于 2001 年 6 月 16 日再次因“发热、腹痛、腹泻”入该院。入院后查体：发热为稽留热，双侧扁桃体肿大，被覆灰白色膜样物，全身淋巴结（颌下、颈部、腋下、腹股沟）肿大，约数十个，1cm×2cm 或 2cm×3cm 大小，质地较硬，可活动，压痛（+），肝脏肿大，肋下 4.5cm，质地中等，脾脏肋下 3.5cm，质地中等，腹水（-）。化验检查血中异型淋巴细胞 21%，ALT 200U/L，AST 251U/L，EBV-IgG（+），EBV-IgM（-），HBsAg（+），HBeAg（+），抗 HBc（+），脑脊液外观清，细胞数 23 个，GLU 26mmol/L，氯化物 708mg/dL，蛋白 44.4mg/dL，心电图示 ST-T 改变。B 超示肝大，脾大，双肾回声增强，上腹部数个淋巴结肿大，0.5~0.7cm。淋巴结活检符合传染性单核细胞增多症。诊断为传染性单核细胞增多症；感染性腹泻。住院治疗过程中肝功能损害迅速加重，ALT 上升至 666.6U/L，AST 1205.32U/L，TBIL 656.6μmol/L，DBIL 387.1μmol/L，TBA 323.4μmol/L。

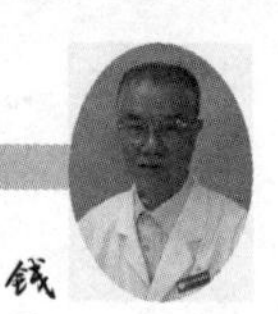

患者于2001年7月13日转来我院，因拒绝住院，故在中医门诊治疗。刻下食欲不振，恶心，呕吐，极度乏力，腹痛，头晕，大便干，鼻衄，尿黄如浓茶水样，精神萎靡，面色晦暗，皮肤、巩膜重度黄染，形体消瘦，语声低弱，双侧扁桃体肿大，双侧腮腺肿大，全身淋巴结肿大，肝脾大，舌质红，苔薄白，脉虚大而数。

西医诊断：传染性单核细胞增多症；感染性腹泻；药物性肝损害不除外。

中医诊断：黄疸。

辨证：气阴两虚，毒热内蕴。

治法：益气养阴，解毒退黄。

处方：茵陈20g（先煎），大黄炭6g，炒栀子6g，金银花15g，连翘15g，蒲公英15g，草河车30g，地丁15g，山慈姑10g，瓜蒌20g，牡丹皮12g，赤芍25g。7剂，1日1剂，水煎服。西黄丸每次1g，每日两次口服。

7月20日二诊：食欲好转，恶心减轻，无呕吐，大便正常，仍尿黄、头晕。上方去山慈姑，加生甘草5g。7剂，1日1剂，水煎服。西黄丸每次1g，每日两次口服。

7月27日三诊：症状明显减轻，食欲好，无乏力感，轻度头晕、恶心、腹胀，肝脏肋下2cm，脾脏肋下3cm，肝脾叩击痛消失，全身淋巴结肿大无变化，舌红苔白，脉沉弦稍数。实验室检查ALT 393U/L，AST 674U/L，TBIL 201.55μmol/L，DBIL 163.88μmol/L，TBA 99.5μmol/L，ALB 31.2g/L，PALB 81mg/L，CHO 95mg/dL，CHE 1174U/L，HBsAg(－)，抗HBs(－)，HBeAg(－)，HBcAb(－)，抗HEV－IgG(－)，IgM(－)，抗HAV－IgM(－)。

处方：茵陈30g（先煎），熟大黄6g，炒栀子6g，升麻15g，葛根15g，赤芍25g，瓜蒌20g，牡丹皮12g，草河车30g，连翘15g，夏枯草10g，生甘草6g，厚朴10g。7剂，1日1剂，水煎服。

8月6日四诊：仍头晕，胃脘部隐痛，偶有腹胀，恶心消失。舌边尖红，苔白，脉弦小滑。

处方：茵陈30g（先煎），炒栀子6g，熟大黄6g，赤芍25g，牡丹皮12g，黄连5g，草河车30g，夏枯草10g，葛根15g，升麻15g，生甘草6g，厚朴10g。6剂，1日1剂，水煎服。

8月10日五诊：头晕减轻，大便正常，近日流黄涕，无咳嗽。舌红，苔白，脉沉细微数。实验室检查ALT 214U/L，AST 244U/L，TBIL 116.03μmol/

L，DBIL 96.67μmol/L，TBA 45.80U/L，ALB 32.4g/L，GLO 39.7g/L，PALB 111mg/L，CHO 127mg/dL，CHE 1604U/L。前方去黄连，加瓜蒌 20g 导滞化痰。14 剂，1 日 1 剂，水煎服。

8 月 28 日六诊：头晕恶心消失，偶尔便溏，食欲好，体重增加 5kg，舌红，苔白，脉弦滑，全身淋巴结肿大无变化。加强化痰散结。

处方：茵陈 30g（先煎），炒栀子 6g，熟大黄 6g，赤芍 25g，牡丹皮 12g，草河车 30g，葛根 15g，升麻 15g，瓜蒌 20g，夏枯草 10g，牡蛎 10g，生甘草 5g。7 剂，1 日 1 剂，水煎服。

9 月 7 日七诊：无明显不适，经常骑车游玩。前方继服 7 剂，1 日 1 剂，水煎服。

9 月 14 日八诊：无自觉不适，自己前来就诊。实验室检查 ALT 95U /L，AST 106U/L，TBIL 43.94μmol/L，DBIL 30.45μmol/L，TBA 32.9μmol/L，ALB 38.7g/L，GLO 36.4g/L，PALB 233mg/L，CHO 181mg/dL，CHE 2514U/L。B 超：肝胆脾未见异常。舌红，苔白略厚，脉沉细。

处方：茵陈 30g（先煎），炒栀子 6g，熟大黄 6g，赤芍 25g，牡丹皮 10g，草河车 30g，葛根 15g，升麻 15g，瓜蒌 15g，夏枯草 10g，蒲公英 10g，陈皮 10g。7 剂，1 日 1 剂，水煎服。

10 月 16 日九诊：自觉无不适，体重增加 7kg，肿大的肝脾已有恢复，肝脏肋下 2cm，脾脏肋下 2.5cm，全身淋巴结肿大数量有明显减少，皮肤、巩膜黄染消失。实验室检查 ALT 64U/L，AST 74U/L，TBIL 21.08μmol/L，DBIL 11.76μmol/L，TBA 8.9μmol/L，ALB 43.6g/L，GLO 33g/L，PALB 194mg/L，CHO 172mg/dL，CHE 3353U/L。效不更方，7 剂，1 日 1 剂，水煎服。

2001 年 11 月 7 日行肝穿术。肝组织病理提示肝细胞疏松肿胀，汇管区少许单个细胞浸润。肝脏炎症改变。免疫组化示 HBsAg（－），HBcAg（－），HCV－NS3（－），HGV（　）。2002 年 5 月复诊肝功能正常。

【按】 钱英认为，治疗黄疸应首先辨清黄疸类型，阳黄多脉数、舌质红，反映邪热炽盛；阴黄多脉迟、缓，舌质淡，反映内有寒湿痰瘀；残黄者（长期血清总胆红素 1～3mg/mL）脉多沉细无力，反映正气不足，气血两虚；瘀血黄疸常常兼夹在阴黄、阳黄和残黄之中。另外还有血虚黄疸为“虚黄”；肾虚日久为“女劳疸”、嗜酒而发的“酒疸”、疫毒入血的“急黄”等。

本例患者素体瘦弱，在患有强直性脊柱炎、传染性单核细胞增多症、感

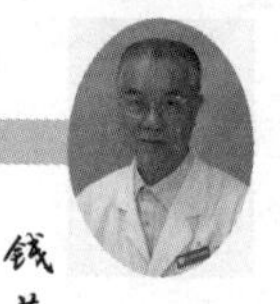

染性腹泻（结核感染）时出现严重肝损害，肝脏合成功能严重障碍，血清胆红素快速升高达656.6μmol/L，临床表现既有正气虚的一面，又有邪气实的一面。钱英本着急则治其标，缓则治其本的原则，抓住主病、主症，轻重缓急，步步维法，首治以解毒清热退黄为法，方中金银花、连翘、蒲公英、草河车、地丁、大黄、炒栀子、茵陈等解毒清热、利湿退黄；牡丹皮、赤芍凉血；针对全身淋巴结肿大加山慈姑、瓜蒌化痰散结。三诊加升麻、葛根，意在升阳益胃，调护中焦，既启动气血之生化，又切断生痰之源头。针对淋巴结肿大加用夏枯草、牡蛎，重在化痰软坚散结。随症加减服用3个月，肝脏功能完全恢复正常。

自身免疫性肝病

自身免疫性肝病是一种特殊类型的慢性肝病，临床上最常见的类型包括自身免疫性肝炎、原发性胆汁性肝硬化和原发性硬化性胆管炎。

自身免疫性肝炎是由自身免疫反应引起的肝脏慢性炎症。肝组织改变与慢性病毒性肝炎相一致，但血清病毒标志物阴性。临床上有自身免疫的各种表现，如黄疸、发热、皮疹、关节炎等各种症状，并可见高γ球蛋白血症，血沉加快，血中自身抗体（+）。自身免疫性肝炎以女性多见，主要见于青少年期。另外，绝经期妇女亦较多见。起病大多隐袭或缓慢，可有关节酸痛、低热、乏力、皮疹、闭经等。

原发性胆汁性肝硬化是一种主要发生于中年妇女的慢性进行性且常可致死的淤胆性肝病，其主要特征是肝内胆管非化脓性截断性破坏、门脉炎症、瘢痕，最终发展为肝硬化、门脉高压、肝功能衰竭等，常与其他自身免疫性疾病同时存在或先后存在。本病的病因尚不清楚，可能与病毒、细菌、真菌感染、环境毒理因素、硒缺乏、中毒及遗传因素有关。由于病因尚不清楚，其发病机制亦不明了。一般认为，在原有的遗传易感基础上，出现持续感染或毒物作用，导致自身免疫反应，最终出现原发性胆汁性肝硬化，该病患者存在免疫系统的功能异常，其中包括血清免疫球蛋白明显升高、外周血中T淋巴细胞数目减少、功能紊乱和调节失常等。本病以中年以上妇女为主，表现为皮肤瘙痒、肝大、黄斑瘤。

原发性硬化性胆管炎多发生于老年男性，其发病率低于前两种疾病。

钱英认为，自身免疫性肝病应按虚劳论治。本病多见肝肾阴虚与脾虚并见，气阴两虚，阴阳失调。虚劳多兼血痹，本病的一个重要病机特点是络脉瘀阻，故用药以滋补肝肾、健脾益气、养血通络等为主。《素问·上古天真论》曰："女子五七阳明脉衰，面始焦，发始堕；六七三阳脉衰于上，面皆焦，发始白；七七任脉虚，太冲脉衰少，天癸竭，地道不通，故形坏而无子也。"钱英根据《内经》对女性生理性衰老的论述，认为本病多见于中老年女性，主要表现为乏力、口干、肝区不适、腹胀等，故以正虚为本，兼瘀血阻络，本虚标实，治疗以调补为主。由于本病迁延难愈，难取速效，所谓"王道无近功"也，故重在能守方，缓缓调治，自能收功。

该病初期属血痹虚劳，病机往往为气阴两虚，夹有瘀滞，病主要在络，病情发展至后期，出现癥积、鼓胀，治疗颇难收效。若不能明辨本病的病机与治疗规律，急于求成，用重剂大药而欲收"一剂知，二剂已"之疗效，无异痴人说梦，更有一方无效，则朝夕更张者，则全无主见，更难收效。

钱英治疗慢性肝病，很少用重剂大药，而主要着力于调养，即《内经》"大毒治病，十去其六，常毒治病，十去其七，小毒治病，十去其八，无毒治病，十去其九，谷肉果菜，食养尽之，无使过之，伤其正也"之旨，故慢性病的治疗，常取1剂药分两日服之法，既可减少不良反应，也能减轻患者负担。徐灵胎《洄溪病案》中说："养正驱邪，以调和之，自可永年。重药伤正，速之死耳。"钱英正此意也。

典型病案

案1　陈某，女，51岁，2008年10月10日初诊。

主诉：乏力、腹胀、口干伴指关节肿痛两年余。

现病史：患者于两年前逐渐出现乏力、腹胀、口干伴指关节肿痛等症状，化验检查发现肝功能异常，后经某医院诊断为原发性胆汁性肝硬化，给予优思弗及多烯磷脂酰胆碱等药物治疗，肝功能有所好转，但自觉症状无明显改善，遂求诊于钱英。刻下诉腹胀，皮肤瘙痒，寐差，夜尿频，右手关节夜间僵硬不能弯曲，舌暗有裂纹，苔薄，脉沉小滑。

西医诊断：原发性胆汁性肝硬化。

中医诊断：血痹；虚劳；癥积。

辨证：气血两虚，经脉瘀阻。

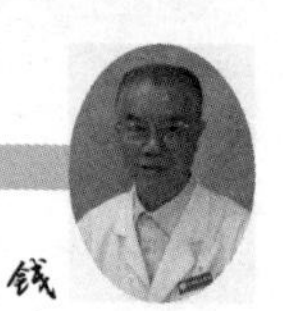

治法：养血通络为主。

处方：秦艽 15g，凌霄花 12g，当归 10g，白芍 15g，赤芍 15g，炙鳖甲 15g，青蒿 10g，厚朴 6g，生黄芪 20g，鸡内金 10g，莪术 6g，穿山甲 6g，莱菔子 10g，川芎 10g，沙参 20g，海风藤 10g，桑枝 15g，生地黄 15g，槲寄生 15g。14 剂，两日 1 剂，水煎服。

11 月 7 日二诊：药后寐安，夜尿减少，右手关节痛减轻，腹胀时有，身痒，复查示抗核抗体（ANA）1∶320，抗线粒体抗体（AMA）1∶640，肝功能正常。舌暗红，有裂纹，苔薄白，脉沉细。上方去海风藤，加海桐皮 12g，金雀根 20g。14 剂，两日 1 剂，水煎服。

12 月 5 日三诊：近日天气寒冷，患者自觉背冷，恶风，夜间右手痛甚，大便日 1 ~2 次，舌暗红光，有裂纹，脉弦滑。治以滋阴柔肝，通络。前方去莱菔子、生黄芪，加佛手 10g，海风藤 10g，白蒺藜 30g。14 剂，两日 1 剂，水煎服。

2009 年 1 月 9 日四诊：患者诉口干，关节痛，腹胀，身痒，舌暗淡，苔少，脉沉细。复查示肝功能正常，类风湿因子（ - ），B 超示脾厚 4. 5cm，脾大。治以养血息风。

处方：生黄芪 20g，秦艽 15g，炙鳖甲 15g，当归 12g，赤芍 15g，白芍 15g，川芎 10g，北沙参 15g，石斛 12g，生地黄 10g，熟地黄 10g，鸡内金 10g，凌霄花 10g，刘寄奴 10g，厚朴 10g。14 剂，两日 1 剂，水煎服。

2 月 6 日五诊：腹胀、口干、身痒等症明显好转，舌光少苔，有裂纹，脉沉小滑。治以滋阴柔肝。前方加桑枝 15g，龟甲 12g，知母 10g。14 剂，两日 1 剂，水煎服。

3 月 6 日六诊：诸症好转，舌淡有裂纹，苔少，脉沉弦细数。治以养血息风理气。

处方：秦艽 15g，炙鳖甲 15g，当归 12g，赤芍 15g，白芍 15g，川芎 10g，生地黄 10g，熟地黄 10g，鸡内金 10g，凌霄花 10g，刘寄奴 10g，厚朴 10g，龟甲 12g，知母 10g，桑枝 15g，青风藤 12g。14 剂，两日 1 剂，水煎服。

后依此方加减调理半年余，渐愈。

【按】“守方”的前提是辨病准确，若明确了疾病的主要矛盾和传变趋势，则能坚持正确的治法不变，乐观其成。钱英治疗此病关键在一个“守”字，治疗年余，而方无大变，守于何？守于“和血”。“和血”而非单纯活血，是钱英治疗肝病的重要主张。所谓和血，关键是八个字“若欲通之，必先充之”。金雀根又名土黄芪，有免疫调节作用，可用于各种自身免疫性疾病的治疗，钱英吸收现代药理研究结果，多用其治疗自身免疫性肝病。

案2　严某，女，60岁，2008年12月5日初诊。

主诉：肝病史3年余，口干、便溏1年余。

现病史：患者于3年前因乏力、口干、肝功能异常诊断为原发性胆汁性肝硬化，服用熊去氧胆酸等药物治疗，效果欠佳，症状无明显好转。刻下诉口干而黏，便溏，完谷不化，腹胀，视物模糊，舌淡，苔白厚，脉弦数。

西医诊断：原发性胆汁性肝硬化。

中医诊断：鼓胀。

辨证：脾胃失和。

治法：调理中焦为主。

处方：莪术6g，干姜10g，葛根10g，附子10g（先煎），黄连6g，山药15g，生白术15g，桂枝10g，石斛20g，薏苡仁20g，山茱萸10g，吴茱萸6g，牡丹皮10g，肉桂6g，云茯苓30g。14剂，两日1剂，水煎服。

患者形消食少，口干舌燥、腹胀飧泄，视物模糊，为脾胃阴虚，兼有瘀血之证。病属虚劳，当用小建中汤平调阴阳，兼以大黄䗪虫丸缓中补虚为正治之法。方中虽有石斛、薏苡仁等养脾阴，但葛根、干姜、附子等药与病机不符，恐难收效。

2009年1月9日二诊：复查B超示脾厚58mm，胆囊壁水肿，化验示ANA 1∶320，口干增剧，大便2~3次/日、成形，舌苔白而干。

处方：附子10g（先煎），干姜10g，黄连6g，赤白芍各15g，茯苓皮30g，茯苓块各30g，生姜3片，炒白术15g，丹参20g，秦艽15g，炙鳖甲15g，金雀根30g，刘寄奴12g。14剂，两日1剂，水煎服。

3月6日三诊：口干，大便1~2次/日、成形，鼻燥，舌苔根白干。治以柔肝散结。

处方：秦艽15g，炙鳖甲15g，穿山甲6g，刘寄奴15g，女贞子20g，百合20g，金钱草30g，丹参15g，泽兰15g，王不留行10g，路路通10g，水红花子10g。14剂，两日1剂，水煎服。活血通络之法与病机相符，但方偏寒凉，恐增滑泄。

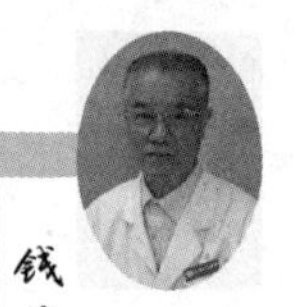

7月10日四诊：患者近期因黑便入院，刻下小腹坠胀，舌暗干无苔。治以增液柔肝。

处方：生地黄20g，麦冬15g，元参15g，牡丹皮15g，川黄连6g，大黄炭10g，炙鳖甲12g，生甘草10g，龟甲10g，石斛15g，天花粉10g，知母10g。14剂，1日1剂，水煎服。

【按】患者虽始终以口干为主诉，但患者不欲饮水。《金匮要略》云："病人胸满，唇萎舌青，口燥，但欲漱水，不欲咽，无寒热，脉微大来迟，腹不满，其人言我满，为有瘀血。病者如热状，烦满，口干燥而渴，其脉反无热，此为阴伏，是瘀血也，当下之。"

此病属虚劳，用药不可过于寒凉。口干为瘀血之征，不宜滋阴。

案3　田某，男，66岁，2004年2月26日初诊。

主诉：眼黄46年，乏力、腹胀、尿少10个月。

现病史：患者巩膜轻度黄染46年，但无尿黄等不适症状，曾经药物治疗无效，后未进一步诊治。血清总胆红素最高4mg/dL，一直正常工作、生活。近10个月来自觉乏力，腹胀，纳差，尿少明显，故住院治疗。查体神清，精神弱，面色晦暗，皮肤、巩膜重度黄染，慢肝体征（-），双肺可闻及痰鸣音，未闻及干湿啰音，双肺底呼吸音低。腹部膨隆，无压痛及反跳痛，腹水征（±），肝脾肋下未触及，双下肢轻度水肿。化验 ALT 57U/L，AST 47U/L，TBIL 15.86mg/dL，DBIL 12.46mg/dL，ALB 32.7g/L，GLO 29.9g/L，PALB 117mg/L，TBA 3.6μmol/L，CHE 5871U/L，CHO 89mg/dL，PTA 91.17%，WBC 7.8×10^9/L，RBC 3.67×10^{12}/L，HGB 107g/L，PLT 413×10^9/L。刻下诉乏力，呃逆不止，咳嗽，咳痰，腹胀，尿少，舌暗红，苔薄白，脉弦滑。

西医诊断：自身免疫性肝病；多浆膜腔积液。

中医诊断：黄疸；鼓胀；呃逆。

辨证：肝郁气逆。

治法：疏肝理气，和胃降逆。

处方：陈皮6g，竹茹12g，法半夏12g，生石膏30g，生甘草6g，桔梗10g，知母10g，牡丹皮12g，竹叶10g，生地黄20g，川牛膝15g，生大黄10g，丁香3g，4剂，1日1剂，水煎服。

3月1日二诊：主诉呃逆，咳嗽，睡眠差。体检：皮肤、巩膜重度黄染，心肺（－），腹平坦，无压痛及反跳痛，移动性浊音（－）。化验 WBC 7.3 × 10^9/L，RBC 3.35 × 10^{12}/L，HGB 94g/L，PLT 373 × 10^9/L，PT 13.6S，PTA 82.54%，APTT 30.7S，ALT 119U/L，AST 85U/L，TBIL 16.88mg/dL，DBIL 3.55g/dL，CHE 4656U/L。

处方：陈皮 6g，竹茹 12g，法半夏 12g，生石膏 30g，生甘草 6g，桔梗 10g，生大黄 10g，浙贝母 12g，葶苈子 15g，前胡 12g，炙百部 12g，杏仁 10g，猪苓 20g，茯苓 20g，鱼腥草 15g，大枣 20g。7 剂，1 日 1 剂，水煎服。

3 月 9 日三诊：主诉咳嗽。体检：神志清，面色晦暗，皮肤、巩膜重度黄染，双肺可闻及少量痰鸣音。腹软，移动性浊音（－），双下肢轻度水肿。

处方：陈皮 6g，竹茹 12g，法半夏 12g，生石膏 30g，生甘草 6g，桔梗 10g，生大黄 10g，浙贝母 12g，肉苁蓉 30g，炙百部 12g，杏仁 10g，猪苓 20g，茯苓 20g，鱼腥草 15g，前胡 12g。7 剂，1 日 1 剂，水煎服。

3 月 15 日四诊：主诉咳嗽，咳痰。体检皮肤、巩膜重度黄染，心肺（－），腹软，无压痛及反跳痛，移动性浊音（－），双下肢不肿。化验结果 WBC 7.9 × 10^9/L，RBC 3.69 × 10^{12}/L，HGB 105g/L，PLT 239 × 10^9/L，ALT 96U/L，AST 36U/L，TBIL 13.58mg/dL，DBIL 11.25mg/dL，ALB 35.5g/L，CHE 5337U/L。

处方：青黛 10g，海蛤壳 30g（先煎），海浮石 30g（先煎），法半夏 12g，苏子 10g，莱菔子 10g，白芥子 10g，葶苈子 30g，生大黄 10g，生石膏 30g，杏仁 10g，前胡 12g，炙百部 12g。7 剂，1 日 1 剂，水煎服。

3 月 24 日五诊：患者无特殊不适。体检：皮肤、巩膜轻度黄染。化验：PT 12.1s，PTA 100.9%，APTT 25.6s，ALT 96U/L，AST 26U/L，TBIL 9.94mg/dL，DBIL 8.44mg/dL，ALB 47.1g/L，CHE 5241U/L。

处方：当归 10g，川芎 6g，白芍 15g，生地黄 15g，桃仁 10g，红花 10g，桔梗 10g，怀牛膝 12g，柴胡 10g，枳壳 10g，郁金 10g，猪苓 15g，茯苓 15g，生地黄 15g。7 剂，1 日 1 剂，水煎服。

3 月 29 日六诊：患者无明显不适。体检皮肤、巩膜重度黄染。WBC 9.9 × 10^9/L，RBC 4.17 × 10^{12}/L，HGB 117g/L，PLT 140 × 10^9/L，PT 12.2S，PTA 99.7%，APTT 25.5S，FIB－C 40.2g/L，ALT 69U/L，AST 31U/L，TBIL 10.48mg/dL，DBIL 8.72mg/dL，ALB 36g/L，CHE 5466U/L。

处方：当归 10g，川芎 6g，白芍 15g，生地黄 15g，桃仁 10g，红花 10g，

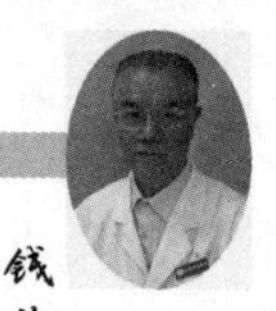

桔梗10g，怀牛膝12g，柴胡10g，枳壳10g，郁金10g，姜黄10g，生地黄15g，茵陈15g（先煎），水蛭3g。7剂，1日1剂，水煎服。

4月12日七诊：患者无不适，体检同前。化验结果 WBC 8.5 $\times 10^9$/L，RBC 4.3 $\times 10^{12}$/L，HGB 117g/L，PLT 161 $\times 10^9$/L，PT12.1s，PTA 100.95 %，APTT 24.9s，FIB－C 216.59g/L，ALT 66U/L，AST 43U/L，TBIL 7.89mg/dL，DBIL 6.73mg/dL，ALB 34.4g/L，CHE 4924U/L。

处方：当归10g，川芎6g，白芍15g，生地黄15g，桃仁10g，红花10g，桔梗10g，怀牛膝12g，柴胡10g，枳壳10g，郁金10g，姜黄10g，茵陈15g（先煎）。7剂，1日1剂，水煎服。

4月22日八诊：患者一般情况良好，皮肤黏膜中度黄染。

处方：红花10g，桔梗10g，怀牛膝12g，柴胡10g，枳壳10g，郁金10g，姜黄10g，茵陈15g（先煎）。7剂，1日1剂，水煎服。

4月28日九诊：主诉偶感胸闷，体检同前。化验结果 WBC 8.5 $\times 10^9$/L，RBC 3.95 $\times 10^{12}$/L，HGB 126g /L，PLT 126 $\times 10^9$/L，ALT 63U/L，AST 34U/L，TBIL 7.71mg/dL，DBIL 6.25mg/dL，ALB 41.6g/L，CHE 6360U/L。

处方：当归10g，川芎6g，白芍15g，生地黄15g，桃仁10g，红花10g，桔梗10g，怀牛膝12g，柴胡10g，枳壳10g，郁金10g，姜黄10g，茵陈15g（先煎）。7剂，1日1剂，水煎服。

【按】该患者被诊断为自身免疫性肝病，胆汁淤积性肝病，黄疸持续46年之久，为罕见疑难病例。黄疸兼有呃逆不止、咳嗽，是肝郁气逆。肝主疏泄，胃主受纳，肝气宜条达，胃气宜和降。肝气郁结横逆犯胃，胃气上逆，故恶心、呃逆。经疏肝理气，和胃降逆法治疗好转，后 TBIL 下降至5mg/dL左右，即出院继续治疗。但患者未注意休息饮食调理，于3个月后病情加重，黄疸迅速上升，伴胸腔积液、腹水等大量浆膜腔积液，再次住院并死于多脏器功能衰竭。

乙肝相关性肾病

乙肝病毒（HBV）相关性肾病是 HBV 与机体产生相应的抗体结合形成的免疫复合物在肾小球内沉积而引起的一系列肾脏疾病。1971年 Combers 等首先报道此病。按病理分类，本病以膜性肾炎及膜性增殖性肾炎多见，是由

HBV 抗原所形成的免疫复合物沉积于肾小球所致的肾炎。随着乙型肝炎发病率的增高，HBV 相关性肾病的发病率也逐渐增加，HBV 感染伴肾小球肾炎的发生率在 7% ~20% 之间。据统计，本病多发生于儿童和青少年，男性多见。HBV 与肾炎在发病机理上的联系尚未完全清楚，可能与 HBV 抗原体复合物沉积于肾小球引起免疫损伤、病毒直接感染肾脏细胞、HBV 感染导致自身免疫致病有关。由于儿童和青少年抗 HBe 反应不完善，可能是本病多发的主要原因。

临床上 HBV 相关性肾病患者在发病前或发病时，一定有乙肝病毒感染或乙型肝炎病史。乙肝表面抗原、乙肝 e 抗原或乙肝核心抗体持续（+）或乙肝脱氧核糖核酸曾多次（+），伴或不伴转氨酶升高，有血尿、水肿、高血压等肾炎表现或表现为肾病综合征。其症状不典型，病情多变，起病时以肾炎表现为主，一段时间后又转为以肾病表现为主，无一定规律可循。血清补体正常或降低，循环免疫复合物（+），有的在肾小管内皮细胞中可找见乙肝病毒，肾穿刺活检或免疫电镜可协助确诊。多数 HBV 相关性肾病病例病程迁延，药物疗效不佳，对糖皮质激素及免疫抑制剂大都耐药，以致发展为慢性肾功能不全。

HBV 相关性肾病临床上表现为肾病综合征或非蛋白尿，常伴镜下血尿，也有以肾病综合征起病者。膜性肾炎很少有高血压或肾功能不全；而膜增生性肾炎大约 40% 的人有高血压，20% 肾功能不全。患者多无明显肝炎接触史或肝炎临床症状，其诊断依据有三个方面：一是血清 HBV 抗原（+）；二是肾组织切片中可找到 HBV；三是患肾小球肾炎并发除外，狼疮性肾炎等继发性肾小球疾病。

目前，对于 HBV 相关性肾病尚无特效的治疗方法。免疫抑制剂虽然对多种类型肾小球肾炎有益，但可能降低宿主清除 HBV 的能力，因此多数人不主张激素治疗。干扰素有抗病毒作用，通过与细胞表面受体特异性结合，激活某些酶以后阻断病毒的繁殖与复制，但不能进入宿主细胞直接杀灭病毒。清热利湿、活血化瘀、益气健脾的中药对调节机体免疫功能，抑制和杀灭 HBV 有一定的疗效。

HBV 相关性肾病临床表现多样，常以血尿为主，浮肿及高血压较轻，部分患者可表现为肾病综合征，一般对激素治疗不敏感。本病除极少数预后较好外，大多数呈迁延性及慢性经过。

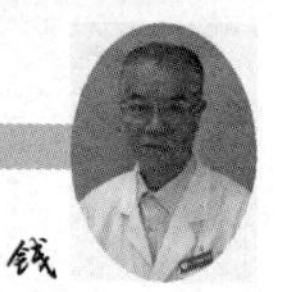

本病属中医学“水肿”“尿血”“尿浊”范畴，起病之因主要与先天禀赋不足、肝肾阴虚、脾胃虚弱、情志不舒、饮食不洁、感染湿热毒邪有关。先天禀赋不足或小儿正气未充，脾胃易伤，易感受湿热毒邪。湿热毒邪累及于肝，肝失疏泄，气机不利，一方面不能助脾胃运化水谷，则出现纳呆、腹胀、乏力等症；另一方面水道失于通调，出现水肿。素体肝肾不足或湿热伤及肾阴。肾阴不足，不能气化水津、亦成水肿。阴虚生内热或湿热伤及肾络则尿血。若素体脾胃虚弱，饮食更伤，脾阳虚损伤及肾阳，以致脾肾阳虚，脾为制水之脏，肾主水，脾肾阳虚，水湿泛滥则水肿。阴阳互根，肝肾阴虚伤及阳气，脾肾阳虚损及于阴，则可形成气阴两虚、阴阳两虚之证。情志不调，肝气郁结，脾失健运，表现为纳呆、腹胀、胁胀等；肝郁气滞，水道失调，发为水肿。若水湿停聚，水病及血，血行不畅，则常伴有瘀血表现。

钱英治疗本病多按“肝肾同治法”治疗。因为肝肾同源，生理上肝肾精血互化，相互滋生；病理情况下，肝脏病与肾脏病之间也有密切关系，即出现肝肾同病。湿热毒邪寄居于肝，由于子病及母，传及于肾，湿热伤肾，肾络受损，血溢脉外则见尿血；湿热内扰，肾失封藏，精微下泄则见尿中蛋白；湿热伤肾，肾不主水，水湿泛滥于四肢则见水肿；湿热邪毒蕴久，耗气伤阴，正气受损，脾肾亏损而使病久不愈；久病入络，久病多瘀，瘀阻肾络亦是本病迁延的原因之一。钱英强调，治疗 HBV 相关性肾病应慎用对肝、肾有损害的药物，不能盲目用一些提高免疫力的药物。酒精的中间代谢产物有比较明确的肝毒性，并可加重肾脏的负担。故凡是含有酒精的饮料一律不能饮用。HBV 相关性肾病患者在患病时身体处于免疫失衡状态，如果感冒、发烧会加重肝肾的损伤。另外，HBV 相关性肾病患者机体免疫力低下，在病中或病后极易被各种致病因子感染，引起感冒、支气管炎、泌尿系感染等，这样会使已恢复或静止的病情复发或加重。因此，特别要防止感冒，气温变化时要随时增减衣服，在饮食起居、个人卫生等诸多方面加倍小心。

典型病案

案1　陈某，男，60 岁，2008 年 10 月 10 日初诊。

主诉：肝硬化病史 10 余年，下肢浮肿两月余。

现病史：肝硬化病史 10 余年，未系统治疗。发现下肢浮肿两月余。外院化验肝功能大致正常，尿胆红素（+ +），尿素氮 7.21mmol/L，肌酐

118.7μmol/L，血压135/90mmHg。刻下午后下肢微肿，大便3～4次/日、略溏。舌暗红，苔干黄少津，脉沉细略数。

西医诊断：肝炎肝硬化（失代偿期）；乙肝相关性肾病。

中医诊断：癥瘕。

辨证：阴虚火旺，血虚风动。

治法：通腑泄热，滋肾平肝。

方药：六味地黄汤加减。

处方：大黄10g，瓜蒌30g，当归15g，羚羊角粉0.6g，云茯苓15g，泽泻10g，白芍15g，生地黄20g，山茱萸10g，山药12g，牡丹皮10g，沙参15g，附子6g（先煎），小蓟20g，枸杞子12g。14剂，1日1剂，水煎服。

10月27日二诊：午后下肢微肿同前，舌暗淡胖大，苔白，脉滑数。前方去羚羊角、附子，加麻黄10g，连翘15g，生薏苡仁15g。14剂，1日1剂，水煎服。

药后上热之证稍减，而下寒之证有增。取法麻黄连翘赤小豆汤之意，虽可宣通水道，但与下虚之证不符。下元不固，痰湿涌动，故脉偏滑，用药偏上，辛散之药之本。

11月7日三诊：颈背部皮肤瘙痒，午后腿肿，大便2～4次/日，脉弦数，舌质暗，苔干黄。上方去沙参、枸杞子，小蓟加至30g，生薏苡仁加至30g，再加附子15g（先煎），凌霄花15g，14剂，1日1剂，水煎服。

12月5日四诊：药后无明显不适，下肢略肿。舌偏暗，苔明显减退，脉弦滑。前方去麻黄、薏苡仁、凌霄花，加白茅根30g，仙鹤草15g。

调治半年余，病情无明显好转，病情复杂，殊难措手，后复查诊为原发性肝癌，遂住院接受介入治疗。

【按】下元虚衰，则气化无权。二诊加麻黄、连翘，俱为宣通上焦之药，使元气更虚，上越下脱，不能相济。《内经》云："诸湿肿满，皆属于脾。"因未照顾中焦，使上焦风火相煽，故皮肤瘙痒；下焦虚寒不固，故便溏、腿肿。

羚羊角配附子为关幼波先生经验，钱英得其心传，羚羊角清肺肝，附子温脾肾之阳，此药对专为上热下寒、脾肾阳虚兼有肝风内动之证而设。

方用六味地黄汤滋补肾阴，用大黄、瓜蒌为滋阴润肠通腑之法。羚羊角配附子为清肝温肾之法。虽然研究表明用大黄等通腑可改善肾功能，但应结

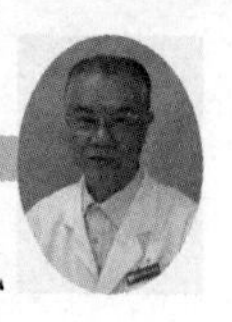

合辨证使用。《素问·灵兰秘典论》云："三焦者，决渎之官，水道出焉。"三焦在水液代谢中居于重要地位，与西医学的肾病有很大关系。治疗肾病，若知三焦为决渎之官，则思过半矣。《难经》云："三焦者，元气之别使也，主通行三气，经历五脏六腑。"此三焦为六腑之三焦，非上中下三焦之合称。三焦为中医学中争议最大之脏腑，《内经》中有两种含义，一为六腑之一，一为上中下三焦之合称。后世有不明三焦有两种含义者，竟然说三焦"有名而无形"，是否定了三焦为六腑之一的这种含义。如果否定了三焦为六腑之一，则中医的脏腑经络理论将变得不完整，很多临床现象也无从解释。迨至近代唐容川、张锡纯等人力主三焦有名且有形，并结合解剖学谓三焦即人体之网膜，于临床及经典理论均较吻合。三焦为水液运行之通道，故《内经》云水道出焉，而三焦之所以能通行水道，在于为元气之别使，起于命门，少阳相火为水道运行之原动力。若命门火衰则水道运行无力，水液潴留，为肿为胀。水液不行，闭塞元气通行之道，则郁而化热，为湿郁化热证。本案即属此种情况。湿郁化热，上热下寒，为肾病最多见之类型。若热化之标热重，可用达原饮等从清透膜原之法，盖三焦、膜原原为一体。若云三焦为人体之网膜，则膜原即人体之组织间隙。若下寒较重，则直接从温补命门之火，以助气化。此案舌质暗红，苔干黄少津，为上热之证，而午后下肢肿为下寒之证，脉沉细属少阴，虽兼数亦为少阴之脉。大便日行三至四次为下元不固之证。故辨证当以少阴寒化为本，少阳热化为标，且本寒重于标热，故应重用温肾以助气化。方用六味地黄以滋肾，适足以助湿伤阳，虽用附子，但仅6g，与病机不符，用量过轻。仲景治少阳病不用大黄，必少阳、阳明合病，证兼阳明胃家实始用大黄，此案用大黄有误。且唯恐大黄通腑不足，又重用瓜蒌以润肠，更误也。

观此案用药思路，以六味地黄滋肾，用羚羊角息风以降血压，大黄通腑以改善肾功能，虽有羚羊角、附子配伍之奇，但未跳出西医思路，而与中医之病机不符，故未能收效。

乙肝相关性肾病属于难治之证，西医主张抗病毒治疗，一般选用核苷类药物，但又必须考虑到核苷类药物可能存在潜在的肾功能损害。若用激素等免疫抑制剂治疗，则可能促进乙肝病毒复制，故存在治疗矛盾。若能早期发现，并及时应用抗病毒治疗，部分患者病情可控制。若已发展至肾病综合征或肾功能衰竭，则十分难治。此案为失败病例，若能从中吸取教训，可以为乙肝相关性肾病的中医治疗探索一些思路，故列出此案，不自护其短。

案2　李某，男，37岁，2008年12月5日初诊。

主诉：乙肝病史15年，尿液混浊5年。

现病史：患者于15年前体检发现慢性乙型肝炎，且有乙肝家族史，未予重视。5年前因自觉尿液混浊，偶有头晕，赴当地医院就诊，行肾穿刺活检为IgA肾病表现，诊断为慢性乙型肝炎合并乙肝相关性肾病，反复复查肝功能正常，HBV－M 1、3、5（+），近期化验HBV－DNA1.86×10^6copies/mL，尿蛋白1.13g/24h。刻下自觉尿黄、尿浊、尿分叉，大便正常。舌胖大质暗，苔薄，舌下静脉增粗延长，脉沉细无力。

西医诊断：慢性乙型肝炎；乙肝相关性肾病；高血压。

中医诊断：虚劳；劳淋。

辨证：肾虚不固。

治法：补肾固涩。

处方：五子衍宗丸合都气丸加减。山药10g，生地黄20g，泽泻12g，桂枝10g，鸡血藤20g，白蒺藜15g，枸杞子12g，金樱子12g，女贞子12g，山茱萸10g，菟丝子15g，五味子6g，牡丹皮10g，茯苓15g。14剂，1日1剂，水煎服。

2009年4月3日二诊：24小时尿蛋白定量1.79g，颜面部浮肿明显，大便可，夜尿3～4次。舌暗红，苔薄黄，舌下静脉增粗、延长、分叉，脉弦细数。拟活血利湿化浊。

处方：下瘀血汤合升降散加减。大黄6g，桃仁10g，蝉蜕3g，僵蚕6g，姜黄10g，土鳖虫10g，川萆薢15g，乌药10g，冬葵子15g，石韦12g，刘寄奴12g，鬼箭羽12g。14剂，1日1剂，水煎服。

【按】 初诊用五子衍宗丸合都气丸，治其本虚也；二诊用下瘀血汤合升降散，治其标实也。乙肝相关性肾病属中医学劳淋病，总属虚劳之类，病机在肾气不能固精，脾虚不能升清。若劳累则气机欲陷，兼外感、饮食不节、情怀抑郁则可致湿热之邪下流。又有久病入络等，虚实夹杂，当观其脉证，知犯何逆，随证治之。本病难取速效，需缓缓调治，不但医生要能守方，患者亦需能够配合，欲求速效，自取祸耳。

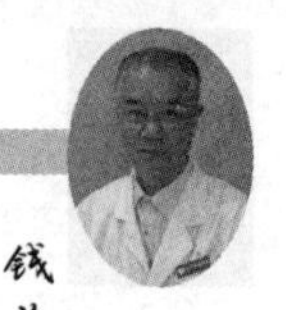

案3　贾某，女，27岁，2005年9月4日初诊。

主诉：肝病史两年，双下肢浮肿3周。

现病史：两年前查体发现乙肝，未予治疗。近3周来出现双下肢浮肿，尿频，血压高。外院用洛丁新降压，症状略减轻。B超示肝硬化；脾大；胆结石。来我院就诊。查体示神清，精神弱，面色暗，皮肤、巩膜未见黄染，腹软，无压痛及反跳痛，肝、脾肋下未及，腹水征（+），双下肢轻度可凹性水肿。化验检查尿蛋白（++），尿潜血（+），ALT 41U/L，BUN 3.3mg/dL，HBsAg（+），HBeAg（+），抗HBc（+），HBV-DNA 1.3×10^{7}copies/mL，B超示肝硬化；胆结石。

西医诊断：肝炎肝硬化（失代偿期，乙型）；腹水；乙肝相关性肾病。

中医诊断：水肿；鼓胀；癥积。

辨证：瘀毒内滞，肝肾两虚。

治法：解毒活血固肾。

处方：当归12g，赤芍15g，赤小豆30g，丹参20g，鬼箭羽15g，刘寄奴12g，菟丝子15g，女贞子15g，槲寄生30g，叶下珠30g。7剂，1日1剂，水煎服。

9月12日二诊：厌油腻，腿肿略减，盗汗，舌淡红，苔薄白，脉沉细。

处方：丹参20g，鬼箭羽15g，女贞子15g，半枝莲20g，槲寄生30g，叶下珠30g，白花蛇舌草30g，牡丹皮15g，白薇12g，凌霄花12g，煅龙骨30g（先煎），煅牡蛎30g（先煎），泽泻15g，黄芩8g。7剂，1日1剂，水煎服。建议加用拉米夫定抗病毒治疗。

9月20日三诊：面黄、腿肿、盗汗、耳鸣、腰痛明显好转，时有头晕，厌油腻。舌质暗淡，苔薄白，舌下脉络暗黑，脉沉细。治以益气养血和胃。

处方：生黄芪15g，当归10g，川芎3g，白芍18g，绿萼梅10g，生稻芽30g，甘松6g，升麻10g，葛根10g，垂盆草20g，生甘草6g，木香10g。14剂，1日1剂，水煎服。

【按】患者脾肾俱虚，兼有瘀毒阻络，正虚邪实，钱英从通络入手，合乎虚劳、血痹之病机。重在调和脾胃，使脾胃升降有序，后天之本不虚则自可缓缓调治，所谓“有胃气则生”也。

其他肝病

典型病案

案 1　王某，男，26 岁，2009 年 3 月 6 日初诊。

主诉：肝病史 9 年余。

现病史：患者于 9 年前因上消化道出血在当地医院诊为肝硬化，并行脾切除术。8 年前再次出血后在医院行外科手术治疗，诊断为卡罗利病、门静脉海绵样变性，肠系膜上静脉栓子。术后长期服用华法林抗凝治疗，复查间断有少量腹水。刻下主诉脘痞，腹胀，呃逆，齿衄，舌质暗，苔薄白，脉弦滑。

西医诊断：卡罗利病；门静脉海绵样变性；肠系膜上静脉栓子。

中医诊断：鼓胀。

辨证：气滞血瘀。

治法：理气活血为主。

处方：旋覆花 20g，生代赭石 20g，川厚朴 10g，枳实 10g，焦四仙各 10g，生大黄 3g，熟大黄 3g，广木香 6g，乌药 10g，山药 20g，白扁豆 20g，生薏苡仁 20g。14 剂，两日 1 剂，水煎服。

4 月 17 日二诊：药后诸症好转，目前少腹略紧，睡眠差。舌根苔白，舌下静脉粗黑，脉弦滑。治疗加强化湿逐瘀。

处方：旋覆花 20g，生代赭石 20g，川厚朴 10g，枳实 10g，焦四仙各 10g，生大黄 3g，熟大黄 3g，广木香 6g，乌药 10g，山药 20g，白扁豆 20g，生薏苡仁 20g，炒薏苡仁 20g，水蛭 6g。20 剂，两日 1 剂，水煎服。

7 月 10 日三诊：大便 1 ~ 2 次/日，偶有饭后呃逆，已无齿衄。舌下静脉根部增粗，舌暗，苔薄白，脉弦滑略数。

处方：旋覆花 20g，生赭石 20g，川厚朴 10g，枳实 10g，焦四仙各 10g，生大黄 6g，熟大黄 6g，广木香 6g，乌药 10g，山药 20g，白扁豆 20g，生薏苡仁 20g，炒薏苡仁 20g，水蛭 6g，丹参 15g，赤芍 15g，白芍 15g。30 剂，两日 1 剂，水煎服。

10 月 23 日四诊：嗳气，呃逆，大便日 2 ~ 3 次、不成形，睡眠欠佳，舌质暗，苔薄腻，脉弦细。

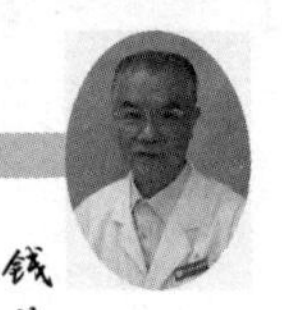

处方：炒白术15g，丹参15g，葛根15g，广木香6g，山药15g，熟大黄6g，白扁豆15g，炒薏苡仁20g，焦槟榔10g，焦麦芽10g，焦山楂10g，焦神曲10g，枳实10g，川厚朴10g，水蛭6g，生代赭石10g，旋覆花10g。15剂，两日1剂，水煎服。

11月20日五诊：无明显不适，复查B超示多囊肝；门脉矢状部栓子；脾切术后；双肾弥漫性改变；双肾结石；右肾囊肿；胆囊壁水肿。苔根黄腻，脉弦滑。加强凉血化浊。上方去旋覆花、代赭石，枳实加至15g，加牡丹皮15g，赤芍15g，黄连6g。20剂，两日1剂，水煎服。

2010年1月22日六诊：无明显不适，大便2～3次/日，舌暗，苔薄白，脉滑。

处方：炒白术15g，赤芍15g，丹参15g，葛根15g，广木香6g，黄连6g，山药15g，熟大黄6g，白扁豆15g，枳实15g，厚朴10g，胆草炭10g，三七3g，牡丹皮15g。15剂，两日1剂，水煎服。前后治疗10个月，后获安。

【按】卡罗利病（caroli病）即先天性肝内胆管扩张症，属于先天性肝脏囊性纤维性病变，系常染色体隐性遗传，以男性为多，主要见于儿童和青年。2/3病例伴有先天性肝纤维化，并常伴有各种肾脏病变，如多囊肾等。晚期病例并发肝硬化、门静脉高压症。根据Sherlock分类，可分为先天性肝纤维化、先天性肝内胆管扩张症、先天性胆总管扩张症和先天性肝囊肿4类，统称为肝及胆道纤维多囊病。起病初期常被诊断为胆囊炎或肝脓肿，如若合并有先天性肝纤维化或肝外胆管扩张等其他纤维囊性病变，则症状更为复杂，可出现肝硬化、肝外胆道梗阻，以及泌尿系感染等。门静脉海绵样变（CTPV），是指肝门部或肝内门静脉分支慢性部分性或完全性阻塞后，导致门静脉血流受阻，引起门静脉压力增高，为减轻门静脉高压，在门静脉周围形成侧支循环或阻塞后的再通。患者可反复呕血和柏油便，伴有轻到中度的脾大、脾功能亢进。因为此类患者的肝功能好，很少出现腹水、黄疸及肝性脑病，偶尔的海绵样变性侧支血管可压迫胆总管，引起阻塞性黄疸。治疗策略主要是针对门静脉高压症和继发食管、胃底静脉曲张破裂出血及门静脉高压性胃病，以外科手术治疗为主，药物治疗仅起辅助作用。

本例患者为罕见疑难病例，外科手术后仍有腹胀、脘痞、齿衄等不适症状，经钱英给予理气活血，调理脾胃治疗而愈。

案2　王某，男，60岁，2009年10月9日初诊。

主诉：肝病史19年，肝移植术后20个月。

现病史：患者于1990年因腹胀，肝区不适等症状在我院就诊，诊断为慢性丙型肝炎，予保肝对症治疗，病情无明显好转，1年后诊断为肝炎肝硬化，后反复多次在我院住院治疗，病情进行性加重，发展为肝硬化失代偿期，2008年1月诊断为原发性肝癌，遂于2008年1月30日在我院行肝移植术，手术术式为经典式原位肝移植，手术顺利。术后1个月逐渐出现腹胀进行性加重，伴双下肢及阴囊水肿，伴腰痛、睡眠不佳。查体示移动性浊音（+），B超示腹水中等量。化验结果ALT 84.9U/L，AST 78.2U/L，TB 22.6μmol/L，DB 11.5μmol/L，GGT 178.3U/L，ALP 281U/L，抗HCV-IgG（+），抗CMV-IgM（+）。CT结果肝移植术后，肝内多发钙化灶，脾大，约8个肋单元，脾静脉直径17mm，门静脉直径19mm，食道静脉曲张，腹水少量，右侧胸腔积液少量，胆囊缺如。核磁共振检查示第二腰椎压缩性骨折，给予保肝、利尿、抗排异等治疗。术后3个月，黄疸逐渐加重，影像学检查除外胆道梗阻，肝穿刺病理示药物性肝损伤及巨细胞病毒（CMV）感染，予更昔洛韦抗病毒治疗，黄疸控制仍不理想，于术后9个月再次行肝穿病理检查，结果为淤胆型肝炎，考虑药物性肝损伤。专家会诊意见考虑丙肝复发所致黄疸，遂予干扰素治疗，1个月后因黄疸进一步升高后停药，后逐渐降低药物剂量，黄疸下降，最终考虑免疫抑制剂毒性所致黄疸，合并丙肝复发因素。后经积极保肝、抗排异、对症治疗略有好转，但病情时有反复。

患者自肝移植术后20个月来，顽固性腹胀，乏力，尿黄，睡眠障碍，迄今未能出院，目前服用他克莫斯，泼尼松抗排异治疗及保肝、利尿、对症治疗。近期化验结果空腹GLU 13.18mmol/L，CHE 1104U/L，ALP 208U/L，ALB 35g/L，TBIL 56.5μmol/L，DBIL 31.9μmol/L，AST 52U/L，WBC 2.58×10^9/L，PLT 31×10^9/L，PTA 67.1%，HCV-RNA 10^7copies/mL。刻下症腹胀，大便溏泄、日十余次，腹大，不寐，尿赤，夜尿频。形体肥胖，腹按之硬，脐凸。舌胖大暗红，少苔，唇干，右脉弦细、左脉沉细无力、浮取略有。

西医诊断：肝移植术后；淤胆型肝炎；药物性肝损害；丙型肝炎；腹水；胸腔积液；2型糖尿病；心功能不全。

中医诊断：鼓胀。

辨证：阴虚血瘀，腹气不通。

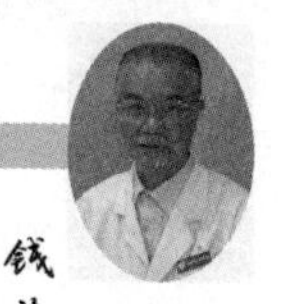

治法：养阴，柔肝，消胀。

处方：生地黄 20g，麦冬 15g，元参 15g，黄连 10g，川厚朴 10g，枳实 15g，酒大黄 10g，莱菔子 15g，大腹皮 15g，大腹子 15g，乌药 10g，沉香 6g，赤芍 15g，白芍 15g，丹参 20g，干姜 6g。7 剂，1 日 1 剂，水煎服。

腹大脐凸，脾气衰败，虽口干舌燥，但滋阴恐增胀满，枳实、厚朴、沉香、乌药等恐与虚人不符。

11 月 6 日二诊：大便日行 6 ~ 7 次、成形，尿量日 4 ~ 5 次，腹胀同前，不寐，自诉周身不适，身痒如虫行，脉虚大。予乌梅丸合生脉散加减。

处方：乌梅 20g，西洋参 20g（另煎），丹参 20g，牡丹皮 15g，川连 6g，黄芩 10g，桂枝 10g，细辛 3g，生牡蛎 30g（先煎），生龙骨 30g（先煎），磁石 30g（先煎），麦冬 15g，五味子 10g，附子 6g（先煎），石斛 15g。14 剂，1 日 1 剂，水煎服。

前方予滋阴通下、理气除胀法，大便次数减少，但仍有下利，血虚风动故身痒，周身不适；肝血虚不能藏魂，故不寐。腹胀不减，在于脾虚失运，上热下寒，肝血虚之寒热错杂。上有口渴，烦热，欲食冰块；下有腹胀，腹泻之证。乌梅丸辛、苦、酸并用，治上热下寒之证，且乌梅丸证有“消渴，心中疼热，饥而不欲食”等症，与患者非常符合，乌梅丸主“久利”，故取乌梅丸之意。加生脉散益气养阴，兼以酸收。

11 月 20 日三诊：大便次数明显减少、日行 3 ~ 4 次，腹水量大，腹胀如鼓，以胀气为主，舌淡胖，脉沉滑，身痒好转。

上方去磁石，加枳实 15g，附子加至 15g（先煎），细辛加至 10g。14 剂，1 日 1 剂，水煎服。

11 月 20 日四诊：服药近两月虽有小效，但腹胀不减，口干舌燥依然，且大便稍有饮食不慎则日行十余次，舌暗胖少苔，脉右寸略浮。

处方：洋参片 20g（另煎），粉甘草 10g，枇杷叶 15g，生石膏 40g，阿胶珠 15g，杏仁 15g，火麻仁 10g，桑叶 15g，麦冬 40g，天浆壳 30g，南天竹 30g，生半夏 15g，枳实 15g，水葱 30g，抽葫芦 30g，生山药 30g。14 剂，1 日 1 剂，水煎服。

2010 年 1 月 22 日五诊：服前方两个月后尿量增加，腹胀大减，大便次数亦明显减少，口干舌燥、身痒诸症悉减。胃电图示蠕动差，腿、足底痛如抽筋，每夜九十点钟（亥时）起明显，足底热痛，腹胀而触之软，以积气为主，大便日行3次、尚可，纳差，口唇燥热欲食冰，舌胖大暗而润，舌下静脉有结节，脉弦滑缓。

处方：洋参片20g（另煎），粉甘草10g，枇杷叶15g，生石膏40g，阿胶珠15g，杏仁15g，火麻仁10g，桑叶15g，麦冬40g，生山药30g，炮附子30g（先煎），木瓜15g，天浆壳30g，南天竹30g，生半夏15g，枳实15g，水葱30g，抽葫芦30g，川牛膝15g，赤芍20g，白芍20g。14剂，1日1剂，水煎服。

2月5日六诊：腹胀减，足底痛减，大便成形、日行3～4次，胃电图示蠕动可，口干依旧，腹水少量，舌体转小，舌质暗，体不大，舌下静脉增粗、延长、结节，脉沉滑。继守前方。14剂，1日1剂，水煎服。

2月26日七诊：化验示WBC 2.84×10^9/L，PLT 48×10^9/L，AST 52.6U/L，TBIL 38.4μmol/L，GGT 57.1U/L，CHE 2292U/L，Urea 8.44mmol/L，Glu 11.519mmol/L，UA 662.6μmol/L。肝功能及血常规指标均较前好转。诉膝酸软，肌肉痛，大便日3次、成形，舌暗胖大，苔薄白，舌下静脉可，腹软，胃电图示蠕动接近正常。继守前方。14剂，1日1剂，水煎服。

3月12日八诊：化验结果PTA 75%，WBC 2.95×10^9/L，PLT 53×10^9/L，AST 58U/L，TBIL 31.7μmol/L，ALB 36g/L，CHE 2292U/L，HCV－RNA（－）。舌暗胖大，苔净，腿痛，足痛，诉疼痛在“皮里肉外”，辨证为血虚不能荣筋为主，予滋阴养血，兼以温肾，生脉散合四物汤加味。

处方：当归15g，川芎10g，赤白芍各15g，熟地黄40g，枣仁30g，桂枝10g，五味子6g，三七6g，巴戟天15g，西洋参30g（另煎），麦冬30g。14剂，1日1剂，水煎服。

【按】患者患丙肝肝硬化多年，因原发性肝癌行肝移植治疗。虽行肝移植治疗但生活质量并未改善，自觉“生不如死”。因丙肝病毒复制活跃，又不能用干扰素抗病毒治疗，致术后肝功能进行性损害。因长期服用抗排异药物，致患者肾功能受损。其病机为脾胃衰败，升降久已无权。《素问·经脉别论》云：“饮入于胃，游溢精气，上输于脾。脾气散精，上归于肺，通调水道，下输膀胱。水精四布，五经并行，合于四时五藏阴阳，揆度以为常也。”今脾气不升，水停于中，脾气衰败，故腹胀脐凸。脾不能散精于肺，故肺燥生焉。肺燥，故口干舌燥，食冰块稍缓解。然舌淡胖、脉虚大皆非真热之舌脉。肺主皮毛，肺燥不能布津故身痒而搔抓绝无皮疹。肺为水之上源，脾土不能生

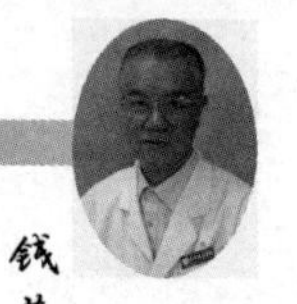

金，肺燥已有变为肺萎之兆，全无制节水道之能力。故本证当以上（肺）燥下（脾）湿为主，肺主气，亟当治肺以恢复三焦气化。本患者虽时有腹泻，若再投温燥恐脾已如焦土顽石，温之不能助气化反增肺燥。曾读萧琢如《遁园医案》，谓肺燥传于大肠可腹泻，为肺热自寻出路，用喻嘉言清燥救肺汤获效。张仲景曰“止逆下气，麦门冬汤主之”，且患者刻下右寸脉略浮，确有肺燥，以往用清燥救肺汤、麦门冬汤治之。天浆壳、南天竹、水葱等药治疗顽固腹水，疗效卓著。天浆壳、南天竹皆以宣肺为主，可平喘、透疹，该患者采用滋阴清肺之法获效，从肺入手而获得意想不到的效果。

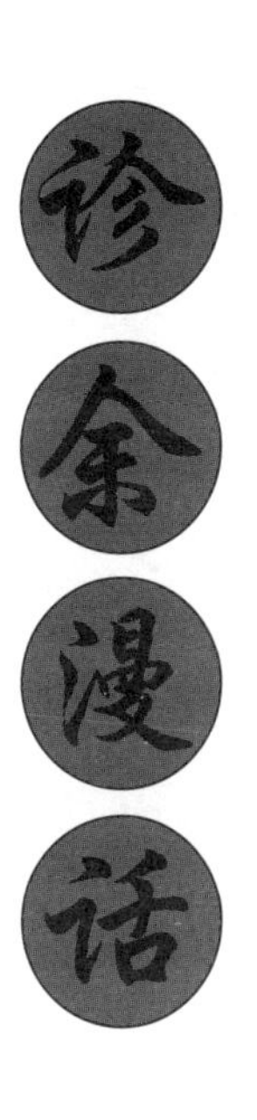

诊余漫话

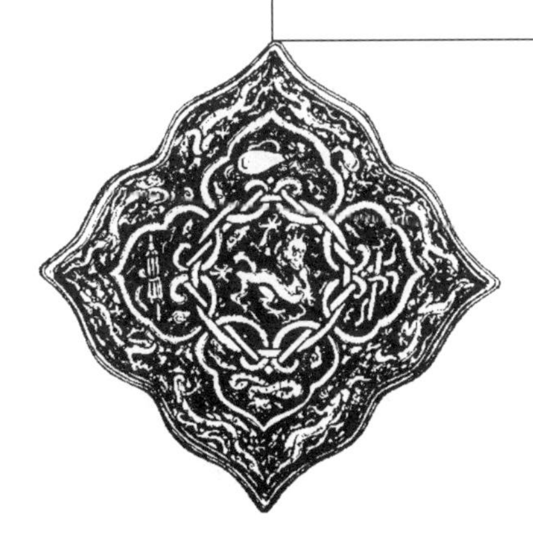

忆秦伯未先生

我于1956年考入北京中医学院（现北京中医药大学），至1962年毕业，学制6年。回忆6年大学生活，当时最大的收获就是亲聆诸多大家的教诲，而当时授课老师中，居其翘楚者当属秦伯未先生。秦伯未先生的学术思想，尤其是在肝病病机方面的认识对我影响很大，其治学精神更成为我学习的典范。

秦伯未（1901—1970年），为当代中医大家，既是临床大家，又是教育家，且一生著作等身，享誉海内外。先生原名之济，号谦斋，上海人，出身儒医世家，自幼酷爱文学和医学。1919年入上海中医专门学校，在名医丁甘仁门下攻读中医。1923年毕业后，留校任教，并在上海同仁辅元堂应诊，以治内科杂病见长，对虚劳痼疾尤精。1927年与王一仁、章次公、王慎轩、严苍山等创办上海中国医学院，任教务长、院长，教授《内经》及内科。1930年，创办中医指导社，主编《中医指导丛书》《中医指导录》杂志，开展学术交流和社会咨询，社员遍及国内外。1938年又创办中医疗养院，设内、外、妇、幼等科，有病床百余张，作为学生实习基地。先生举凡经史子集、诸家医典、诗词歌赋、琴棋书画，无不涉猎，尤其重视《内经》的钻研，潜心撰写评述《内经》的专著，有《读内经纪》等5种，并将《内经》原文整理成生理学、解剖学、诊断学、方剂学等7章，病证则分为伤寒、湿暑、热病等37类，还剖析《内经》与西方医学理论各自的特点和异同，独具见解。秦伯未先生勤于著述，医文并茂。1921年创办上海中医书局，自编医书医刊，校订古籍，整理出版。生平著作甚丰，达数百万字，较有影响的有《秦氏内经学》《内经类证》《内经知要浅解》《金匮要略浅释》《内经病机十九条之研究》《清代名医病案菁华》《中医入门》《中医临证备要》《谦斋医学讲稿》等50余种。在报纸、杂志上发表论文、小品、史话等数百篇。先生兼工诗词，善书画，好金石之学，40岁时曾刊印《谦斋诗词集》七卷。1955年调往原卫生部任中医顾问，1959年开始并执教于北京中医学院（现北京中医药大学）。

秦伯未先生毕生致力于中医教育和临床实践，业医50余年，对温热病、肝病、血液病、心脏疾患、溃疡病等的治疗，颇多见解，为当代中医学术的

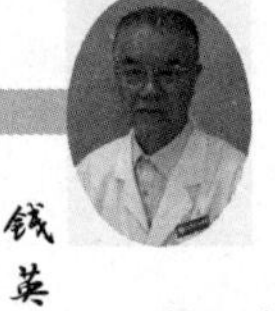

发展做出了卓越的贡献。在50余年的临床实践中，秦伯未积累了丰富的临床经验。如临床上常见的湿温发热证，他认为其合理治法应在清化的基础上佐以宣透，而宣透药中又以豆卷为佳。它能透发中焦陈腐之气从表外泄，而不同于宣肺发汗。同时也常提醒医者，应注意欲速不达，可观察湿与热孰轻孰重，适当加减，稳步前进。所以他在临床上遇到湿温发热证等，每每都要加入豆卷一药。他在临床上治疗木郁证候时，又详辨土壅木郁与木不疏土，在用药方面各有不同。针对前者，他常用苏叶代之于柴胡，取其既能舒肝郁，又能和脾胃，脾胃健运则肝气自畅，而不需如后者用柴胡疏肝理气，直接治肝，在临床上屡见效验。他认为，寒邪伤肝，当用温剂辛散；肝阳不足，当以温养助长生气升发。因此他在肝病中用温法，无论是逐寒还是回阳都不用附子、干姜，而用桂枝、细辛、吴茱萸、川椒，尤其虚证多用肉桂，因其入肝走血分，能鼓舞血气生长。

秦伯未于20世纪60年代与中国医学科学院皮肤性病研究所合作，开展了中西医结合治疗脊髓痨的研究，主要采用地黄饮子为主方，取得了良好的效果，开创了中西医结合临床研究的先河。

秦伯未虽有丰富的临床经验，但时刻都不放松临床实践。他在奉调到原卫生部工作一段时间后，为了能更加接近临床、搞好临床工作，主动从原卫生部宿舍区搬出，举家迁居到北京中医学院附属东直门医院内。在医院工作期间，于带教同时承担着大量的临床工作，每周两个半天在高干门诊应诊，一个半天在东直门医院病房查房，一个半天去北京医院查房。此外，还有大量的医院外会诊，所有这些，无疑大大丰富了他的临床经验。尽管当时秦伯未已是著名的中医专家，但他始终保持着良好的医家风范，无论是外宾、侨胞，还是领导、群众有病，总是随请随到，一视同仁，一丝不苟。在每次会诊以后，他总是将病人念记在心，主动打听治疗情况，甚至随访问候，对患者认真负责，真切关怀。1959年以后，他一直在北京中医学院从事医学教研工作。他讲课深入浅出，旁征博引，讲理透彻，条理清晰，深得学生们的好评。他对于门下弟子也采取上大课、布置作业、写医论、随师临诊、整理病案、总结病例等多种方法，使理论与实践密切结合，同时提高了业务与写作水平。

秦伯未在中医领域内博览群书，尤其重视对《内经》的钻研，享有“秦内经”之美称。他认为，《内经》总结了前人的实践经验，同时也表达了古代的医学思想体系，成为中医学发展的基础，研究中医学先要学习《内经》，然后可以顺流而下地贯彻到其他医书，不如此，便像失掉了钥匙，无法打开中医宝库的大门。他先后撰写了多种有关《内经》的专著，计有《读内经记》《素灵辑粹》等，对《内经》进行了深入细致的分析、归纳、整理、研究工作。在临床教学和实践中，秦伯未广泛应用《内经》理论做指导。例如，讲“水肿”病的治疗时，他把《内经》中散见于各篇的有关水肿的论述加以分析，联系《金匮要略》《外台秘要》等文献，结合他自己的临床体会，总结了治疗水肿病的 6 个基本法则，即发汗、利尿、燥湿、温化、逐水、理气，并列举了代表方剂及兼证变化的应变原则。这些有关“水肿病”的理、法、方、药用之于临床，取得了较好的疗效。

秦伯未先生强调辨证论治，后将历年讲稿整理汇编为《谦斋医学讲稿》一书。其中专辟“浅谈辨证论治”一节予以论述，认为“辨证论治是中医的诊疗规律，从认识证候到给予适当治疗，包含着完整的极其丰富的知识和经验”。又说：“辨证论治所以成为中医的诊疗规律，就在于理论与实践的结合……辨证论治是中医处理疾病的程序和方法，是依据临床表现，通过四诊、八纲作出诊断和治疗的过程，所以辨证论治和诊断不可分割。根据不同的发病过程，随时辨随时论，不是经过一次辩论就不需再辩论，这是中医治病的精神。”在强调辨证论治的同时，秦伯未也不否定一病的主治法、主方和主药。他认为，这也是治病的一个基本法则，临床上可在此基础上，根据具体病情加减出入，灵活运用，这样才能收到良好效果。他在治疗头痛证时，就是按辨证分为外感和内伤。外感头痛又分风寒、风热、湿邪 3 种头痛；内伤头痛分为气虚、血虚、痰浊、肝火、寒厥、痰浊 6 种头痛。对溃疡病，他认为多属中焦虚寒证，选择“黄芪建中汤”为主方加减治疗，均获良效。

秦伯未在温病、肝病、水肿病、腹泻、痛证、溃疡病、慢性传染性肝炎、心绞痛等方面的理论造诣很深，富有新意，同时也积累了丰富的临床经验，并总结归纳出证治规律。例如在温病方面，他提出了温病当以风温为纲的观点，并根据个人临床体会分为恶风、化热、入营、伤阴 4 个时期，提出了温病的 12 个治法。他还强调寒温统一，认为温病是伤寒的发展，伤寒和温病并无分歧，若将两者对立起来，是偏见，是完全没有意义的。在肝病方面，他提出了“肝气和肝郁”“肝火和肝热”“肝风和肝阳”等几个重要概念的区别。他认为，“肝气”是指肝脏的作用太强及其产生的病证，其性横逆；“肝

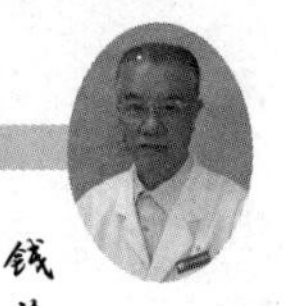

郁”是指肝脏气血不能条达舒畅的病证，其性消沉。前者是疏泄太过，后者是疏泄不及，因此在治疗用药方面就有出入。

秦伯未强调继承与发扬并举。他认为，中医在长期同疾病斗争中，对于很多疾病都有深入的认识和丰富的治疗经验，并且做出了初步总结，应该很好地继承。没有继承就没有发展，好比空中楼阁，海市蜃楼，终成幻影而已。然秦伯未所谓的继承并不是一味地照搬前人的经验，而是批判的接受，是有创新的继承。他常通过理论联系实际，用古人丰富的经验知识指导临床，去芜存菁，提纲挈领，综合分析归纳成为一整套更为准确、更为完整的理论。他在“腹泻的临床研究”（《谦斋医学讲稿》）一文中，根据《内经》《难经》《诸病源候论》《医宗必读》等古代文献关于腹泻的病因、病名、治法的记载，提出以暴泻、久泻为纲，以虚实两类来辨证施治的。虚证属于内伤，浅者在脾，深者及肾；实证属于外邪，以湿为主。结合寒邪和热邪以及食滞等，临床治疗可以采用化湿、分利、疏散、泄热、消导、调气等泻法，以及健脾、温肾、益气、升提、固涩等补法。秦伯未在临床实践中，运用这些理论，治愈了众多的难治性腹泻患者。例如，许某患腹泻，反复发作，发作时非服合霉素不能止。来诊时症见：肠鸣腹痛，大便溏，伴口苦口臭，口干不欲饮，尿黄，苔白腻，脉滑数。当时秦伯未诊断为脾胃薄弱，湿热内阻，清浊升降失司。并认为病虽久，但治疗不在止泻而在清理，湿热一除，则肠胃自复，用葛根芩连汤加减。两剂后大便成形，腹痛肠鸣消失。

秦伯未强调正确认识中西医结合。他认为，西医的诊断有助于对某些疾病的性质、发展和转归的认识。因此，他在临床实践中多参考西医诊断，以中医理论为指导进行辨证论治，充分发挥中医特色。同时他又主张西医诊断仅供参考，不能受其束缚，要有信心和勇气使用中医的理法方药去治疗，这样才不宜失去中医之根本。他每诊治一种疾病，总是根据不同年龄、体质、临床表现及发病经过，运用中医理论进行详细分析，然后确定治法、治法和选方用药，最后总结经验教训。通过实践，他进一步体会到，中医治疗西医诊断的疾病，要想取得疗效，关键在于必须运用中医的理论为指导，细致观察，不能忽视中医辨证的依据，并要有严肃的科学态度。他的这些认识，至今仍具有指导意义。例如，他在治疗西医诊断的神经衰弱疾患中，根据中医理论分析其临床表现，总结出其发病机制主要在肝，病性有虚有实，有虚实夹杂，确定了 14 种基本治法。

秦伯未一生为中医事业的发展，勤勤恳恳，呕心沥血。“文革”期间，秦老因经常与邓拓探讨书画研究的关系被造反派抓去批斗，于1970年含冤辞世，令人遗憾。

忆任应秋教授

1956年我考入北京中医学院中医系时，任应秋先生从四川被调进京，在北京中医学院讲授中医各家学说课。他每节课都非常认真，声音洪亮，每字每句都十分清楚。课下任老对每个学生都关爱有加，不辞辛苦进行辅导。

1979年5月，原卫生部前副部长胡熙明负责筹备召开全国首届中医学术会议暨全国中医学会成立大会，我作为北京市的一员参加了大会审稿工作，任大会学术组副组长。任老在会上做了“中医文献亟待整理”的专题报告，发表于《中医杂志》（总724期第4页）。任老在文中对中医文献的价值，整理的意义和方法都做了系统而精辟的阐述。他大声呼吁：“对浩如烟海的中医文献要抓紧整理。”

任老对《黄帝内经》的研究非常深透，曾写《内经十讲》等专著。身为中医教育家、中医理论家的任老多年坚持不脱离临床。他曾在“临证点滴”一文专论“舒肝评议”。他说：“据临床所见，凡病之气结、血凝……鼓胀、积聚、痞满……虚损等都与肝气的不能舒畅分不开，有的是因肝气虚不能舒，有的是因肝气郁而不得舒，积之既久则气停血滞……治疗应注意用和肝的方法。所谓和肝，就是要伸其郁，开其结，或行气或化血……肝气既和，则三焦之气得理。他还提出临床要善用调肝的方法治疗各种杂病。《素问·至真要大论》说‘疏气令调’，这话对治疗肝病和其他脏腑的病都有指导意义。就是李东垣之讲胃气，刘河间之讲玄府，朱丹溪之讲开郁，叶天士之讲通络，都具一部分舒肝的道理在其中。”

任老在后期执教中，曾指出：“肝气不疏则郁，肝血不行则瘀。”其实“郁”和“瘀”都是一个病，郁在瘀之前，瘀随郁之后。任老的“郁瘀同病”说对我启迪颇深。我在治疗多种肝脏疾病时常采用任老的和肝法，注意在补肝气的基础上伸其郁，只有疏肝气才能开其结；注重伸郁开结与调肝和血并用，即“郁瘀并治”，对提高疗效大有裨益。

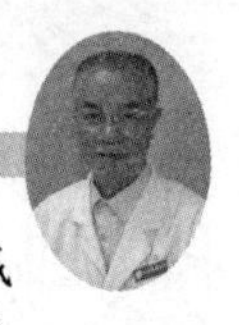

忆姚正平先生

我1962年大学毕业后，分配至北京中医医院工作，师从名老中医姚正平先生8年。姚正平先生精于治疗肾病，重视三焦气化学说。先生一生勤于临证而疏于著书立说，故知者不广。我在跟随姚正平先生学习的8年间，侍诊、查房，并开展了早期的临床研究。

姚正平先生擅长治疗肾病，深得《内经》之要旨，提出西医之所谓肾病者，无非是水液代谢异常，气机之升降出入障碍。《素问·六微旨大论》言："出入废，则神机化灭；升降息，则气立孤危；故非出入，则无以生长壮老已；非升降，则无以生长化收藏；是以升降出入无器不有，故器者生化之宇，器散分之，生化息矣。"肾病的关键病机在于升降、出入之机失常，治疗的关键在于辨析病在何处，因何失常。病位之辨析，要立足于三焦辨证。《素问·经脉别论》曰："饮入于胃，游溢精气，上输于脾。脾气散精，上归于肺，通调水道，下输膀胱。水精四布，五经并行，合于四时五脏阴阳，揆度以为常也。"是言五脏之于水液代谢。《灵枢·营卫生会》曰"中焦如沤，下焦如渎"，言简意赅，治疗肾病之圆机活法关键在于恢复"上焦如雾"之宣发肃降，"中焦如沤"之腐熟运化，"下焦如渎"之气化排泄。故姚老认为，《内经》此十二字乃治疗肾病之不二真言，万变不离其宗。不但治疗肾病如此，治疗鼓胀、痰饮等水液代谢异常亦准此十二字真言。

姚老治疗肾病重度水肿常重用麻黄、生黄芪、附子三味药。重用麻黄可达30g以上，意在宣肺以开水道之上源，所谓"提壶揭盖"法也。重用黄芪可达200g以上，健脾益气，以复"中焦如沤"之职。同时大量黄芪可升提宗气，治疗大气下陷。先生晚年患肺结核，久治不愈，乃每日以大量生黄芪浓煎成膏频服，服后气力大增，可正常工作。先生对于张锡纯"大气下陷"之说至为推崇，善用黄芪。若下焦阳虚，则重用附子、肉桂以恢复下焦气化。先生认为，治疗肾病，重点不在利尿，而在助气化，因《素问·灵兰秘典论》云"膀胱者，州都之官，津液藏焉，气化则能出矣"。

当年师从姚正平在肾病科工作，我们认真总结姚老治疗肾病经验，开展临床观察研究，将住院患者的尿量、肾功能变化与用药变化之间的关系进行仔细分析。当时没有电脑、计算器等设备，经常是将患者观察曲线图贴在墙上。虽然方法原始，但其严谨治学的精神今天仍值得我们效仿。当时姚老给某位住院病人开的药，看似平淡无奇，效果却很好。我对方中木香一味药不解其意，因为患者并无明显腹胀、满闷等症状，于是试着将木香减去。患者服后尿量顿减，于是恍然大悟，恢复三焦之气化不能全在温补，还要开通，木香正是开通中焦气机之要药，亦深深叹服姚正平先生用方之严谨和经验之宝贵。

姚正平先生善于运用食疗，常取药食两用之品，如冬瓜皮、鲫鱼、鲤鱼、玉米须等物浓煎代茶饮。我继承姚正平经验，治疗肝硬化及肾病伴低蛋白血症，常用生黄芪配鲫鱼煎汤以升高白蛋白，疗效确切。玉米须、冬瓜等亦为常用之品。跟随姚正平先生学习 8 年，受益良多。虽然姚先生自甘淡泊，其名声不及同时的几位医家远播，但其学术经验，尤其是对《内经》的阐发足可见其水平。

忆关幼波先生

关幼波先生是我的授业恩师，擅长治疗肝病，享誉海内外，为一代大家。我自 1970 ~ 1980 年作为关老的学术继承人跟师学习 10 年，并单独临证。10 年之间，耳提面命，尽得关氏心传。

关幼波（1913—2005 年）16 岁师从其父关月波学习中医。其父关月波是当时的著名中医。关幼波自幼受到良好的教育，入私塾攻读四书五经。至 1943 年，他 30 岁时以优异的成绩通过考试，取得了行医执照。1944 年正式操岐黄之术，开始了治病救人的中医生涯。中华人民共和国成立后，1951 年，关幼波组织部分中医师成立安定门联合诊所，并担任所长。1952 ~ 1953 年，他先后参加了传染病预防学习班和北京中医学校进修班，学习西医知识，为他以后运用中西医两种医学理论研究各种疾病创造了条件。1953 年，他到北京市第一中医门诊部工作。1956 年，被调到北京中医医院，先后任中医师、内科副主任、内科主任、副院长等职。

对于黄疸病的辨治，关幼波提出了“治黄必治血，血行黄易却；治黄需解毒，毒解黄易除；治黄要治痰，痰化黄易散”的独特见解。关幼波在前人认识的基础上，对黄疸的辨证作了进一步辨析：按病因辨证，分析湿与热的偏重；按病位辨证，分析上、中、下焦的所属；按气血阴阳辨证，分析邪正

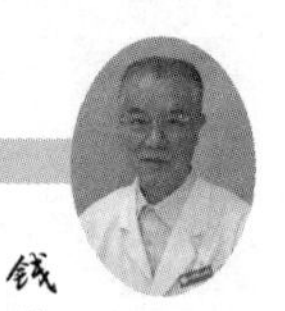

的虚实。他主张在治疗黄疸病中，要灵活运用中医的辨证治疗理论。他以黄疸病乃“湿热蕴于血分”为根据，主张“治黄必治血”，并提出了针对不同情况运用凉血活血、养血活血、温通血脉等不同的血分药物的方法。实践证明，血分药物的运用可以加速黄疸的消退，有利于肝脾肿大的回缩，可以祛瘀生新，促进机体的康复。

关于“治黄疸解毒”，隋代巢元方在《诸病源候论》中曾论及急黄是“因为热毒所加”。关幼波根据黄疸病的传染特点，认识到黄疸病是“疫毒”所致，并提出了化湿解毒、利湿解毒、凉血解毒、清热解毒、酸敛解毒、通下解毒等具体措施，应用于临床，取得了黄疸消退得快、肝功能恢复得快的效果。

关于“治黄要治痰”，是他研究清代温病学家治疗湿温病的经验后得到的。湿热相蒸，困阻中州，脾运失调，多所生痰。黄疸病的病因、病机与湿温病有相合之处。他灵活地借鉴古人的经验。这一方法对加速退黄，预防痰血瘀阻发展成肝硬化，尤其是对长期黄疸难以消退是一种有效的治疗手段。例如，山西一急性黄疸型肝炎患者，服用茵陈蒿汤加减 80 余剂，黄疸虽减，终未全除，加用白矾、郁金、陈皮等祛痰中药后，黄疸迅速消除。

关幼波合理地汲取中医古代理论的精华，结合个人临床及近人的经验，大胆创新，使中医治疗肝病上了一个新的台阶。除黄疸病以外，他对慢性肝炎、肝硬化、各种肝病并发症等都提出了一整套的治疗方法。他所总结的方法，行之有效，为解决肝病治疗中的许多疑难问题提供了宝贵的经验。学术上关老以“治病必求其本”为主导思想，强调辨证首先要分清是因虚而病还是因病而虚，从气血入手辨明邪正盛衰，倡导以阴阳为总纲，下设气血、表里、寒热、虚实的十纲辨证。他以十纲结合脏腑辨证，涵盖其他具体辨证方法，阐明了痰－气（血）－瘀的病理生理关系，拓展了“痰瘀学说”的内涵与外延，并提出了完整系统的治疗法则，具有广泛的临床意义，尤其对疑难重症意义更为重大。

我与高益民等人共同整理了关幼波临床治疗肝病的大量典型病例，以及关老 30 多年的临床经验和体会，于 1979 年编辑出版了《关幼波临床经验选》。1978 年，我又与北京科技大学的科研人员合作，将关老治疗肝病的经验编制成“关幼波肝病诊疗程序”，这项工作在中医学的历史上是一个创举。

我跟随关老学习 10 年，师徒关系情同父子，回忆起跟师的往事，犹在昨日。关老一生嗜烟，几乎烟不离手，就连早年我们跟师时与关老的合影上，关老也是吸烟的。早年北京人看病，大多给医生敬烟以示尊重，不过那时一般都是敬一支香烟而已。关老诊务繁忙，每天看的病人很多，每次出完门诊抽屉里都会有不少的香烟。不时会有一些吸烟的年轻同事等关老出完门诊后前来“搜刮”，关老总会欣然将其散尽。关老一生嗜烟而能享93岁之高寿，主要在于其兴趣广泛，心胸豁达。关老业余爱好广泛，琴棋书画，无所不通，国画牡丹为其所长。关老一生为人豁达，诊务之余有几大爱好。第一是绘画，关老的书画水平极高，很多专业人士也深为叹服。第二是京剧，关老是京剧票友，工老旦。第三是下棋，关老曾获北京市业余象棋冠军。第四是足球，关老是铁杆球迷，重要足球比赛必看。

跟师和带徒

我是北京中医学院第一届毕业生，接受的是新式的大学教育，但工作后又跟随姚正平、关幼波等名老中医学习，采用的是传统的师带徒模式。因此，我可以说是接受了传统的和现代的两种教育模式。20世纪80年代以后，我于临证之外，也从未脱离教学实践，既给本科生讲课，也带研究生。近年来还担任全国名老中医专家学术继承指导老师，也就是担任师带徒培养模式的老师，还曾在香港浸会大学授课两年。我认为，学习中医要多拜师、拜名师。目前的大学课堂教育对于中医学的基础教育有很大的优势，比较系统，但也有它的不足之处，就是很难深入。师带徒的模式往往老师和学生可以充分探讨，收获比较大。我自己的成就是与两位恩师的耳提面命分不开的。当然今天的学生拜师的机会可能比过去少了一些，但也不尽然。拜师不要仅仅注重形式，而要抓住一切机会，特别是多向身边的同事学习，学习每个人的长处。孔子所谓“三人行，必有我师，择其善者而从之”。在主持中华中医药学会肝胆病分会工作的20余年中，我担任主任委员，利用工作的关系，我虚心向全国的同道学习。孔子曰“不耻下问”，实践上真正能做到并不容易。教学相长，师生共进，学生也必然有高于老师的地方，老师也必然有不如学生的地方。学生也是老师，老师完全可以向学生请教。正如韩昌黎所谓“生乎吾前，其闻道也固先乎吾，吾从而师之；生乎吾后，其闻道也亦先乎吾，吾从而师之。吾师道也，夫庸知其年之先后生于吾乎？是故无贵无贱，无长无少，道

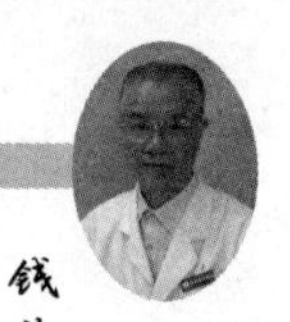

之所存，师之所存也。弟子不必不如师，师不必贤于弟子，闻道有先后，术业有专攻，如是而已。”

我认为：徒弟跟师父学习，最后学得越不像越是好徒弟。我带徒弟，最喜欢带走了样的。正如齐白石先生所云“学我者生，似我者死”。中医学博大精深，一个人的精力有限，阅历有限，不可能样样精通，正如庄子所谓“吾生也有涯而学也无涯”。中医的学问，其精要不出《内经》等经典之外，对很多经典著作条文的理解随着经验和阅历而逐渐加深，不断修正。每一个人的学习都应站在前人的肩膀上向上攀登，如果徒弟始终在老师的影子里，说明站得还没有老师高，就是没有学好。这正如学习书法，初期临摹一家之帖，费尽力气，只学得形似而已。若能融会贯通，将老师的经验全部吸收，再参以学习各家之长，加上个人的临证体会，必然会超出老师之上而自成一家。也正如学书法，若能得碑帖之神韵者必自成一家而不泥于神似而已。某些人学中医，跟老师抄抄方子，依样画葫芦，并自我吹嘘为某人入室弟子，实在是鄙且陋哉，不足与谋。所谓知其然，不知其所以然也。为此在带学生的过程中我喜欢学生提问题，不怕出难题。我将其称之为师生互动。我认为，“真理越辩越明，就怕不辩”。

“燕京学派”之我见

中医学历史上出现过许多学派，有以学术观点区分的，如“寒凉派”“攻下派”“温补派”等；有以地域区分的，如“易水派”“新安派”等。中医学派的形成是古代历史局限性和受当时的条件局限造成的。而且中医的学派基本上都是后人站在局外人的角度提出的，甚至大部分是新中国成立后中国医学史和各家学说研究学者们提出来的，有些甚至是后人强加在古人头上的帽子，未必恰当，对后学很可能起到误导作用。北京历史上也有所谓的“燕京学派”，但这个学派总体上是不成为独立的学派的。如果说有的话，主要体现在明清的宫廷御医形成的有一定特色的学派。陈可冀教授曾对清代宫廷秘本进行了大量的研究，然北京地区的医生总体上是由各地医生的佼佼者所组成，并非一个独立的学派。

历史上中医学派的形成多是古人根据当时的现实情况为补偏救弊而形成的，并非有心成其偏，而是不得已而为之。如朱丹溪长于内科，其学术思想集众家之长而于一身。朱丹溪所处的时代中医学受宋代局方的影响很大，局方用药多偏温燥，但局方多成方成药，老百姓取用比较方便，且局方为宋代官方推行，对民间影响极大。朱丹溪居于浙江义乌，由于古代的交通等自然条件限制，其所治疗病人也多为江浙一带之人。江浙之人禀赋素弱，居炎热之地再服温燥之品，很容易导致阴虚证。朱丹溪处在这样的历史条件下，著《局方发挥》，补偏救弊，提出“阳常有余而阴常不足”之说，用药善于滋阴。但如果仔细研读朱丹溪的全部著作就会发现，丹溪翁治病绝对不是一律滋阴，特别是朱丹溪对于痰湿致病的认识也是很有成就的，其治疗鼓胀则主张调理脾胃，与李东垣一脉相承。后人将朱丹溪划为所谓“养阴派”，遂使其在其他方面的成就不为人知。现在很多人不读丹溪翁之书，只在《中医各家学说》课本上学到一个“阳常有余而阴常不足”，就认为朱丹溪用药一定全是一派滋阴，这是很片面的。然而朱丹溪当时对江南医学影响很大，门人及私淑弟子众多。朱丹溪本人亲笔撰写的医学著作很少，而门人弟子冠其名而著的书籍甚伙，还有后人伪托之作。我们读古籍必须有一点文史知识，“丹溪翁”是朱震亨的号，举凡书名冠以丹溪的皆不是其本人作品，因为丹溪只能是后人对其尊称，本人是不可能署这个名的。后来很多人学习朱丹溪仅得其偏而不得其全，所以后来又造成了明代薛己、张景岳等人的温补派，又是为补滥用滋阴之流弊而产生的。明代“温补派”的影响太大了，以至于清代叶天士等人又为救温补派之流弊而产生重用清热滋阴的“温病派”。由此可见历史上中医众多学派的形成原因。

古代中医学派形成的另一原因是受交通限制，古代没有官办的大学教育，多为师徒授受，当然多数人只能就近择师，这也就是历史上以地域而命名的“易水派”“新安派”形成的原因。然而“燕京学派”的代表人物、学术思想尚不清晰。燕京也就是北京之故称，既然历史上没有，不如干脆就称之为“北京学派”。北京自元明清三朝以后，均为首都。古代最有权威的医家在北京生活过的多为“太医”，而太医中几乎没有一个是北京土生土长的，多数是由各省征召举荐上来的，且以南方的居多，如明代李时珍、刘纯都曾担任过太医，但都不是北京人。另外有一些是官员身份的兼职医生曾经在北京生活过，如明代的张景岳和清代的陈修园。新中国成立前北京“四大名医”施今墨、萧龙友、孔伯华、汪逢春都不是北京人，他们的师承关系都是在其他地方，后在北京成名。再如以后的秦伯未、任应秋、刘渡舟等人也都是从外地

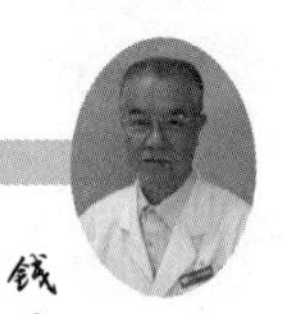

调入北京的。再后来的都是新中国成立后各个大学培养的毕业生，根本就无所谓“学派”之说。既然如此，何谈“燕京学派”。

学派的形成是历史的产物，是古代客观条件下师徒授受造成的，研究各家之长对于中医学的发展是有好处的，但不能以偏概全。现在有人还自诩所谓的“火神派”“经方派”等，古代从无一个大家自封为某派。真正的大家是不会很偏颇的，如吴鞠通虽被列入“温补派”但善用经方，王孟英则擅长运用麻黄附子细辛汤，只不过在后人强加的“大帽子”下面不广为人知罢了。

门户之见

学习中医学的目的是治病救人，故绝不应存门户之见，应当像张仲景在《伤寒论·序》中所说“勤求古训、博采众方”，绝不能限于门户之见而故步自封，甚至互相攻击。中医之间不应存门户之见，中西医之间也不应存有门户之见，要取长补短才对。

历史上门户之见的典型案例便是清代叶天士和薛生白的故事，这个故事大意如下。清初康乾年间，苏州有两个名医的寓所，叶天士的寓所叫“踏雪斋”，薛雪的寓所叫“扫叶山庄”。叶天士年长且成名早于薛生白。后来有一老农找薛雪看病，薛雪诊断认为不能喝水而拒出药方。老农找叶天士看病，叶天士认为可以喝水，并说当医生不能只学书本也要重实践。薛雪听后很不高兴，认为叶天士的温病药理也有值得探讨的地方。因叶天士是温病学说的奠基人，认为薛雪很狂妄，不踏实、不谦虚，于是含沙射影在自家门上挂匾“踏雪斋”。薛雪知道后，也很有意思地将自己的寓所取名“扫叶山庄”。后来叶天士的母亲得了伤寒，叶天士想用白虎汤给母亲治病，但担心药力太猛母亲年高体弱不敢用，终治不好。薛雪知道后，经过研究，觉得叶母的病非白虎汤不治，恐耽误病情，于是就上门拜候叶天士。因有薛雪的会诊，叶天士才下了决心。不久，叶母的病情好转。叶天士对薛雪不计较过去，治好他母亲的病，十分感激，便带了礼物和徒弟一起来到薛雪家拜谢。叶天士还告诉薛雪，家里那块“踏雪斋”匾额已经摘下，还道了歉。薛雪爽朗地说道：“我还年轻，有个前辈管束，不会忘乎所以，才会有所长进。匾额就不必摘了。”后来他们成了好朋友并相互切磋学习，给后世留下了经典的医学著作。此外历史也有一个类似的故事就是金元时期易水派张元素和寒凉派刘河间的故事，大致雷同，只是不像叶、薛二人闹得这样水火不容罢了。叶、薛二人后来和好不知是否属实，但现在能看到的薛生白《湿热病篇·自序》中分明是写着著于“扫叶山庄”。

我历来反对门户之见，记得跟随关老学习期间，有一次跟随关老治疗东城区患者安某，因用药偏重温补而长期未治愈，且病情有进展，后患者又找到善用清热法的王鸿仕老中医很快治愈。当时关、王二位先生之间是存在一些门户之见的。我私下请教了王鸿仕老中医，从中收获颇大，拓展了思路。从这件事我体会到，学医要尊重老师，吸收老师的一切成功经验，但同时也要总结老师失败的教训。还要多拜师，吸取众家之长，就像张仲景说的“勤求古训，博采众方”。当时北京中医医院的儿科老中医袁述章擅长治疗小儿肝硬化，发明了养血柔肝丸，临床效果颇佳。我虚心向袁老请教，得知养血柔肝丸的关键药物是水红花子，其能凉血利水通络。我后来不但把这一宝贵的经验应用于临床，证明确实疗效突出，而且还将其进行推广，并指导研究生进行了实验室研究，不但明确了水红花子的药理作用，而且探明了该药的最佳使用剂量。我经常告诫弟子跟师学习不要存有门户之见，要博采众长，兼收并蓄。我在学术上主张兼收并蓄，对自己的学生鼓励多向其他老师学习。

对于中、西医之间的门户之见，我也持坚决反对态度。有些西医大夫反对肝病应用中药，甚至在背后诋毁，我也对某些中药的肝毒性作用持非常谨慎的科学态度，从不护短，且在查阅大量文献的基础上于近年编著了《肝病中医治疗合理用药与常用中药肝损伤》一书。对于西医知识，我一直坚持虚心学习，为我所用，不采取排斥态度。有的老中医治疗肝病对于西医的抗病毒药物，一概采取否定态度，这是缺乏科学精神的。西医的理化检查是非常重要的，可以弥补中医四诊的不足，对于疾病的正确诊断和预后判断有重要的价值，尤其对于缺乏明显症状的肝病患者更为重要。

影响中药汤剂疗效的因素及标准化问题

中药的传统剂型有汤剂及丸散膏丹等，其中以汤剂临床使用最广且最具中医特色。中药汤剂的加工过程即煎煮过程，包含处方中各种药物有效成分的溶出过程和各种可溶出成分在高温下的化学反应，患者服用汤剂实际上利用的是这个物理反应（溶出过程）和化学反应的终产物。合理的饮片加工过

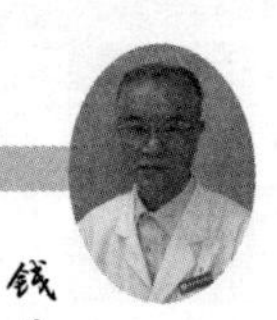

程、煎煮方法及服用方法是保证中药汤剂发挥疗效的必要条件。目前临床使用中药汤剂在标准化方面尚存在一些不足，临床实践中存在一些简单化的倾向，影响了中药疗效的发挥，对此有必要进行探讨并加强标准化管理。

目前，中药汤剂在临床中仍是主要的处方剂型，具有不可替代的地位。这是由汤剂的优势所决定的。

（1）充分发挥中医辨证论治的优势，可根据患者的病情变化灵活调整。

（2）饮片的供应相对较为普遍，各地均可获得，医师可根据本地饮片供应情况变化组方，甚至可以就地取材，在基层尤其是药品供应相对短缺的农村具有因陋就简的作用。

（3）饮片同中成药相比，附加值及流通环节较少，从而具有价廉的优势。

（4）相对于中成药，单次服用剂量较大，更容易发挥较好的疗效。

综上所述，中药汤剂和中成药相比更具有简、便、验、廉的优势。同时，中药汤剂需要购买和加工两个过程才能服用，而不像中成药购买后即可服用。中药汤剂从供应方到服用者中间涉及药材采集、加工炮制、储存、调剂、煎煮等多个环节。环节的增加导致了诸多的不可控制因素，影响了药效的发挥，任何一个环节的疏忽或不当均可导致疗效的明显下降。影响中药汤剂药效发挥的因素有以下几方面。

1. 中药材采集的时间和空间问题

中药材的采集，特别是植物药和动物药的采集均对时间有明确的要求，合理的采集时间往往是中药材含有效成分最多的季节，同时对于保持物种的繁殖及可持续发展具有重要意义。而具体的采集时间又会受到各地自然条件的影响略有不同，同时还必须根据当年的具体气候变化和药材的生长情况灵活处理。目前由于市场供需矛盾、价格因素等对中药的采集具有更大的指导作用，对于比较短缺的野生药材由于争夺、盗采等因素更是不顾合理的采集时间，“竭泽而渔”的现象非常普遍。不但影响了中药材的品质，而且很容易加速资源的枯竭。

中药采集的空间问题，也即“道地药材”的问题，动植物的生长与其所处的自然环境有很大的关系，气候、土壤、温度、湿度、海拔高度等因素无一不对动植物的生长产生影响，直接影响到药物特别是植物药中各种成分的含量变化，因此我国中医传统上非常讲究“道地药材”。而近年来从临床医师到饮片供应的一系列环节均不重视药材的产地，由于教育的因素，年青一代中医甚至已经对道地药材的知识处于“无知”的境地，进而影响了疗效的发挥。

2. 中药材的鉴别和炮制加工

目前饮片供应上，由于对中药材鉴别的知识欠缺和监管不力，饮片中存在的以此代彼的“伪品”和以次充好的“次品”情况非常普遍。传统上中医是医药不分家的，因而古代中医多具有较丰富的中药鉴别知识。近年来由于行业的高度分化和中医院校课程的设置等因素，导致目前临床中医师基本上不具备中药的鉴别知识。尤其是在基层，由于中药的流通环节监管不力，中药的伪品和次品所占比例更高。另外由于对中药的炮制加工过程缺乏有效的统一监管和充分的科学研究，中药炮制工艺存在着炮制方法不科学、炮制标准不统一、炮制人员不专业等问题。同时，随着经验丰富的传统技师的离世，很多传统的炮制工艺失传，这些问题均应引起国家的高度重视。

如关于犀角地黄汤的君药犀角，目前已用水牛角代替，据国家药典规定，水牛角煎煮时需要 3 个小时以上。水牛角浓缩粉是指水牛角尖部实心经酒精浸或蒸成细粉，加 10 倍水煎煮两次，每次 7 ~ 10 小时，滤过浓缩，在 80℃以下干燥，粉碎过筛成极细粉，每次冲服 1.5 ~ 3g。而目前，几乎百分之百的中药店将水牛角直接粉碎后称为“浓缩粉”，很少有医生详知此情，依此作为犀角地黄汤的君药，犀角作用已荡然无存，谈何中药的疗效。

3. 中药饮片的储存、调剂

中药材的储存和调剂主要由基层的药店和药房完成，目前这方面的问题也不少。部分商家出自商业利益，一些基层单位缺乏饮片保存的条件，加之经验不足及有效监管不力等因素，饮片过期、发售变质药品等问题依然存在，严重影响了疗效和用药安全。

中药的调剂具有很强的专业性，需要专业人员负责。同时调剂人员是药品流通环节的最后一环，必须具有良好的责任心和职业道德。中药调剂人员在药物的调剂、分发过程中更多的是靠职业道德的约束力量。目前由于中药调剂人员往往文化程度较低，收入待遇和社会地位均不高，另外有大量的非专业人员充斥岗位，导致中药的调剂过程简单化、非专业化。具体表现在称重、分发不准确，特别是省略部分饮片的捣碎过程，甚至克扣贵重药品及错发药品等，严重影响了疗效的发挥和职业环境。中药调剂人员还应对中药煎煮、服用等相关事项进行指导，但这一作用发挥得不够。

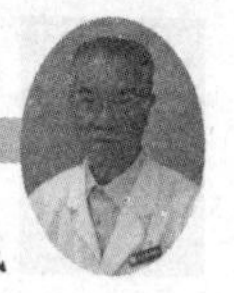

4. 中药的煎煮

中药的煎煮涉及淘洗浸泡过程、容器和热源的选择、煎煮的火候和时间的掌握及先煎、后下等问题。中药在煎煮前一般无须淘洗，如果确实药材含有灰尘等杂质较多的话，可在浸泡前适当淘洗。但若含花粉（如蒲黄）、粉末（如滑石）及细小种子（如葶苈子）等则不宜淘洗。

充分的浸泡是煎煮前必要的过程，使干燥的饮片“吃透水”既可保证有效成分的充分溶出，又可在一定程度上缩短煎煮过程。

热源的选择以可控为标准，不宜选择恒温热源（如电炉），但也不必拘泥于传统的炭炉、煤炉等。容器的选择以砂锅为好，因为很多中药可与铜、铁等容器发生化学反应而影响药效。煎煮火候一般是先武火（大火）后文火（小火），开锅后改为文火。煎煮时间随药物而定，一般矿物药（如龙骨、牡蛎）、质地坚硬的动物药（如龟甲、鳖甲）、植物药（如人参、三七、延胡索等）均需煎煮时间较长，而植物茎、叶、花等质地较轻的植物药及质地较轻的动物药（如蝉蜕）煎煮时间不必过长。各种药物中，需要较长的煎煮时间的可以先煎，而挥发性较强，具有较强气味的药要求后下，以避免挥发性成分丢失。如薄荷、砂仁、豆蔻等均需后下为宜。

临证还要重视中药的煎煮，对于茵陈蒿汤的煎煮方法历代有不同的意见，张仲景提出茵陈应先煎，但后世反而有人提出茵陈应后下，不宜久煎。钱英就此问题专门请教了黑龙江中医药大学从事中药学研究的王喜军教授。王喜军教授长期从事中药血清药理学的研究，他的研究证实，汉代张仲景关于茵陈蒿汤的煎服方法极富科学性。茵陈中的主要成分（有效成分）水溶性差，难以煎出，水中的移行率只有60%左右，只能通过先煎，加长煎煮时间，提高或尽可能提高移行率。另外，茵陈药材本身也会对疗效产生很大影响。茵陈的幼苗（绵茵陈）有效成分含量甚微，只有8月份采的茵陈茎叶，或在花蕾期采收茵陈，有效成分积累达高峰期，此时利胆退黄作用最好。目前茵陈的采收不规范，各地差别较大，这是疗效不稳定的主要因素，比煎煮时间更为重要。茵陈蒿汤中后期大黄、栀子的煎煮也很重要，对茵陈有效成分的吸收影响很大。

5. 汤剂的服用

中药汤剂的服用涉及服药时间、服药频率等问题，服药时间和服药频率取决于病情和药物两方面的因素，目前临床医师在中药汤剂的服用方法上往往对患者的指导不充分，另外相关的研究也不够深入，缺乏标准化，这是亟待加强重视的问题。

一般来讲，危急重症，中药宜大剂、频服，但目前由于中医药在急救中发挥的作用越来越弱，大剂频服的应用逐渐减少，很多医生习惯于1日1剂，早晚分服的做法，临证缺少变通，致使中药的治疗作用不能发挥。比如，对于慢性病的治疗，有些药物可以采用每日1次服药，以减少药物对胃肠道的刺激，增加患者的依从性。消化系统疾病，特别是胃肠道疾病应餐前空腹服用，以使药物与胃肠道黏膜有充分的接触，利于药物的吸收以发挥作用。而很多中药特别是常用的活血化瘀类药物容易产生胃肠道刺激等副作用，则宜饭后服用。传统中医学认为，治疗肝、肾等下焦疾病，宜饭前服用，使其作用趋下；治疗心、肺等上焦疾病，则宜饭后服，使其药力逗留于上。其科学内涵尚有待进一步研究。中药汤剂在服用过程中也需要注意保持有效的血药浓度以及药物在体内的峰值时间，这一点古人非常重视，只不过近年来临床上有简单化的趋势，大多为1日1剂，早晚分服。中药汤剂的服用时间与所治疗疾病也有密切的关系，安神类药物睡前服用自不必说，另外，一般温阳益气类药物宜上午服用，滋阴养血类药物宜晚上服用效果较好。这与人体的生物钟相关，其科学内涵也有待于进一步研究。

俗语曰："巧妇难为无米之炊。"如果没有很好的药物，即使医生辨证准确，用药丝丝入扣，也不能发挥应有的疗效。而中药汤剂的运用又涉及以上众多环节，应该引起国家主管部门、医务人员、药师及医院、药材经营部门的主管领导等的高度重视，才能保证中药疗效的充分发挥，促进中医药事业的可持续发展。中药标准化问题是影响中医药疗效发挥和长期发展的关键问题，在上述问题中有很多需要深入研究，中药的使用还需考虑到可持续发展、绿色环保等长远的问题。中药的炮制、加工、煎服等环节需要进行标准化研究，以提高中医药的疗效，更好地指导临床，并阐释其科学内涵。临床医生也要在临床工作中注重细节，不断掌握规律，共同为中医药的长期发展和走向世界做出贡献。

中医辨证论治浅谈

辨证论治是中医学的基本特点，所谓辨证论治就是通过中医四诊获得信

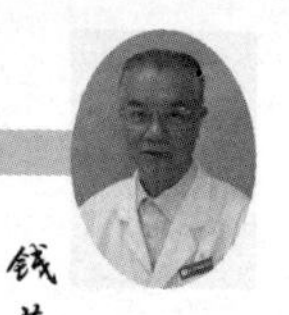

息，并对此信息进行系统整合、分析，获得疾病的病因、病位、病性、预后等结论，并以此结论制定对应的治法治则及具体方药的过程。可以说，整个中医诊疗疾病的过程就是一个辨证论治的过程。因此，如何提高辨证论治的客观性和准确性是决定中医药疗效的关键。

1. 正确获取四诊信息是辨证的前提

辨证论治其实就是一个临床信息采集、处理、分析并制定对策的过程，而正确采集四诊信息是关键。中医四诊即望闻问切，是一个有机的整体，是不可割裂的。此外，在临床具体面对患者时，还有一个准确性和效率的问题需要考虑。四诊在具体实施方面涉及以下很多问题。

（1）望诊

望诊方面突出的问题是简单化。许多医生将望诊简单理解为望舌，大有以舌诊取代全部望诊的趋势。其实当医生和患者接触的第一时间，应该是先望神色。患者的精神状态、面色及形体肥瘦等信息是第一信息，而且往往在疾病的辨别和预后判断中均有主体性的地位。

以面目望诊为例，《金匮要略·脏腑经络先后病脉证》曰："鼻头色青，腹中痛，苦冷者死（一云腹中冷，苦痛者死）。鼻头色微黑色，有水气；色黄者，胸上有寒；色白者，亡血也。设微赤非时者死。其目正圆者痉，不治。又色青为痛，色黑为劳，色赤为风，色黄者便难，色鲜明者有留饮。"《金匮要略》所列条文在临床均有非常重要的意义，而且经临床验证符合实际情况。

如患者肖某，男，50岁，原发性肝癌晚期，伴大量胸腔积液、腹水，腹胀、喘满，下肢水肿，动则气喘，张口抬肩，不能平卧，前医用理气行水之法无效，又更医用补肾纳气之法亦无效。患者虽属肝癌终末期，但其典型特点是面色黄而鲜明，初步断定其为留饮，切其脉弦滑数，舌淡胖大，苔水滑，断定其为留饮无疑，并诉有口干舌燥之症，遂用己椒苈黄丸为主，服药3剂，肿胀喘满大为好转。此外，如"色黑为劳"在临床也有重要的辨证意义，《金匮要略·黄疸病脉证并治》曰："额上黑，微汗出，手足中热，薄暮即发，膀胱急，小便自利，名曰女劳疸，腹如水状不治。"又云："酒疸下之，久久为黑疸，目青面黑，心中如啖蒜荠状，大便正黑，皮肤爪之不仁，其脉浮弱，虽黑微黄，故知之。"临床对于黄疸的辨治具有非常重要的指导作用。

历代医籍在面部望诊方面有大量的论述，特别是《内经》《金匮要略》等经典著作更重视望诊，甚至很多论述有"但见一证便是，不必悉具"的地位。目前临床对此重视不够，甚至在病历书写中鲜有提及面部望诊者。

（2）闻诊

闻诊由于信息量较少，历来在四诊中占有地位较低，但临床辨别声音和气味对于疾病的诊断往往具有决定性意义。如患者王某，男性，35岁，患慢性重型肝炎，重度黄疸，乏力、腹胀、纳呆，其典型特点为虽正值壮年，但语声低微，需侧耳倾听，患者每讲一句话必努力方能出声。查其脉形虚大，舌淡苔薄白，便意频频，随小便而出，综上辨证为大气下陷，脾不升清，用张锡纯升陷汤加减，重用生黄芪至120g，加减调治20余日，病愈出院。

闻气味在临床也有重要的意义，胃腑湿热患者常口有异臭，肠腑不通者常有口臭，肝衰竭患者甚至伴有肝臭味，这些皆可作为四诊的重要依据，临证均应仔细辨别。如果对闻诊弃而不用，四诊合参从何谈起。

（3）问诊

问诊看似简单，实则非常讲究逻辑和技巧，不正确的问诊，不但会遗漏重要信息，而且还会由于医生的误导造成错误的信息。目前临床一般将问诊的地位过度夸大，甚至多有仅靠问诊者。特别值得提出的是证候学研究中提出的主症与次症一说。主症不同于主诉，主症是指在确定辨证中最具有诊断价值，权重最大的症状或体征，如《伤寒论》六经病各有提纲证，即属主症。再如《金匮要略·惊悸吐血下血胸满瘀血病脉证治》云："病人胸满，唇萎舌青，口燥，但欲漱水，不欲咽，无寒热，脉微大来迟，腹不满，其人言我满，为有瘀血。"即为临床辨别瘀血证的主症。目前中医证候学研究中采用量表式问卷，对患者的问卷动辄长达数页，从头问到脚，表面上看非常全面而且可以量化，实践上患者往往很难全面理解这些问题，而且很难准确回答，问题的设问很多带有诱导性，有的甚至涉及患者的隐私而引起患者的反感，采用这种方法所获得的信息往往很难得出正确结论。传统的中医问诊多以张景岳的十问歌为依据，实践证明，若用于外感病辨证尚可，若用于内科杂病则非常不实用。临床问诊应该以抓主症为主，而且一定要强调问诊的技巧和逻辑性。

（4）切诊

切诊包括切脉与切腹等。切腹亦称腹诊，唐代以前著作特别是《伤寒论》和《金匮要略》中论述较多，后来在我国未引起足够重视，反而被日本的古方派发扬光大。

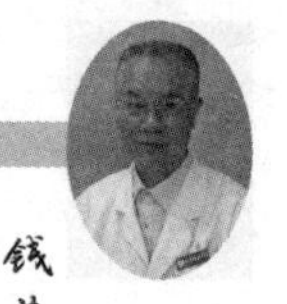

脉诊是切诊中的主体部分，同时也是四诊的重中之重，临证一定要仔细揣摩，并凭脉辨证。脉诊在四诊中往往具有决定性作用，在疑难疾病的诊断，特别是真假寒热虚实的辨别中往往具有决定性作用。

如患者张某，男性，33岁，患乙肝肝硬化多年，近5年反复上消化道出血，刻下贫血重度，经输血治疗后血红蛋白仅55g/L，白细胞0.82×10^9/L，血小板28×10^9/L。患者面无血色，舌色淡白而嫩，苔白，四肢冷凉，纳少腹胀，心烦少寐，初看似乎一派阳虚之象，但切其脉沉细而兼躁数，辨证为内有郁热，予清热凉血之法，用犀角地黄汤合黄连解毒汤。服药两周后，贫血等诸症明显好转，复查示血红蛋白78g/L，白细胞2.51×10^9/L，血小板67×10^9/L。此证若不从脉仔细辨证，必致误用温补，则如火上浇油。

综上所述，中医四诊信息的正确获取，必须讲究一定的技巧，需在实践中不断积累经验，而又需四诊合参，去伪存真，方不至于误诊误治。采用仪器取代人力及问卷等传统方法，往往可导致很多错误的结论。

2. 辨证需要合参也需验证

中医辨证是为了论治，而论治的结果又是对辨证的检验，如果治疗有效则说明辨证正确，反之则说明辨证错误，这是一个简单的逻辑问题，脱离了论治的辨证是没有任何意义的。目前的中医证候学研究，存在的最大问题是仅辨证，不论治，故其结论无法验证。对于慢性病的辨证结果是否正确，还需要长期治疗结果的检验，而不能仅以一次治疗的结果验证，这是当前中医证候学研究必须重视的问题，也就是按照循证医学的方法检验证候学研究的结论。

辨证必须入细才能指导论治及处方，辨证的结果必须包括病位（脏腑定位、在气在血、在经在络等）、病因（六淫、七情、疫毒、瘀血、痰湿、食积、虫等）、病性（阴阳属性及其轻重程度）、病机（脏腑、经络传变，邪正盛衰等）、预后（转轻、转重、易治、难治）等，而且能够用最后的辨证结论解释所有的临床现象。只有入细的辨证结果，才能指导具体的选方、遣药、定剂量等。

中医药治疗慢性乙型肝炎的误区

乙型肝炎病毒（HBV）感染是一个严重的公共卫生问题。世界每年约有

100万人死于HBV感染所致的肝衰竭、肝硬化和原发性肝细胞癌（HCC）。我国慢性HBV感染者可能超过1.2亿人。到目前为止，慢性乙型肝炎的治疗效果不能令人满意。西医无论应用何种抗病毒药物，只有不到半数的病人获得疗效，还有半数病人疾病未能控制，可进展到肝硬化，甚至肝癌。目前西医治疗慢性乙型肝炎的疗效不尽如人意，而中医药在治疗乙肝方面虽然具有一定的优势，但总体来说疗效也并不十分突出。如何才能进一步提高中医药治疗慢性乙肝的疗效，是一个亟待解决的问题。目前中医药在治疗慢性乙型肝炎方面，存在诸多误区。

1. 理论认识上的误区

慢性乙型肝炎及由此导致的肝硬化、原发性肝癌等疾病发病率较高。按照其临床表现，相当于中医学的“黄疸”“鼓胀”“胁痛”“郁证”“虚劳”等疾病。但由于中西医理论体系的差异，传统中医学的任何一个疾病相关记载无法涵盖慢性乙型肝炎的全部特点。因此，目前亟须结合传统中医学的相关论述和目前临床研究进展，统一对慢性乙型肝炎的特有病机即本病特有发展、演变规律的认识。

2. 中西医概念的混淆

慢性乙型肝炎起病隐袭，其发病特点与急性病毒性肝炎有明显不同。由于西医学在引进我国和上百年的发展历程中，在名词术语的翻译和界定上更多地借用了中医学的名词术语，所以非常容易导致概念的混淆。如西医学的“liver”和中医学的“肝”在内涵和外延上完全不同。但目前大多数医家将中西医的肝混为一谈，以至于治疗慢性乙型肝炎总是在中医的“肝”上做文章。慢性乙型肝炎的病机涉及中医的脏腑，主要与脾、胃、肾关系密切，当然与肝也有很大的关系。如清代以前的中医文献对黄疸的病机认识主要在脾胃，而与肝胆无关，近年来则将其病机主要归于肝胆湿热。

3. 急性肝炎和慢性肝炎的混淆

急性乙型肝炎和慢性乙型肝炎虽然都是由乙肝病毒（HBV）感染引起，但由于机体免疫状态的不同，临床表现特别是预后有很大不同。前者由于机体免疫力较强，能清除病毒而痊愈，预后较好；后者由于免疫耐受而形成慢性感染，预后较差，是临床治疗的难点。导致HBV感染慢性化的主要因素从中医学角度应责之于“虚”而非“湿热疫毒”等实邪。因此，采用清热利湿解毒等治法多无效。

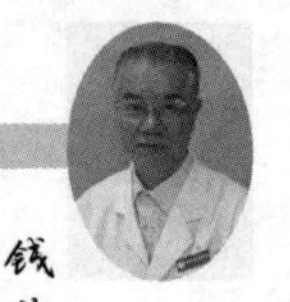

4. 病毒与毒的混淆

病毒是西医学名词，毒是中医学名词，二者之间无必然联系，目前很多医家望文生义，将西医的“病毒”想当然地和中医学的“毒”画上等号，进而作为采用清热解毒法治疗的依据，这是大错特错的。这种错误不仅限于乙肝的治疗，包括艾滋病、SARS 等其他病毒性疾病的治疗中。

5. 传染病与瘟疫的混淆

瘟疫亦称温疫，出自《素问·本病论》，是指感受疫疠之气，造成流行的急性传染病的总称。瘟疫和传染病的概念不能混淆，慢性乙型肝炎属于传染病，但不属于瘟疫。《素问遗篇·刺法论》云：“五疫之至，皆相染易，无问大小，病状相似。”这是指广义的瘟疫，相当于传染病的概念。但慢性乙型肝炎的发病特点与狭义的温疫显然不同，借用“肝瘟”的概念作为清热解毒法的治疗依据是不符合临床实际的。对指导治疗无任何意义，只能导致更多的误区。

6. 中药抗病毒的误区

目前，采用抗病毒治疗已经成为慢性乙型肝炎的主要治疗方法，确实使疗效取得了明显的提高。但中医药治疗乙肝是否定位在抗病毒尚值得商榷。近年来研究发现叶下珠等几十种中药具有抗乙肝病毒作用，但这些药物应用于临床证明都没有预期的效果。造成这种结果的原因主要是理论和思路的问题。采用中药直接对抗病毒是西医治疗的思路。但中药的化学成分复杂，且不同产地的中药在化学成分的含量上有一定差异。况且在尚未明确中药抗 HBV 的确切作用靶点和机制之前，又缺少循证医学的证据就将这些中药推向临床，不但影响疗效，甚至延误病情，而且非常容易使人们对中医药产生不良的印象。目前叶下珠、氧化苦参碱的抗病毒作用远远低于干扰素及核苷类抗病毒药。按照西医的抗病毒、抗菌这些对抗性思路研究中医、中药是不符合中医学的特点的，中药很多品种都有体外抑菌或抗菌的作用，但没有一种中药的抗菌作用能和西药的抗生素相抗衡，历史的教训应该值得今天在研究病毒性疾病的中医药治疗中借鉴。

7. 中药抗肝纤维化的误区

中药抗肝纤维化的研究近年来可谓如火如荼，也取得了大量的研究结果，证明很多方药都具有抗肝纤维化的作用，但目前临床尚无循证医学结果证明这些结果的有效性或是循证医学级别较低。分析目前的抗肝纤维化研究，主要治法是活血化瘀或者扶正加活血化瘀。主要的研究结果多为实验室研究结果，大多是采用分子生物学、细胞培养等细菌实验方法得出的结果，但普遍缺乏长期、大样本的临床验证。西医学认为，治疗慢性乙型肝炎必须首先抗病毒，通过清除病毒或抑制病毒，而使肝纤维化的进程得以控制。临床研究发现，所有有效的抗病毒治疗都能使肝纤维化进程得以缓解。中医学的治疗原则是“必先伏其所主而先其所因”“治病必求其本”。不抓住慢性乙型肝炎的根本病因病机进行治疗而只寻求所谓的抗纤维化治疗方法，是“治标之法”，因而在这种西化的中医理论指导下所得出的研究结果不符合中医学理论，也不会取得真正的突破。

8. 中医证候研究的误区

近年来中医证候学的研究比较流行，主要方法是通过大样本的证候学调查来得出主要证型的结论。证候学研究主要存在如下问题：观察表的制定缺乏统一的标准，有些观察表过于琐碎，反而容易导致失真。另外，中医的辨证并不是症状、体征的堆积就可以得出准确的辨证结果的。再加上研究者的水平差异，非常容易得出错误的结论。况且探索疾病的辨证规律并不是得出每种证型的百分比就能证明的。

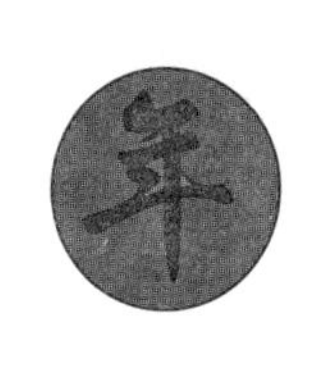
年

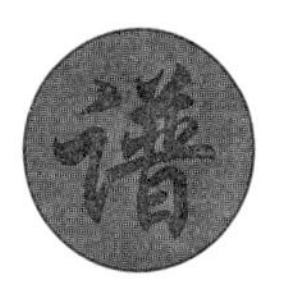
谱

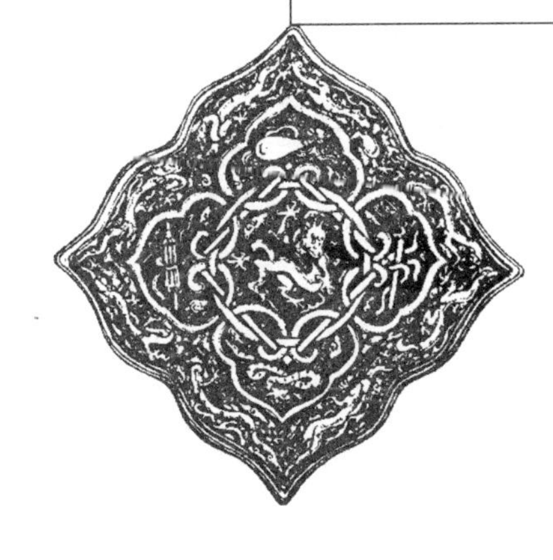

1937 年 6 月　出生于天津市河北区。

1953 ~ 1956 年　在天津市第七中学读高中。

1956 年 8 月　考入北京中医学院（现北京中医药大学）中医系第一期，为新中国成立后全国第一批中医本科生（学制 6 年）。

1961 年 9 月 ~ 1962 年 8 月　在中国中医研究院（现中国中医科学院）西苑医院任实习医师，跟随施奠邦、徐季含、黄坚白、吕维柏等老中医门诊、查房，学习消化系统疾病的诊治。

1962 年 9 月　分配至北京中医医院工作。

1962 年 9 月 ~ 1965 年 5 月　于北京中医医院内科肾病组任住院医师，师从以擅长治疗肾病的名医姚正平系统学习姚老治疗肾病的经验。

1965 年 5 月 ~ 1966 年 9 月　被调往北京友谊医院内科任住院医师，跟随郗沛龄及王宝恩学习治疗肝胆疾病。

1966 年 9 月 ~ 1970 年　北京中医医院内科肾病组任住院医师。

1970 年　调北京中医医院内科肝病组工作，被医院选为关幼波老中医学术继承人，跟随关老学习治疗肝病经验，从此开始将研究方向转为以肝胆病为主，跟随关老系统学习、侍诊抄方 10 年。

1974 年 5 月 ~ 1975 年 5 月　在甘肃省张掖地区负责组织该地区举办的第一期西医学习中医班，并负责中医内科及方剂的讲课和带教实习。

1976 ~ 1977 年　在北京友谊医院进修西医内科。

1978 年 6 月　晋升为主治医师。

1978 年 11 月　参加中华医学会组织的“全国病毒性肝炎学术会议”，参与审稿并在会上执笔拟定了《病毒性肝炎中医治疗方案》。

1979 年 1 月　参与编写的《关幼波临床经验选》由人民卫生出版社出版。

1979 年 5 月　参加“中华全国中医学会成立暨首届学术会议”，任大会学术组副组长，参与审稿并组织大会学术交流。

1979 年 11 月调北京中医医院综合科（干部保健科）任科主任。

1979 年 11 月 ~ 1981 年 11 月　在综合病房做干部保健和老年病治疗。

1980 年 1 月　担任北京中医医院大内科副主任。

1980 年 10 月　任北京中医医院中医内科教研室主任。

1980 年 12 月　晋升为讲师。

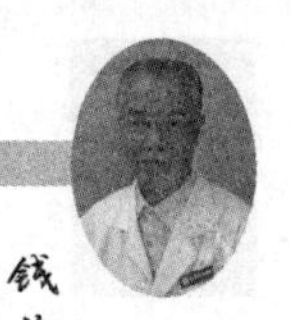

1981年11月~1984年5月　在内科门诊及病房任住院总医师，负责二线及教学。1983年5月　晋升为副主任医师。

1981年　主持“关幼波教授对肝炎辨证论治电子计算机程序”课题，参与了部分设计、诊疗方案的修订、临床观察、符合率及疗效的制定，并参与第一次程序的鉴定，获北京市科委科研一等奖。

1981年12月　参加“中华全国中医学会内科学会成立暨首届学术交流会”，参与审稿，被选为该内科学会常务委员。

1982年3~5月　在北京市第九期西医学习中医班讲中医内科50学时。

1984年2月　参加“全国血证辨证论治与仪器检测专题学术讨论会”，参与审稿、筹备，任大会副秘书长。

1984年5月~1987年1月　任北京中医医院业务副院长。

1984年10月　参加“全国中医肝病攻关学术会议”，负责组织、审稿、筹备，任大会秘书长。

1985年　参加原卫生部论定1984年度全国中医药部分科研成果工作。

1986年　被聘为硕士研究生导师。

1986年2月　编著的《肝炎的中医调治》由人民卫生出版社出版。

1986年11月　“全国中医肝病攻关第二次学术会议”，负责组织、审稿、筹备，被选为中华全国中医内科学会肝病学组组长。

1986年　参加原卫生部关于国家攻关中医药部分课题分解工作，及原卫生部关于“七五”国家攻关和原卫生部1986年部级科研攻关的审标工作。

1987年　主编的《肝炎论治学》由人民卫生出版社出版。

1987年1月　调北京联合大学中医药学院（现首都医科大学中医药学院）任业务副院长，主管教学、临床及科研工作，仍坚持出门诊，带研究生做课题研究。

1988年　晋升为主任医师。

1988年8月　主编的《肝炎论治学》由人民卫生出版社出版。

1990年　编著的《肝炎论治学》由人民卫生出版社出版。主持研究开发乙肝系列中成药——乙肝清热解毒冲剂、乙肝养阴活血冲剂、乙肝益气解郁冲剂。

1991年 晋升为教授。

1992年12月　主编的《乙肝系列中成药用药指南》由人民卫生出版社

出版。

1996 年 主持“软肝煎治疗乙型慢性活动性肝炎及抗肝纤维化的理论、临床与实验研究”，获国家中医药管理局科技进步三等奖。

1999 年 5 月　主编的《肝病防治和食疗 100 法》由中国医药科技出版社出版。

1999 年　被评为国家有突出贡献的教育工作者，并享受国务院政府特殊津贴。

1999 年 12 月　受聘为国家《基本医疗保险药品目录（中药部分）》专家咨询小组专家。

1999 ~ 2001 年　赴香港浸会大学中医药学院任访问学者、客座教授。

2002 年　受聘于北京佑安医院，担任北京市中西医结合肝病重点学科学术带头人。

2005 年 4 月　科技部和国家中医药管理局启动“名老中医学术思想、经验传承研究”课题，北京佑安医院承担“钱英教授学术思想、临证经验研究”课题。

2005 年 8 月　被原人事部、原卫生部和国家中医药管理局联合遴选为全国第三批老中医药专家学术经验继承工作指导老师，带徒李秀惠、付修文。

2006 年　任国家中医药管理局重点研究室专家组成员。

2006 年 6 月　受聘为中国中医科学院首届学术委员会委员。

2008 年 3 月　主编的《肝病中成药合理用药与常用中药肝损伤》由人民卫生出版社出版。

2008 年 5 月　受聘为国家中医药管理局重点研究室建设项目咨询专家委员会专家。

2008 年 6 月　受聘为国家中医药管理局“十一五”中医肝病重点专科协作组专家学术指导委员会主任。

2008 年 9 月　被原人事部、原卫生部和国家中医药管理局联合遴选为第四批全国老中医药专家学术经验继承工作指导老师，带徒杨华升、张秋云。

跋

此书即将出版，我首先要感谢前北京佑安医院赵春惠院长，是她在 20 年前将我引进了该院，使我走上中西医结合治疗疑难肝病之路。再要感谢的是以李秀惠主任为首的北京中西医结合肝病重点学科的全体同仁，是这个温暖和谐的群体帮我顺利完成了国家“十五”重点研究项目“名老中医学术思想、经验传承研究课题”。更要感谢我的两个弟子杨华升博士和李秀惠教授，他俩能够沉下心来编著，病案既写有效的，也写失败的，论述时摒弃浮夸和造作，他俩付出了辛苦，融入了智慧，发挥了潜能，令我深信：青出于蓝一定会胜于蓝！

回首 10 年来在北京佑安医院的临床历程，感悟最深的有两点：一是“业精于勤”，面对大量的疑难重症，必须勤求古训，融汇新知，勤于挖掘，勤于创新，要提高疗效只有辛勤耕耘。二是“知在于行”，经历往往比经验更重要，教训往往比成功更有益。面对新的肝病疾病谱，前面的路会更艰辛，只有教学相长、师生共进，披荆而行。

我的所谓“经验”纯属“一孔之见”，有待再验证。期待同道批评指教，为岐黄相继、薪火传承事业再尽绵薄之力。

钱英

2021 年 4 月